博学而笃志，切问而近思。

（《论语·子张》）

博晓古今，可立一家之说；
学贯中西，或成经国之才。

U0258118

博学·博学·博学·博学·博学·博学

博学·社会工作系列

医务社会工作分系

顾东辉 季庆英 总主编

医务社会工作

（初级）

MEDICAL SOCIAL WORK

(PRIMARY)

赵 芳 主 编

何姗姗 孙振军 副主编

复旦大學 出版社

总　序

　　社会工作（social work）是国际社会已逾百年的利他专业，是我国 20 世纪 80 年代后期恢复重建的专门学科，也是我国 2006 年以来国家治理的重要战略。

　　社会工作以实境中个人、家庭、团体、社群和组织（尤其是弱困人群）为工作对象，由受过专训的人员协同工作对象等行动主体，基于"以人为本、助人自助、公平正义"等价值伦理，协助工作对象改变，推动外在场境优化，预防、舒缓和解决工作对象的困境，并在工作过程中助力其增能成长，最终促进社会公正。问题舒缓与协助增能的目标融合、助人自助与促境美好的方法兼顾是社会工作有别于其他专业、职业和行业的利他特性。社会工作者是社会工作的灵魂，可以称为社会健康工程师。

　　社会工作有其社会品性，即必须关注工作对象的所在场境。首先，睦邻运动（settlement movement）与慈善组织会社（charity organization society）都是社会工作的发源，前者主要促变外在场境，后者主要协助个人解困。可见，促变场境的利他实践是社会工作的起源之一。其次，社会工作要素蕴含社会品性。社会工作的工作主体即社会工作者及其机构属于与国家、市场并存共生的社会场域；工作对象及其基本需求主要源于政治、经济、社会、文化、自然等方面的恶化，社会所生需要（social caused needs），因此特别值得业界关注；工作伦理强调醒觉社会问题，注重社会关怀，彰显社会意识，促进社会幸福；工作目标最终旨在促进社会公正；工作方法，无论是临床社会工作还是宏观社会工作，都具人境共优策略。再次，社会工作理论和模式均含社会品性。如，生命模型之交互性适应，增能理论之政治层面行为，个案社会工作之心理社会模式，小组社会工作之社会目标模式，社区社会工作之社会行动模式。业界专家 F. 埃伦·内廷认为，如果社会工作者不愿从事某些与场境相关的宏观实务，那么，他干的就不是社会工作。因此，社会品性是社会工作的重要本性，也是其有别于他者的关键特性。

社会工作有其专业属性。社会工作经历了个别化慈善（individual charity）、组织化帮助（organized help）和专业化服务（professional service）等发展阶段，专业化服务已成其主流。关于专业，前人众说纷纭。弗莱克斯纳（Flexner）认为专业标准包括伴随个人责任的智慧操作，素材来自科学和学习，这些素材逐渐变得实用且轮廓分明，拥有可传授的与人沟通技术，朝向自我组织，逐渐在动机上体现利他特性。格林伍德（Greenwood）认为，专业属性体现在系统理论体系、专业权威、社区认可、伦理守则、专业文化等方面。加文和特鲁普曼（Garvin & Tropman）认为，专业品性包括知识体系、理论基础、大学训练、产生收入、对实践者的专业控制、对专业活动的内在道德或伦理控制、可测量或观察的结果。夏学銮认为，专业应该有系统化的知识体系且被正式大学认可和接受，有志以振兴伦理法典来约束从业者行为，有地方、国家或国际性的专业协会组织，有一系列与案主打交道的技能，有独特的人文情怀和人本文化作为其价值理念的根基。整合多方观点，专业至少具有伦理守则，拥有理论体系，经过规范训练，体现特殊权威，建立自我组织，得到社会认同。社会工作自1917 年被视为专业以来，上述属性无论在外域还是在我国均已得到体现，并在不同时段呈现相应形式。

社会工作有多维功能。一是于工作对象有正面功能。社会工作可以协助其疏解问题和满足需求，从而体现外显功能；可以在此过程中助人增能，从而展现内潜功能。二是于宏观系统有积极价值。从经济维度审视，社会工作因助人自助而表现为人力资本投资和家庭教育投资，因专精协助而降低社会发展成本，因践行服务而促进内需消费；从政治维度审视，因利于诉求表达、资源整合、问题疏解而促进稳定和谐；从社会维度审视，因助力重致人境平衡而利于个人恢复常态生活；从文化维度审视，因关注弱困而体现人情温暖和提升精神文明。三是于工作主体有增能效果。社会工作因工作双方动态互动而不断激发施者潜能，使社会工作者较其他工作者易获取更多社会养分，从而利于提升其综合素养，为成功、幸福和价值提供良好基础。

医务社会工作（medical social work）是社会工作在医务领域的具象呈现，起源于16世纪的英国。在此领域，社会工作者运用社会工作的知识与技术，为病人、家属、医务人员、相关社群提供专业服务，协助其恢复和发展社会功能。1905年，美国麻省总医院设立医院社会服务部，是医务社会工作在国际上正式推行的标志。

医务社会工作与医疗体系紧密相关，涉及法律依据、医疗机构特性、医疗团队分工等领域。前者关乎国家福利制度和地方卫生健康政策等方面，中者包括医院的公私品性、内部架构、运行体制等方面，后者涉及医疗团队分工、社会工作部门定位等方面。

医务社会工作是社会工作一般经验的特殊表现，是融汇服务人群、问题需要、方法技术、行动场域的知行合一系统。协助工作对象应对因病而生需求（如疾病适应和医疗依从）、助力医疗系统优化管理（如环境、流程和政策改善）、促进工作对象与医疗体系的良性互动（如医患沟通）是医务社会工作的三大任务。

医务社会工作者是医务社会工作的灵魂。悟行专业伦理是医务社会工作者的工作基础之一。医务社会工作者应该认可利他哲学，认同社会工作专业价值，基于专业要求对待工作对象、社会和工作；应该接受工作伦理训练，真切体现专业使命，切实维护对象利益，客观对待同事及其当事人，热心推动职业进步，致力促进社会幸福。拥有服务能力是医务社会工作者的工作基础之二。医务社会工作者应该学习社会工作学、心理学、社会学-政治学-经济学、社会治理-公共管理-商业管理、法律-政策等方面的知识，熟悉医疗体系和医务社会工作的特定知识；应该积极提升实务能力，优化团队素养，具有管理智慧，融总设计师与总工程师角色于一体；应该不断向书本学习、向他人学习、向自己学习，注重跨域互动，走向整体融通。

教材是医务社会工作者"向书本学习"的重要载体，也是助力其获得"赞同性知识"即间接经验的核心途径。教材建设在中国社会工作"教育先行"中作出过特定贡献。社会工作在我国恢复重建以来，社会工作学界、业界的仁人志士付出了辛勤劳动，编撰翻译了若干专业教材。这些举措促进了社会工作的学科建设，助力了社会工作的整体发展，扩大社会工作的社会认同；但是，与学界业界的紧迫需求相比，与先发地区的既有发展相比，我国的社会工作教材和教学资料依然总体短缺。其中，医务社会工作的教材、案例、手册、指南类著作尤其稀少，有本土特色且成系列的医务社会工作教材更是尚未出现。教材建设的如此状况显然与我国医务社会工作实践的既有基础和未来要求不相呼应。

出版本系列医务社会工作教材既有特殊价值，也有编撰特色。

特色之一，弥补了我国医务社会工作教材的总体不足，丰富了我国社会工作的教材系统。

特色之二，成系列、递进式介绍了医务社会工作者应该掌握的知识和能力。本系列是复旦大学出版社的社会工作系列教材医务社会工作分系，由初级、中级、高级和督导四个层级组成，有近40个主题；教材内容经编撰团队多年来若干次讨论，已覆盖了本域诸多细项，其知识和能力要求也拾级而上并呼应了不同年资医务社会工作者的成长需求。

特色之三，兼顾了专业要求与中国特色。医务社会工作虽然发源于英国，但是，基于"社会工作在场境"（social work in environment）的内涵，医务社会工作必须适应本地状况。本系列呼应"当时当地"，在初级教材之开篇介绍了我国卫生系统状况，在中级教材之前部说明了健康上海与医务社会工作，在高级教材之起首描述了新医改与医务社会工作制度建设。如此布局，有利于读者熟悉我国卫生健康体系及其最新态势，为学习相关知识和技术指引了方向。在其他版块，作者们还介绍了我国内地医务社会工作的发展，说明了中国文化与医务社会工作的关联。基于中国大地、解析专业技能因此成为本系列教材的重要特性。

特色之四，体现了案例引领的写作风格。鉴于我国医务社会工作总体还在专业化之中，学界、业界对医务社会工作的细节悟行还不十分专精，本系列教材各章多以此域案例开篇和展开，后续内容也尽量与此呼应。如此安排应该有利于读者链接理论和实践，提升知识学习的愉悦感。

特色之五，呈现了"教学研产用"的融通成果。组织一批既领悟中华文化又了解专业内涵的同道进行教材编写，显然是一种理想安排。本系列教材由居于上海、兼具理论训练和实践经验、参与医务社会工作实践-管理-教学的近40位在业专业人员撰写，不少作者还受过国际认可的社会工作学位课程训练。在写作过程中，作者们既传输外来技术，又提炼本土经验，其过程互动、动态切磋和恰当微调是本系列教材得以高质量完成的不二法门。当然，完成文稿仅是本系列教材建设的任务目标（task goals），协助作者们在写作中实现自我成长和集体增能则是本系列教材建设的过程目标（process goals）。

综上所述，本系列教材是上海医务社会工作团队对医务社会工作及其中国实践进行研究梳理的集体成果，既具有医务社会工作的一般架构，又包含中国社会文化的重要特性；是对医务社会工作的归纳，也可在未来专业行动中演绎。本系列教材的出版既会协助医务社会工作者的成长，又会推动医务社会工作部门和机构的增能，还会促进医院及卫生健康系统进一步走向人文医疗进而提升组织整体能级。

本系列教材适合医务社会工作领域的师生和从业人员、社会组织-企业社会责任部门的相关人员、卫生健康系统的行政管理干部、社会工作体系的党政管理干部以及其他有兴趣人士学习和践行。

本系列教材的作者们虽多有国际化和专业化背景，也常参与医务社会工作实践、教学、研究、管理和倡导，并在编写过程中力臻完美，但是，人非圣贤，疏漏之处难免。对此，切望读者能基于长项视角（strengths perspective）提出建设性意见，以促进我国医务社会工作乃至社会工作的高质量发展。

社会工作是文明进步的重要载体，在当代中国和未来中国的功能地位极其重要。参与社会工作建设、中国式现代化建设和人类命运共同体建设是我们的应有使命。面对远道重任，让我们自我增能，美美与共，在共建中共迎我国社会工作的美好明天。

顾东辉　季庆英

2023 年 4 月于上海

目 录

前　言

　　"这么痛，我为什么还要坚持？""明天要手术了，我好怕。""要在床上躺这么久，孩子们上班都那么忙，我该怎么办呀？"……

　　当疾病来临时，疾痛不仅属于身体，而且连接着自我与社会。如何帮助病人在自我、疾痛与环境之间找到平衡点，不但对于患者，而且对于家属和医护人员都有着极大的价值。

　　医疗体制改革是一次深刻的社会性变革，是人们关于生死、疾病、照顾、关怀与救助的新的认识和实践。今天，即使我们都知道医疗的理念已经从"生物-医学"模式转向了"生理-心理-社会"模式，但医患关系的改善和人性化医疗体系的改革依然是需要我们努力践行的目标。医学人类学家凯博文（Kleinman）指出，经济水平以及其他社会状况是健康与疾病的决定因素，比如糖尿病跟不良的饮食习惯和经常熬夜有关，社会的歧视、不公以及孤立或许才是身体持续疼痛的根源，而一个严重抑郁症患者，他的问题其实是童年的创伤，以及现在糟糕的夫妻关系的结果，这些问题与疾病交织在一起，成为疾痛体验的一部分。当疾病来袭时，如何面对经济的压力，如何舒缓内心的恐惧，如何获得更多应对疾痛的生命能量和社会支持，同样是治疗时和治疗后需要面对的问题。我们期待医疗体系能够和我们一起面对这些问题，能看到医学治疗以外更广阔的世界，从而更加深刻地理解和帮助到病人。事实上，医疗体系也认为，有必要让能全面理解社会问题、经验丰富、接受过专业培训的人来引导病人处理个人或环境的问题——这些问题可能是疾病产生的原因，也可能是疾病的结果。

这些能全面理解社会问题、经验丰富，且受过专业训练的人是一群医务社会工作者。医务社会工作是一份职业，医务社会工作者是一群活跃在医疗体系内，提供专业社会服务的人。他们强调将人看成一个整体，以人的健康而非疾病治疗为中心，提供非治疗性的直接或间接服务，致力于消除病人个人和环境的障碍，协助其预防疾病、配合治疗，进行有效的康复。

中国医务社会工作的发展最早可以追溯到 20 世纪初，那时在北京的协和、湖南的雅礼、南京的神经精神病院都有过医务社会工作服务，并因此帮助过无数正在经历医疗疾痛的人们，也留下了很多医学人文关怀的佳话。改革开放后，伴随着中国医疗体系改革以及"健康中国"战略建设，医务社会工作重新恢复发展起来。目前，在上海、北京、广东、四川、湖北的探索的星星之火已成燎原之势。近日，国家卫生健康委、国家中医药管理局印发了《关于开展改善就医感受提升患者体验主题活动的通知》，明确提出二级及以上医院应建立医务社会工作制度，鼓励有条件的医疗机构设立医务社会工作部门和岗位，丰富医务社会工作服务内涵，推动医务社会工作服务系统化、专业化、规范化。为了回应社会的需求，推动医务社会工作的发展，我们编写了这本导引大家进入医务社会工作领域的入门书。

考虑到目前国内医务社会工作的发展还处于初级阶段，从事医务社会工作的从业人员并不都是社会工作专业毕业生，有一些是从医护岗位转岗而来，有些则是社会组织聘请的其他专业背景的人士，所以我们将本书的内容分成了四部分。第一部分是对医疗体系的简单介绍，主要是对医务社会工作开展服务的医疗场域、医疗组织体系，以及有关疾病和健康背景知识的介绍。第二部分是对社会工作理论与技术主要知识的框架性梳理。医务社会工作是社会工作的一个分支领域，社会工作知识是医务社会工作者开展服务的基础，通过对社会工作导论、伦理、理论和一般技术的梳理，帮助大家形成社会工作知识的系统框架。第三部分是对医务社会工作一般性知识的重点阐释，包括导论、主要实务领域、域外经验、本土发展历程等相关内容，协助大家对医务社会工作形成完整且翔实的认识。第四部分，我们特别写了"医务社会工作者的综合素养"一章，强调作为一名合格的医务社会工作者，除了应具备伦理、理论、技术知识之外，还应具有行政、督导和研究等相关能力，方便大家顺着这个路径再去探寻和储备更进阶的知识与能力，以努力成为一名更优秀的医务社会工作者。

本书以案例为导引，在具体的理论和技术的阐释中注重通过案例进行论证和说明。书中的案例几乎都是在本土实践中产生的，考虑到隐私保密，案例都进行了必要的处理，但依然可以窥见本土医务社会工作发展的真实图景。

中国的医务社会工作发展本就是高校与医疗部门合力的结果，本书的完成再次体现了这种合作的重要性。书稿的写作者中既有医疗卫生系统的管理人员，也有高校社会工作系的教师，还有来自一线的医务社会工作实践者。他们是上海卫生健康委的倪艳华（第一章）；复旦大学社会工作学系顾东辉（第二章）；复旦大学社会工作学系赵芳（第三章）；上海市第九人民医院社会工作部朱慧敏（第四章）；上海大学社会工作系范明林（第五章）；上海交通大学附属儿童医学中心社会工作部季庆英，华东师范大学社会工作系何姗姗（第六章）；上海市第九人民医院社会工作部孙振军，复旦大学附属华东医院社会工作部张雪峰、宫克（第七章）；上海交通大学附属儿童医学中心社会工作部陈京之（第八章）；上海交通大学附属儿童医学中心社会工作部曹庆（第九章）；华东师范大学社会工作系黄翠萍、韩晓燕（第十章）。感谢大家的倾力付出。这是一份共同的事业，可以为中国医务社会工作的发展尽一份心力，也能为千千万万正在经历疾痛的人提供一些有效的、温暖的关怀和帮助。这是我们的专业理想，也是我们的专业使命所在。

感谢复旦大学出版社和编辑宋启立先生，与他们的合作令人愉快，他们认同社会工作专业，一直致力于推动社会工作相关专业书籍的出版，这也是编写本书之外的一份意外的收获。目前，社会工作，包括医务社会工作，在社会上的认同度还有待进一步提高，这需要时间，也需要更多人的辛勤付出、努力推动。为此，我们不余遗力，也期待您的加入。

疾病不只是身心受损的结果，也是身心蒙难的历程。医学从来就不是一个单纯的技术部门，而是高度道德化的社会服务部门。愿所有医务社会工作者用他们的专业情怀和专业力量，关怀、支持、帮助与安顿，在人类的疾苦中完成抚慰、修复与救赎。

复旦大学　赵　芳

2023 年 5 月 29 日

第一章

卫生系统概述

案例：小天，男，14 岁，江苏人，患有炎症性肠病，目前在上海某三甲医院普外科进行肠造口手术。患者因受到溃疡性结肠炎反复迁延的困扰，出现营养不良、持续发烧、肠息肉、结肠溃疡等症状。小天生病后情绪低落，除了与父母交流外，很少与其他人沟通，医从性差，会出现不按时服用营养液等抵触情绪。患者自诊断后因病无法正常就学，后因病情反复发作，休学至今。患者的家庭成员有外公外婆、父母和一个两岁大的妹妹，母亲因照顾患者辞职，妹妹被外公外婆接去照顾。休学后，患者很少与学校的老师、同学联系。经异地医保政策支持，患者的医疗费用可以报销住院费 50%，社区补助 1 000 元，父亲单位无补助。因病情反复及不确定性带给患者及其家庭心理、经济等方面的影响，主治医生联系到社会工作部，希望医务社会工作者一起参与到该患者的诊疗服务中。

上述案例是医疗卫生机构中的一个典型案例，可见影响患者健康的因素是多元的。一方面，在疾病诊疗过程中患者不仅有生理层面的困扰，还面临心理及社会层面的压力；另一方面，这也反映了医疗卫生机构中多学科团队合作的重要性，需要医生、护士、医务社会工作者、营养师、康复师等组成的多学科团队为患者提供全方位的支持。本章将通过介绍卫生系统，特别是医院的基本概况，让读者了解医务社会工作所处的环境系统，以及多团队合作的基础条件。

一、疾病、健康与卫生系统

疾病与健康，既是对立的，又是统一的。个体从最健康的状态到疾病最严重的状态，是一个生命连续的过程，处于经常变化而非静止的状态。

（一）疾病

世界卫生组织（WHO）将威胁人类健康的疾病分为三组：第一组为传染病、营养不良性疾病和孕产期疾病，第二组为慢性非传染性疾病，第三组为伤害。

1. 传染病（communicable diseases）

传染病是一类感染性疾病，特指感染性疾病中可以在易感个体间传播的疾病。临床医学通常按疾病的最常见或最重要的临床表现或主要受影响的器官系统，对其进行分类，如腹泻、呼吸道感染、中枢神经系统感染（如脑膜炎）、心血管系统感染（如心肌炎）、败血症等。

关于传染病的分类。根据《中华人民共和国传染病防治法》等

感染性疾病是指被感染的人或动物储存宿主（reservoir host）或环境中的特定病原体直接或间接传播到易感宿主（susceptible host），而由该病原体

法律法规规定，目前我国法定报告的传染病有 40 种，分为甲、乙、丙三类。

甲类传染病，也称为强制管理传染病，包括鼠疫和霍乱。对此类传染病发生后报告疫情的时限，对病人、病原携带者的隔离、治疗方式，以及对疫点、疫区的处理等，均强制执行。

乙类传染病，是严格管理传染病，包括传染性非典型肺炎、艾滋病、病毒性肝炎、脊髓灰质炎、人感染高致病性禽流感、麻疹、流行性出血热、狂犬病、流行性乙型脑炎、登革热、炭疽、细菌性和阿米巴性痢疾、肺结核、伤寒和副伤寒、流行性脑脊髓膜炎、百日咳、白喉、新生儿破伤风、猩红热、布鲁氏菌病、淋病、梅毒、钩端螺旋体病、血吸虫病、疟疾、人感染 H7N9 禽流感、新型冠状病毒感染，共 27 种。其中，传染性非典型肺炎和炭疽中的肺炭疽，采取甲类传染病的防控措施。

丙类传染病，也称为监测管理传染病，包括流行性感冒、流行性腮腺炎、风疹、急性出血性结膜炎、麻风病、流行性和地方性斑疹伤寒、黑热病、包虫病、丝虫病，以及除霍乱、细菌性和阿米巴性痢疾、伤寒和副伤寒以外的感染性腹泻病、手足口病，共 11 种。

2020 年全国 40 种法定报告传染病中，甲类传染病报告 15 例。乙类传染病报告发病率为 190.42/10 万，发病数居前五位的依次为病毒性肝炎、肺结核、梅毒、淋病和新型冠状病毒肺炎，占乙类传染病报告总数的 92.2%；报告死亡率 1.87/10 万，死亡数居前五位的依次为艾滋病、新型冠状病毒肺炎、肺结核、病毒性肝炎和狂犬病，占乙类传染病报告死亡数的 99.5%。丙类传染病报告发病率为 223.21/10 万，报告死亡率 0.006 1/10 万，发病数居前五位的依次为流行性感冒、其他感染性腹泻、手足口病、流行性腮腺炎、急性出血性结膜炎，占丙类传染病报告死亡数的 99.8%；死亡数居前五位的依次为流行性感冒、其他感染性腹泻、手足口病、包虫病和黑热病，占丙类传染病报告死亡数的 100%。

关于传染病的挑战。在当前全球化加剧的背景下，一方面不断有新发传染病发生流行，另一方面各种传统的传染性疾病也面临

或毒性产物导致的疾病。病原体是指引起疾病的感染性微生物（如病毒、细菌等）、寄生虫（如原虫、蠕虫）和遗传变异体的总称。宿主是指在自然条件下能够为感染性病原体提供生存地的人或动物。

流行风险。主要挑战包括：① 人口流动。随着全球化加剧，世界各地人口快速流动，感染性疾病的传播速度也在加速。② 人口结构转型和老龄化。人口结构转型是指死亡率和生育率从高到底的转变，导致人口老龄化。由于机体免疫功能下降等因素，老年人是病原体感染所致并发症和死亡的高风险人群。③ 现代食品生产供应模式。食品的全球化加速了食源性感染性疾病在不同国家和地区间的传播。国际食品供应和贸易模式的变化，畜牧业生产模式的变化，食品技术、生产、加工和配送的改进，生活方式的改变，消费需求和易感人群的变化，以及人口流动等因素的影响，导致受病原体污染的食品通过长距离的运输，从一个国家或地区传播到另一个国家或地区。④ 城市化。在城市化进程中，随着大量人口涌入城市（特别是大型城市），给市政管理、医疗卫生服务等基础设施和资源供给带来巨大的压力。

2. 慢性非传染性疾病（non-communicable diseases, NCDs）

NCDs 的特点。NCDs 是一组发病隐匿、潜伏期长、一旦发病不能自愈或很难治愈的非传染性疾病，以心脑血管疾病、癌症、糖尿病和慢性呼吸系统疾病等为代表。具有以下特点：① 无传染性，不具有对整个人群的传染危害，不会引起人们急切恐慌和社会动荡。② 致病因素多，发病机制复杂，受累人数多。③ 起病缓慢，很多人在危险因素中暴露相当长时间后才会发病。④ 卫生消费需求高，造成沉重的社会和经济负担。

NCDs 的分类。NCDs 主要有以下几类：① 心脑血管疾病，包括高血压、心脏病和脑卒中等。② 呼吸系统疾病，包括慢性阻塞性肺疾病等。③ 恶性肿瘤，如肺癌、肝癌等。④ 代谢性疾病，如糖尿病、甲亢等。⑤ 精神疾病，如精神分裂症、阿尔茨海默病等。⑥ 慢性口腔疾病，如龋齿、牙周炎等。

主要 NCDs 疾病概况。① 心血管疾病。心血管疾病是一组以心脏和血管异常为主的循环系统疾病，包括心脏和血管疾病、肺循环疾病和脑血管疾病。其中，以高血压和冠心病危害最为严重。目前全国有心血管病患者约 3 亿人，心血管病死亡占居民总死亡构成比例较高，居各种疾病之首。② 恶性肿瘤。根据 WHO 下属癌症研究机构发布的 2018 年《全球癌症报告》，2018 年全球约新增 1 810 万名癌症病例，约 960 万人将死于癌症。③ 糖尿病。根据《IDF 全球糖尿病概览》（2019 年第 9 版），全球共有 4.63 亿人患有糖尿病，平均每 11 个成人（20—79 岁）中就有 1 个患有糖尿病。④慢性阻塞性肺疾病（COPD）。慢性阻塞性肺疾病危险因素包括个体易感因素（年龄等）、行为因素（吸烟等）和环境因素（空气污染、职业性粉尘、社会经济地位等）。

3. 伤害（injury）

伤害是由于机械能、热能、电能、化学能以及电离辐射等物质，以超过集体耐受总程度的量或速率急性作用于机体所导致的疾病。在某些情况下（如溺水和冻伤），伤害是由于氧气或热能等生命基本物质的急性缺乏所导致。《国际疾病分类标准》（International Classi.cation of Diseases）第十次修订本根据伤害发生部位和外部原因（或性质）进行分类。据 WHO 统计，每年全球有超过 500 万人因伤害死亡，占全球总死亡人数的 9%。

（二）健康

传统观念认为，"健康就是无病"。随着科学的发展，人类对健康的认识发生了深刻的转变，这种消极健康观已经被取代。世界卫生组织在 1948 年成立时的宣言中明确提出现代"健康"的概念：健康是指个体身体上、心理上和社会适应上的完好状态，而不仅仅是没有疾病或虚弱。具体来说，身体上的完好是指"人体的器官和功能正常，各项生理生化指标处于正常水平"；心理上的完好是指"心理上处于平衡的状态，个人自我控制能力良好，能够正确对待外界影响"；社会适应上的完好是指"个体社会适应性良好，具有良好的家庭和工作适应能力并发挥积极的社会功能"。

世界卫生组织关于健康的定义是迄今为止应用最广、认可度最高的健康概念，体现了积极的健康观念。从这个概念可以看出，现代健康的含义是多元的、广泛的，包括身体、心理和社会适应三个方面，同时这三方面又密切相关：身体健康是心理健康的物质基

健康的社会决定因素是造成健康不平等的主要原因，导致国家内部和国家之间健康状况的不公平和不可避免的差异。关于健康的社会决定性因素，主要考虑社会经济状况、社会支持网络、就业、教育、邻里关系、物理环境、获得医疗保健情况等。

础，身体状况的改变可能带来相应的心理问题，生理上的缺陷、疾病往往会使人产生烦恼、焦躁、忧虑、抑郁等不良情绪，导致各种负面的心理状态；心理健康是身体健康的精神支柱，良好的情绪状态可以使心理功能处于健康状态，反之则会降低或破坏某种功能，从而引起疾病；社会适应性归根结底取决于生理与心理的素质和完好状况。因此，身体、心理和社会适应三者互相联系、紧密依存，构成健康的三个维度。影响健康的主要因素包括四大类，即行为生活方式因素、环境因素、生物学因素和卫生服务体系因素。

（三）卫生系统

卫生系统是所有以促进、恢复和维护健康为目的，致力于开展卫生活动的组织和机构。该定义的关键词是卫生活动，卫生活动的衡量标准就是该活动是否以促进、恢复或维护健康为首要出发点。任何以促进、恢复或维护健康为首要目标的个人、团体、组织及相关资源，都属于卫生系统的范畴，如预防保健和医疗服务提供者、筹资和中介机构、药品、医疗设备以及医务人员等。可见，卫生系统具有多方参与的特点。这个系统中的各个方面相互联系、相互影响而又相互制约，需要共同努力才能实现系统的最终目标。卫生系统有时也称为卫生体系。

卫生系统的主要功能是通过有组织的安排和共同努力，为全体居民提供卫生服务，改善居民的健康水平，提高居民健康素质，减少健康状况的不公平性（尤其是贫困人口）。① 提供卫生服务。卫生服务既包括医疗服务，也包括公共卫生服务，主要涵盖医疗、疾病防控、保健、康复、健康教育等内容。提供卫生服务是卫生系统的核心功能，但在不同经济发展水平及人口状况背景下，卫生服务提供的侧重点和覆盖人群有所不同。在低收入及欠发达国家和地区，多以传染性疾病的防控为重点。在发达国家和地区，以及人口老龄化加剧的国家和地区，卫生服务提供模式和内容更多以慢性非传染性疾病为主。② 提供医疗保障。卫生系统提供医疗保障的功能涵盖三个方面：一是筹资。医疗保障经费主要来源于政府、社会和个人三个渠道。不同政治体制与经济发展水平在政府医疗保障覆盖上做法不一，根据国家卫生健康委员会《全国第六次卫生服务统计调查报告》，调查地区基本医疗保险覆盖率达到96.8%，远远高于发展中国家，也高于大多数发达国家。二是提供和购买服务。政府在提供和购买不同类型和不同数量的卫生服务时，既要考虑到居民的卫生服务需求，也要考虑不同购买方案对健康结果的影响，考量成本效果、成本效率和成本效益。三是管理。在卫生系统功能定位中，管理占据着特殊地位，不仅直接作用于其他两个方面的功能，也对结果起到了直接或间接作用。卫生系统的管理包括制定卫生系统的战略方向、运行规则，以促使卫生系统内各要素按照系统总目标开展活动。该项功能强调政府在卫生系统中的总指挥作用，同时对政府的管理能力、管理水平和科学化管理方式提出了更高层次的要求。

随着健康内涵的不断拓展和人民群众对健康需求的提高，卫生系统的组成和功能也在不断完善。党的十八大以来，党中央明确了新时代党的卫生健康工作方针，把为群众提供安全、有效、方便、价廉的公共卫生和基本医疗服务作为基本职责，强调基本医疗卫生服务应该主要由政府负责保障，全体人民公平获得。在以往工作的基础上，我国用较短的时间建立起世界上规模最大的基本医疗保障网，全面实施医疗救助制度，医疗卫生服务体系不断完善，基本公共卫生服务均等化水平稳步提高，公共卫生整体实力和疾病防控能力迈上新台阶。党的二十大报告将"健康中国"作为我国2035年发展总体目标的一个重要方面，提出"把保障人民健康放在优先发展的战略位置，完善人民健康促进政策"，并对"推进健康中国建设"作出全面部署。从优化人口发展战略，到实施积极应对人口老龄化国家战略；从深化医药卫生体制改革，到重视心理健康和精神卫生，都充分体现党中央对人民群众健康的高度重视。

二、卫生组织体系

卫生组织是指以促进、恢复和维护人群健康为首要目的的机构，是卫生系统最重要的组成部分。各种卫生组织都以保障居民的健康作为组织的目标，但不同层级、不同类型的卫生组织具体目标将会有所差别。所有卫生组织的集合组成了卫生组织体系。卫生组织体系分为卫生行政组织、卫生服务组织、卫生类社会组织三个部分。

（一）卫生行政组织

1. 概述

卫生行政组织是对国家公共卫生事务实施管理的组织，通常是指卫生行政部门。在不同国家政府设立的卫生行政机构名称有所不同，这种不同一定程度上反映了其职能定位的差异。卫生行政组织体系可以分为国家卫生行政组织和地方卫生行政组织。在我国，根据政府组织法规定，国家卫生行政机构按行政区划设立。从中央到省（自治区、直辖市）、地（市）、县（区、市）各级人民政府均设有卫生行政机构，这种设置与国家政府机构相一致。卫生行政机构在各级党委和政府领导及上级卫生行政机构指导下，负责辖区内的卫生行政工作。

由于健康涉及的范围广泛，不可能由卫生行政机构承担全部的卫生行政职能，所以其他政府部门在卫生服务领域也承担一定职责。例如，医疗保障是由医保部门负责，卫生规划与投资计划涉及发展改革部门，卫生科技研究涉及科技部门等。某些卫生相关的职责可能涉及多个部门，需要有明确分工，避免职责交叉或空白。例如，我国国家卫生健康委员会为主管卫生工作的行政部门，其与其他部门的职责分工包括：

（1）与国家医疗保障局的职责分工

国家卫生健康委员会、国家医疗保障局等部门在医疗、医保、医药等方面加强制度、政策衔接，建立沟通协商机制，协同推进改革，提高医疗资源使用效率和医疗保障水平。

（2）与国家药品监督管理局的职责分工

国家药品监督管理局会同国家卫生健康委员会组织国家药典委员会并制定国家药典，建立重大药品不良反应和医疗器械不良事件相互通报机制和联合处置机制。

（3）与海关总署的职责分工

国家卫生健康委员会负责传染病总体防治和突发公共卫生事件应急工作，编制国境卫生检疫监测传染病目录。国家卫生健康委员会与海关总署建立健全应对口岸传染病疫情和公共卫生事件合作机制、传染病疫情和公共卫生事件通报交流机制、口岸输入性疫情通报和协作处理机制。

（4）与国家市场监督管理总局的职责分工

在食品安全方面，国家卫生健康委员会负责食品安全风险评估工作，会同国家市场监督管理总局等部门制定、实施食品安全风险监测计划。国家卫生健康委员会对通过食品安全风险监测或者接到举报发现食品可能存在安全隐患的，应当立即组织进行检验和食品安全风险评估，并及时向国家市场监督管理总局等部门通报食品安全风险评估结果，对得出不安全结论的食品，国家市场监督管理总局等部门应当立即采取措施。国家市场监督管理总局等部门在监督管理工作中发现需要进行食品安全风险评估的，应当及时向国家卫生健康委员会提出建议。

2. 卫生行政部门沿革

我国卫生行政部门自新中国成立以来经历了若干机构改革。以国家层面为例，1949年11月成立了中央人民政府卫生部。1954年10月改称中华人民共和国卫生部，简称卫生部，是国务院主管全国卫生工作的行政部门，负责对全国卫生工作进行宏观管理和业务指导，组织医务人员开展防病治病工作，保护人民健康，提高全民族的身体素质。1988年，国务院对卫生部的主要职能进行调整：将药政、药监职能交给药品监督管理局；将国境卫生检疫、进口食品口岸卫生监督检验职能交给出入境检验检疫局；将医疗保险职能交给劳动和社会保障部等。2008年，国务院机构改革方案确定，食品药品监督管理局改由卫生部管理。卫生部承担食品安全综合协调、组织查处食品安全重大事故的责任、牵头建立食品安全综合协调机制等职责。2013年，国务院将卫生部的职责、人口和计划生育委员会的计划生育管理和服务职责整合，组建国家卫生和计划生

近些年，国家卫生健康委在一些政策文件中均提及医务社会工作相关事项，如2021年，国家卫生健康委和国家中医药管理局制定《公立医院高质量发展促进行动（2021—2025年）》，提出实施患者体验提升行动，建立健全医务社工和志愿者等医疗服务领域十项制度；2022年，国家卫生健康委印发《"十四五"卫生健康人才发展规划》，提出开发社区健康工作者和医务社会工作者，动员社会力量参与社区卫生健康工作，开展人文关怀和提供社会支持。

育委员会；将卫生部下属的食品药品监督管理局合并其他部门，组建国家食品药品监督管理总局。

2018 年，国务院将国家卫生和计划生育委员会、国务院深化医药卫生体制改革领导小组办公室、全国老龄工作委员会办公室的职责整合，组建国家卫生健康委员会。主要职责是：① 组织拟订国民健康政策，拟订卫生健康事业发展法律法规草案、政策、规划，制定部门规章和标准并组织实施。统筹规划卫生健康资源配置，指导区域卫生健康规划的编制和实施。制定并组织实施推进卫生健康基本公共服务均等化、普惠化、便捷化和公共资源向基层延伸等政策措施。② 协调推进深化医药卫生体制改革，研究提出深化医药卫生体制改革重大方针、政策、措施的建议。组织深化公立医院综合改革，推进管办分离，健全现代医院管理制度，制定并组织实施推动卫生健康公共服务提供主体多元化、提供方式多样化的政策措施，提出医疗服务和药品价格政策的建议。③ 制定并组织落实疾病预防控制规划、国家免疫规划以及严重危害人民健康公共卫生问题的干预措施，制定检疫传染病和监测传染病目录。负责卫生应急工作，组织指导突发公共卫生事件的预防控制和各类突发公共事件的医疗卫生救援。④ 组织拟订并协调落实应对人口老龄化政策措施，负责推进老年健康服务体系建设和医养结合工作。⑤ 组织制定国家药物政策和国家基本药物制度，开展药品使用监测、临床综合评价和短缺药品预警，提出国家基本药物价格政策的建议，参与制定国家药典。组织开展食品安全风险监测评估，依法制定并公布食品安全标准。⑥ 负责职责范围内的职业卫生、放射卫生、环境卫生、学校卫生、公共场所卫生、饮用水卫生等公共卫生的监督管理，负责传染病防治监督，健全卫生健康综合监督体系。牵头《烟草控制框架公约》履约工作。⑦ 制定医疗机构、医疗服务行业管理办法并监督实施，建立医疗服务评价和监督管理体系。会同有关部门制定并实施卫生健康专业技术人员资格标准。制定并组织实施医疗服务规范、标准和卫生健康专业技术人员执业规则、服务规范。⑧ 负责计划生育管理和服务工作，开展人口监测预警，研究提出人口与家庭发展相关政策建议，完善计划生育政策。⑨ 指导地方卫生健康工作，指导基层医疗卫生、妇幼健康服务体系和全科医生队伍建设。推进卫生健康科技创新发展。⑩ 负责中央保健对象的医疗保健工作，负责党和国家重要会议与重大活动的医疗卫生保障工作。

（二）卫生服务组织

1.概述

卫生服务组织指以保障居民健康为主要目标，直接或间接地向居民提供预防服务、医疗服务、保健服务、康复服务、健康教育和健康促进等服务的组织。在我国，狭义的卫生服务组织包括医疗机构、专业公共卫生机构及其他卫生服务组织，通常称为医疗卫生服务体系；广义的卫生服务组织还包括血液及血液制品生产组织、药品和医疗器械生产机构、药品检验机构、医学科研组织、医学教育组织等。本章专指狭义的卫生服务组织。我国的医疗卫生服务体系主要包括医疗机构和专业公共卫生机构等（如图 1-1）。

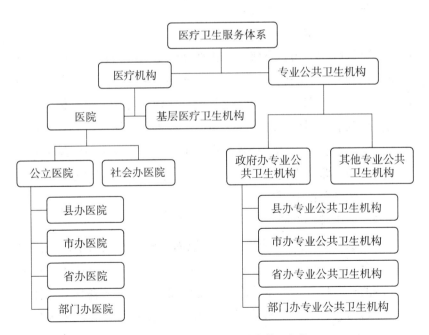

图 1-1 我国的医疗卫生服务体系架构

（1）医疗机构

医疗机构是指依据国家有关法律法规规定，经过卫生行政部门认证，依法取得医疗机构执业许可证书，从事疾病诊断、治疗活动的机构。根据承担的职能，可以分为医院和基层医疗卫生机构；根据举办主体的性质，可分为公立医院和社会办医院两类。公立医院分为政府办医院（根据功能定位主要划分为县办医院、市办医院、省办医院、部门办医院）和其他公立医院（主要包括军队医院、国有和集体企事业单位等举办的医院）；基层医疗卫生机构包括乡镇卫生院、社区卫生服务中心、门诊部、诊所、企事业内设卫生保健站（医务室）等内设医疗机构、村卫生室等机构。

（2）专业公共卫生机构

分为政府办专业公共卫生机构和其他专业公共卫生机构（主要包括国有和集体企事业单位等举办的专业公共卫生机构）。根据层级不同，政府办专业公共卫生机构划分为县办、市办、省办及部门办四类。

2. 医院的定位和设置要求

（1）县办医院

县办医院主要承担县级区域内居民的常见病、多发病诊疗，急危重症抢救与疑难病转诊，培训和指导基层医疗卫生机构人员，相应公共卫生服务职能以及突发事件紧急医疗救援等工作，是政府向县级区域内居民提供基本医疗卫生服务的重要载体。每个县一般设置1个县办综合医院和1个县办中医类医院。县办综合性医院床位数一般以500张左右为宜，50万人口以上的县可适当增加，100万人口以上的县原则上不超过1000张。

（2）地市级办医院

地市级办医院主要向地市级区域内居民提供代表本区域高水平的综合性或专科医疗服务，接受下级医院转诊，并承担人才培养和一定的科研任务，以及响应公共卫生和突发事件紧急医疗救援任务。在地市级区域，一般依据常住人口数每100万—200万人口设置1—2个市办综合性医院（含中医类医院，下同），服务半径一般为 50 千米左右。市办综合性医院床位数一般以 800 张左右为宜，500 万人口以上的地市可适当增加，原则上不超过 1 200 张。

（3）省办医院

省办医院主要向省级区域内若干个地市提供急危重症、疑难病症诊疗和专科医疗服务，接受下级医院转诊，并承担人才培养、医学科研及响应公共卫生和突发事件紧急医疗救援任务。一般每 1 000 万人口规划设置 1—2 个省办综合性医院，同时可以根据需要规划设置儿童、妇产、肿瘤、精神、传染病、职业病以及口腔、康复等省办专科医院（含中医类专科医院）。省办及以上综合性医院床位数一般以 1 000 张左右为宜，原则上不超过 1 500 张。

（4）部门办医院

部门办医院由国家卫生健康委员会或教育部等国家部委举办，主要向跨省份区域提供疑难危重症诊疗和专科医疗服务，接受下级医院转诊，并承担人才培养、医学科研及相应公共卫生和突发事件紧急医疗救援等任务和技术支撑，带动医疗服务的区域发展和整体水平提升。

此外，在京津冀、长三角、珠三角等具备一体化发展条件的区域，正探索打破行政区划的限制，跨区域统筹设置医疗卫生机构，推动资源优化调整，实现大区域范围内资源共享，提高配置效率。

3. 基层医疗卫生机构的定位和设置要求

基层医疗卫生机构的主要职责是提供预防、保健、健康教育、计划生育等基本公共卫生服务和常见病、多发病的诊疗服务以及部分疾病的康复、护理服务，向医院转诊超出自身服务能力的常见病、多发病及危急和疑难重症病人。

（1）乡镇卫生院和社区卫生服务中心

负责提供基本公共卫生服务，以及常见病、多发病的诊疗、护理、康复等综合服务，并受县级卫生计生行政部门委托，承担辖区内的公共卫生管理工作，负责对村卫生室、社区卫生服务站的综合管理、技术指导和乡村医生的培训等。乡镇卫生院分为中心乡镇卫生院和一般乡镇卫生院，中心乡镇卫生院除具备一般乡镇卫生院的服务功能外，还应开展普通常见手术等服务，着重强化医疗服务能力并承担对周边区域内一般乡镇卫生院的技术指导工作。根据《全国医疗卫生服务体系规划纲要（2015—2020 年）》，到 2020 年，政府在每个乡镇办好 1 所标准化建设的乡镇卫生院，在每个街道办事处范围或每 3 万—10 万居民规划设置 1 所社区卫生服务中心。

（2）村卫生室、社区卫生服务站

在乡镇卫生院和社区卫生服务中心的统一管理和指导下，承担行政村、居委会范围内人群的基本公共卫生服务和普通常见病、多发病的初级诊治、康复等工作。原则上每个行政村应当设置 1 个村卫生室。

（3）单位内部的医务室和门诊部等基层医疗卫生机构

负责本单位或本功能社区的基本公共卫生和基本医疗服务。

（4）其他门诊部、诊所等基层医疗卫生机构

根据居民健康需求，提供相关医疗卫生服务。政府可以通过购买服务的方式对其提供的服务予以补助。

4.专业公共卫生机构的定位和设置要求

专业公共卫生机构是向辖区内提供专业公共卫生服务（主要包括疾病预防控制、健康教育、妇幼保健、精神卫生、急救、采供血、综合监督执法、食品安全风险监测评估与标准管理、出生缺陷防治等），并承担相应管理工作的机构。专业公共卫生机构主要包括疾病预防控制机构、综合监督执法机构、妇幼保健和计划生育技术服务机构、急救中心（站）、血液中心（血站）等。

（1）县办专业公共卫生机构

主要职责是完成上级下达的指令性任务，承担辖区内专业公共卫生任务以及相应的业务管理、信息报送等工作，并对辖区内医疗卫生机构相关公共卫生工作进行技术指导、人员培训、监督考核等。

（2）市办专业公共卫生机构

主要职责是完成上级下达的指令性任务，承担辖区内的专业公共卫生任务以及相应的信息管理等工作，并对下级专业公共卫生机构开展业务指导、人员培训、监督考核等。

（3）省办专业公共卫生机构

主要职责是完成上级下达的指令性任务，承担辖区内的专业公共卫生任务，开展区域业务规划、科研培训、信息管理、技术支撑以及对下级专业公共卫生机构的业务指导、人员培训、监督考核等。

（4）国家卫生健康委员会直属专业公共卫生机构

主要职责是实施全国各专业公共卫生工作规划或计划，建立和管理相关公共卫生信息网络，参与重特大突发事件卫生应急处置；加强对下级专业公共卫生机构的业务管理、技术指导、人员培训和监督考核；开展公共卫生发展规律、策略和应用性科学研究，拟定国家公共卫生相关标准和规范。

专业公共卫生机构通常按照辖区常住人口数、服务范围、工作量等因素，由政府举办和设置。专业公共卫生机构按行政区划分级设置，县级及以上每个行政区划内同类专业公共卫生机构原则上只设1所。县级以下由社区卫生服务中心（站）、乡镇卫生院（妇幼保健计划生育服务站）和村卫生室、计划生育服务室承担相关工作。10万人口以下的县原则上只设1所公共卫生服务机构。

（三）社会卫生组织

1. 概述

社会卫生组织指不以营利为目的，主要开展公益性或互益性活动、独立于党政体系之外、与卫生有关的社会机构，包括社会团体（学会、协会、研究会）、基金会等，其中影响较大的社会卫生组织有中国红十字会、中华医学会、中华预防医学会、中国医师协会、中国医院协会等。

2. 社会卫生组织的功能

（1）沟通桥梁功能

社会卫生组织作为一种自愿结合的组织性力量，在政府与社会之间架起沟通的桥梁，使信息传递更加快捷、畅通、准确，可以有效地协调政府和行业之间，各利益群体之间的各种关系，缓和矛盾，减少冲突，消除对抗。同时，这类组织在表达利益诉求、参与行政决策方面，较之个体参与更为通畅有效，因其能将组织成员的各种不同的、分散的、无序的利益要求综合起来，形成较为统一、完整、有序的意见传输到决策系统，将社会卫生组织的利益诉求传达给政府，为政策的制定提供决策信息。

（2）政府决策智囊功能

社会卫生组织可以利用自身专业人才集聚的优势，组织各类专业人才，协助政府开展调查研究、课题论证、战略规划，提出各种有价值的意见和建议，为政策制定提供智力支持，为政府、社会、个人提供相应的信息咨询、政策咨询、人员培训等。

（3）促进社会公益功能

社会卫生组织的非营利性、公益性特点，使其在服务社会困难群体、开展公益活动、促进社会和谐等方面发挥着重要作用。我国设立的中国红十字会和一些医疗卫生领域的基金会，这些组织将医疗健康作为捐赠投入的最重要领域，不断拓展公益项目，在公共危机中提供医疗卫生援助，在弱势群体的社会医疗救助方面也起到了很好的作用。

3. 我国主要的社会卫生组织

（1）中国红十字会（Red Cross Society of China）

中国红十字会是我国统一的红十字组织，是从事人道主义工作的社会救助团体，是国际红十字运动的成员。中国红十字会于1904年成立，以发扬人道、博爱、奉献精神，保护人的生命和健康，促进人类和平进步事业为宗旨，建会以后一直从事救助难民、救护伤病和赈济灾民活动，为减轻战乱和自然灾害侵袭带来的影响积极开展工作，并参加国际人道主义救援活动。1993年10月，中华人民共和国第八届全国人民代表大会常务委员会第四次会议通过了《中华人民共和国红十字会法》，使中国红十字事业有了法律保障。

（2）中华医学会（Chinese Medical Association）

中华医学会是由我国医学科学技术工作者自愿组成，并依法登记成立的学术性、公益性、非营利性法人社团，是党和国家联系医学科技工作者的桥梁和纽带，是发展医学科学技术事业的重要社会力量。学会创立于1915年，现有89个专科分会、478个专业学组，加入了 42 个国际性 / 区域性医学组织，有近 70 万名会员。中华医学会通过组织学术会议、出版高质量的学术期刊、开展科普活动、发展网络媒体和开辟医生论坛等形式，传播并普及医学科学知识；通过组织医学科学技术评审和重大临床专项等工作，促进医学科学技术进步和成果转化；通过学术培训、远程授课等形式开展继续医学教育；通过组织双边互访和学术论坛开展国际合作项目，促进国际多边或双边医学交流。

（3）中国医院协会（Chinese Hospital Association）

中国医院协会是依法获得医疗机构执业许可的二级以上医疗机构自愿组成的全国性、行业性、非营利性的社会团体，现有分支机构 44 个，3 000 多家单位会员，万余名个人会员。中国医院协会以行业自律和维权为主体开展工作，同时兼有开展学术研究、科技成果转化等职能，其主要目标是：对医院改革和行业发展的贡献更加突出；服务政府宏观决策水平明显提升；行业凝聚力和影响力显著增强；实施行业治理的效果有所显现；自身发展能力切实增强；对外开放与国际交流不断拓展

（4）中国医师协会（Chinese Medical Doctor Association）

中国医师协会是由执业（助理）医师自愿组成的全国性、非营利性的社会团体。其宗旨是：发挥行业服务、协调、自律、维权、监督、管理作用，团结和组织全国医师遵守国家宪法、法律、法规和政策，弘扬以德为本、救死扶伤的人道主义职业精神，努力提高医疗水平和服务质量，维护医师的合法权益，为我国人民健康和社会主义建设服务。

三、医院

（一）医院的基本概念和类别

1.医院的基本概念

医院是医务人员向患者提供诊治疾病、照料病人等卫生服务的场所，备有一定数量的病床、医务人员和必要的设备，通过医务人

中国医院协会于 2010 年成立医院社会工作暨志愿服务工作委员会，主要业务范围包括：协助医疗机构拟定有关社会工作和志愿服务的标准和规范；开展有关医务社会工作和志愿服务管理的学术活动和经验交流；组织编写、出版有关书刊、教材、信息资料、管理指南、行业标准；加强国际间及我国港、澳、台地区相关专业领域的友好合作与交流；积极主动地向政府主管部门反映有关医务社会工作和志愿服务管理现状与建议；反映行业诉求，维护医务社会工作者和志愿者的合法权益等。

员的集体协作，以达到保障人们健康的目的。按照经济类型，可分为公立医院和社会办医院；按照管理类别，可分为营利性医院和非营利性医院；按照机构类别，可分为综合性医院、中医医院、中西医结合医院、民族医院、专科医院、护理院等。

凡以"医院"命名的医疗机构，住院床位总数应在 20 张以上。构成一所医院应具备以下基本条件：① 有正式病房和一定数量的病床设施，有能力为住院病人提供安全、有效、连续、合理的诊疗、护理服务和基本生活服务。② 有与医院功能任务相一致的临床科室、医技科室和行政后勤部门等。③ 有基本的医疗设备和设施。④ 建筑符合卫生学要求。⑤ 能提供住院和门诊、急诊等多种形式的服务。⑥ 有相应的、系统的人员编配，主要包括卫生技术、行政和后勤人员等，各类人员分工协作，以构成整体医疗功能。⑦ 应有相应的工作制度与规章制度，如医疗管理制度等。

2. 医院的分类

国际上通常实行医院分类管理，一般先根据医院的所有制形式分为公立和私立，再依据医院的经营目的将私立医疗机构分为营利性和非营利性两类，政府举办的医院（即公立医院）不参与营利性质划分。因此，一般把医院按照所有制形式分为政府办医院、非政府办非营利性医院和营利性医院三类。我国的医院分类也是如此。

根据《医疗机构管理条例实施细则》的规定，我国医疗机构根据功能任务定位不同分为 13 个类别，医院是其中的一个类别，此外还有妇幼保健院、门诊部、诊所、乡镇卫生院和社区卫生服务中心等。根据提供的医疗服务专业不同，我国医院又分为不同的类别，包括综合性医院、中医院、中西医结合医院、民族医院、专科医院（如口腔医院、妇产科医院、儿童医院、传染病医院等）和康复医院等。

3. 医院的分级与管理

我国的医院实行分级管理。1989 年 12 月，卫生部印发了《关于实施"医院分级管理（试行草案）"的通知》，提出在做好规划的基础上确定医院的级别。医院按功能和任务不同划分为一、二、三级。1994 年国务院颁布的《医疗机构管理条例》明确规定，地方卫生行政部门根据本行政区域内的人口、医疗机构资源、医疗需求和现有医疗机构分布状况，制定本行政区域的医疗机构设置规划。据此，卫生部制定了《医疗机构设置规划指导原则》和《医疗机构基本标准》，指导地方卫生行政部门制定所在地的医疗机构设置规划，作为设置审批医疗机构的重要依据，并明确了各类医院的分级标准。医疗机构设置规划内容包括各类医院的数量、级别和布局等。

据此，卫生行政部门在设置审批医院时，应当按照医院承担的功能、任务确定医院级别，即一级、二级和三级。其中：① 一级综合医院是向一个社区提供基本医疗、预防、保健和康复服务的基层医疗机构。目前大部分一级综合医院已转为社区卫生服务中心。② 二级综合医院是向含有多个社区的地区（人口一般在数十万）提供以医疗服务为主，并开展预防、保健和康复医疗服务，承担一定教学培训和科研任务的地区性机构。③ 三级综合医院是向含有多个地区的区域（人口一般在百万以上）提供以高水平专科医疗服务为主，并开展预防、保健和康复服务，承担相应的高等医学院校临床教学、培训和科研任务的区域性医疗机构；是省或全国的医疗、教学和科研相结合的技术中心，是省或国家高层次的医疗机构。《医疗机构基本标准》对各级各类医院床位均有要求，一级综合医院床位为 20—99 张，二级综合医院床位为 100—499 张，三级综合医院为 500 张以上。在实际工作中，如果一级、二级医院的功能任务没有改变，即使床位超过规定上限，也不会因床位的增加而改变其级别。

4. 医院的分等

《医疗机构管理条例》规定，国家实行医疗机构评审制度，由专家组成的评审委员会按照医疗机构评审办法和评审标准，对医疗机构的执业活动、医疗服务质量进行综合评价。《医院评审暂行办法》规定，医院根据医院基本标准和医院评审标准开展自我评价，持续改进，并接受卫生行政部门对其规划级别的功能任务完成情况进行评价，以评定等次。医院评审结论分为甲等、乙等和不合格三个等次。

（二）医院组织机构和人员

1. 领导体制

我国公立医院实行党委领导下的院长负责制，非营利性医院实行理事会制的法人治理领导结构，营利性医院实行股东会制的法人治理领导结构。

（1）党委领导下的院长负责制

公立医院党委等院级党组织发挥把方向、管大局、作决策、促改革、保落实的领导作用。实行集体领导和个人分工负责相结合的制度，凡属重大问题都要按照集体领导、民主集中、个别酝酿、会议决定的原则，由党委集体讨论作出决定，并按照分工抓好组织实施，支持院长依法依规独立负责地行使职权。院长在医院党委领导下，一般作为医院法定代表人，全面负责医院医疗、教学、科研、行政管理工作。建立党委领导下的院长负责制执行情况报告制度，纳入医院领导班子民主生活会、述职评议和年度考核等。

（2）理事会制的法人治理结构

非营利性医院对我国医院而言是一种新的组织机构形式。医院理事会作为医院法人资产的代表，对医院重大问题进行决策，全权负责医院的资产经营，拥有支配医院法人资产和聘任医院院长的权利。院长由理事会任命，对理事会负责。医院行政、业务等重大问题，经理事会讨论决定，院长是具体执行者，负责医院日常经营和业务管理，其管理权限和代理权限不能超过理事会的授权范围，经营绩效的优劣也要受到监事会的监督和评判。

（3）股东会制的法人治理结构

营利性医院由股东出资建立，股东或股东代表组成董事会拥有对医院重大问题的决策权和聘任医院院长的权利。院长由董事会选聘，对董事会负责。医院的行政、业务等重大事项，由医院董事会讨论决定，院长负责医院的日常经营和业务管理。

2. 部门设置

医院的部门通常包括医疗、护理、医技、行政管理、后勤保障等部门（科室），前三者又常被归为业务科室。

（1）行政职能部门

医院的行政职能部门设置依据医院的规模有所不同，通常包括党群部门和行政管理部门。党群部门包括党委办公室、宣传、组织、统战、纪检监察及工、青、妇等部门，视医院规模独立或联合设置。行政管理部门包括院长办公室、人事、保卫、财务、总务、医务、门诊、护理、科教、病案统计、器械设备、信息等部门，同样也视医院规模独立或联合设置。近年来，随着医务社会工作的发展，越来越多的医院特别是三级、二级医院开始设立专门的医务社会工作部门。

（2）临床科室

临床科室是直接为患者提供诊断、治疗治理服务的科室，其设置应根据服务人群的患病状况和医疗服务需求而确定，大型医院设置的临床专科较细，中小型医院的临床科室设置相对较粗。按照原卫生部颁布的《医疗机构诊疗科目名录》，我国医院的一级临床科室包括：预防保健科、全科医疗科、内科、外科、妇产科、妇女保健科、儿科、小儿外科、儿童保健科、眼科、耳鼻咽喉科、口腔科、皮肤科、医疗美容科、精神科、传染病科、结核病科、地方病科、肿瘤科、急诊医学科、康复医学科、运动医学科、职业病科、临终关怀科、特种医学与军事医学科、麻醉科、重症医学科、中医科、民族医学科、中西医结合科和重症监护室等。

专业化较强的专科医院或综合性大医院会在一级科室下面设置二级科室，如内科之下设呼吸内科、消化内科、神经内科、心血管内科、血液内科、肾病学专业、内分泌专业、免疫学专业、反应专业和老年病专业等科室；外科下设普通外科、神经外科、骨科、泌尿外科、胸外科、心脏大血管外科、烧伤科、整形外科等科室；妇产科下设妇科、产科、计划生育专业、优生学专业、生殖健康与不孕症专业；妇女保健科下设青春期保健、围生期保健、更年期保健、妇女心理卫生、妇女营养等专业；儿科下设新生儿专业、小儿传染病专业、小儿消化专业、小儿呼吸专业、小儿心脏病专业、小

各级行政单位在相关政策文件中均有提及医务社会工作部的设置建议。如2018年，国家卫健委印发的《进一步改善医疗服务行动计划》（2018—2020年），以及上海市卫健委（原卫生局）在2012年印发的《关于推进医务社会工作人才队伍建设的实施意见（试行）》。

儿肾病专业、小儿血液病专业、小儿神经病专业、小儿内分泌专业、小儿遗传病专业、小儿免疫专业等；小儿外科下设小儿普通外科、小儿骨科、小儿泌尿外科、小儿胸心外科、小儿神经外科等科室；儿童保健科下设儿童生长发育、儿童营养、儿童心理卫生、儿童五官保健、儿童康复等专业；耳鼻咽喉科下设儿科、鼻科、咽喉科等科室；口腔科下设牙体牙髓病、牙周病、口腔黏膜病、儿童口腔、口腔颌面外科、口腔修复、口腔正畸、口腔种植、口腔麻醉、口腔颌面医学影像、口腔病理、预防口腔等专业；皮肤科下设皮肤病专业、性传播疾病专业等；精神科下设精神病、精神卫生、药物依赖、精神康复、社区防治、临床心理、司法精神等专业；传染科下设肠道传染病、呼吸道传染病、肝炎、虫媒传染病、动物源性传染病、蠕虫病等专业；职业病科下设执业中毒、尘肺、放射病、物理因素损伤、职业健康监护等专业；中医科下设内科、外科、妇产科、儿科、皮肤科、眼科、耳鼻咽喉科、口腔科、肿瘤科、骨伤科、肛肠科、老年病科、针灸科、推拿科、康复医学、急诊科、预防保健科等；民族医学科下设维吾尔医学、藏医学、蒙医学、彝医学、傣医学等。

（3）医技科室

医技科室是指配合临床科室为患者提供诊断、治疗服务的科室，包括医学检验科、病理科、医学影像科、药剂科等。其中，医学检验科下设临床体液、血液专业，临床微生物学专业，临床化学检验专业，临床免疫、血清学专业，临床细胞分子遗传学专业；医学影像科下设 X 射线诊断专业、CT 诊断专业、磁共振成像诊断专业、核医学专业、超声诊断专业、心电诊断专业、脑电及脑血流图诊断专业、神经肌肉电图专业、介入放射学专业、放射治疗专业等。

此外，一些较大规模的医院设置了相关委员会，如医疗质量改进委员会、院感委员会、药事委员会等，作为协调、咨询机构，配合协调医院各系统、各部门和科室的工作，提高医院管理决策水平。通常情况下，各委员会负责提供咨询建议供医院党委会决策，行政职能部门负责执行。

3. 医院工作人员

医院是以保障与提升人民健康为目标的组织，它所提供的医疗、预防、保障、康复等服务，是通过医院员工的有效分工与协作共同完成的。医院工作人员包括卫生专业技术人员、管理人员（含党务人员）、工勤技能人员以及其他技术人员四大类。

（1）卫生技术人员

卫生技术人员是医院工作人员的主要组成部分，需要经过严格的资格考核并取得相应资质后才能执业，占到员工总数的 70% 以上。根据专业性质，卫生专业技术人员又分为医、护、药、技四大类。医，是取得执业医师资格或执业助理医师资格，经注册在医疗机构执业的各级医师；护，是经执业注册取得护士执业资格，从事护理活动的护理人员；药，是指医院的药剂人员，包括中、西药师；技，包括临床检验、影像、营养等科室的卫生专业人员。药、技人员虽然不需要注册，但必须通过全国统一的卫生系列初级药师（士）或技师考试后才能聘用至相关岗位。

（2）其他技术人员

其他技术人员是指医院内从事医务社会工作、财务、档案、医疗器械修配、科研、信息化等技术工作的非卫生专业人员。

（3）管理人员

管理人员是指医院内从事党务或行政管理任务的工作人员，包括从事党务管理、行政综合管理、人事管理、医务管理、科研管理、信息管理等。

（4）工勤技能人员

工勤技能人员是指医院内承担技能操作和维护、后勤保障等职责的工作人员，包括挂号收费、电梯、供暖、安保等。

按照事业单位岗位管理要求，依据工作职责、工作内容等特点，医院的岗位可分为管理岗位、专业技术岗位、工勤技能岗位三种类别。其中，专业技术岗位又分为卫生技术岗位和非卫生技术岗位。专业技术岗位设置 13 个等级，管理岗位设置 8 个等级。各类岗位的人员应保持适宜的比例，一般来说，从事专业技术岗位的人

医务社会工作者是在医疗卫生服务和管理领域，运用社会工作专业理念、知识和技能，提供医疗卫生领域的公共服务、协调各方关系、解决医疗卫生方面社会问题的专业技术人才。

员占总人数的比例应不低于 80%。

（三）主要业务及部门设置

1. 门急诊服务

门诊是直接接受患者进行诊断、治疗和开展预防保健服务的场所，是医院和患者接触时间最早、人数最多的医疗服务，是医院工作的重要组成部分。

急诊是对病情紧急、可能危及生命健康的患者实施救治和抢救，提供全面、紧急和便捷的医疗服务，保障患者能在最短时间内得到专业、科学的救治，尽最大努力避免死亡和伤残发生。一些源于暴力伤害或应急处置的情形往往需要医护人员和医务社工的共同参与。

2. 住院服务

住院服务是指患者经由门急诊诊疗后，由于病情复杂或者情况危重，需要收入病房进行进一步的检查和系统诊治的医疗服务。有些患者在门诊诊疗过程中无法确诊，或者虽经确诊，但需要进一步开展系统治疗甚至手术，才能控制病情。因此，住院的患者往往比门诊患者病情更重、更复杂，整个诊疗过程也对临床医师的诊疗水平、临床护理水平、医务社会工作者及其他辅助诊疗部门的协同能力，乃至医院管理部门的统筹协调能力，有着更高的要求。对住院病人的服务是医务社会工作者的主要工作内容。

3. 主要临床科室

临床科室是直接为患者提供诊疗服务的部门。《医疗机构基本标准（试行）》对一级、二级、三级医院的临床医技科室设置作了明确规定：一级医院临床科室至少设有急诊室、内科、外科、妇产科、预防保健科，医技科室至少设有药房、化验室、X 光室、消毒供应室；二、三级医院要求具备必要的一级科室和相应的二级专业分科，还要求具备一定数量的重点专科和重症医学科。具体如下：

（1）内科系统

内科系统是指主要运用药物治疗等非手术方法来诊治疾病的临床科室，包括心血管内科、呼吸内科、消化内科、肾脏内科、血液内科、内分泌内科、风湿免疫科、神经科、老年医学科等。

（2）外科系统

外科系统是指通常以手术操作为主要的治疗手段，为患者提供临床医疗服务的科室，主要包括普通外科、骨科、心脏外科、胸外科、泌尿外科、整形外科、神经外科、烧伤科等。

（3）妇产科系统

妇产科系统主要分为产科和妇科两部分，三级医院还应设有计划生育科，有些还设有生殖医学科等。

（4）儿科系统

儿科系统一般是为 14 岁以下的儿童提供连续、全面的医疗、预防和保健服务的临床科室，通常设置包括普通儿科病房、新生儿病室等。

（5）手术室

手术室是手术科室医师对患者进行手术诊断、治疗和抢救的重要场所，是医学技术与工程技术结合的产物，也是医院外科最核心的部分。手术室应当具备与医院等级、功能和任务相适应的场所、设施、仪器设备、药品、手术器械相关医疗用品和技术力量，保障手术安全、及时、有效地开展。

（6）重症医学科

重症医学科是对因各种原因导致一个或多个器官与系统功能障碍，危及生命或有潜在高危因素的患者及时提供全面、系统、持续、严密的医学监护和救治技术的专业科室，也是医院集中监护和救治综合性重症患者的专业科室。

（7）康复医学科

康复医学科是在康复医学理论指导下，应用功能评定和物理治疗、作业治疗、言语治疗、心理康复、传统康复治疗、康复工程等康复医学诊断和治疗技术，为患者提供全面、系统的康复医学专业诊疗服务的临床科室。

4. 主要医技科室

医技科室包括药剂科、检验科、医学影像科（放射科、超声诊断科、核医学科等）、病理科、输血科、消毒供应中心和营养科等。随着科学技术的高速发展，高水平的医疗仪器设备被广泛应用于医疗活动中，有效促进了医疗技术水平和医疗质量的提高，医技科室在疾病诊疗过程中的作用日益重要。

（1）药剂科

药剂科是承担院内药品采购、保管、调剂和质控，提供药品使用信息和开展患者用药教育等工作的部门，其工作核心是保障合理的药物治疗。药剂科一般设置有中西药调剂、中西药库、药品检验、临床药学、药学研究、情报资料等专业科室。

（2）检验科

检验科是利用物理、化学、生物学等方法对血、尿、粪便等各种体液或排泄物进行检验，为治疗提供客观依据的部门。通常下设临床常规、生物化学、微生物学、免疫血清学和血液细胞与体态细胞检验室等。

（3）医学影像科

医学影像科是指为临床提供各种影像学诊断资料和放射治疗的医技科室，包括 X 线诊断、CT 诊断、磁共振成像诊断、核医学、超声诊断、心电诊断、脑电及脑血流诊断、神经肌肉电图、介入放射学和放射治疗等专业。医院通常在影像科设立普通 X 线检查、各种造影检查、计算机断层扫描（CT）、磁共振检查（MRI）、数字减影血管造影检查（DSA）等检查室。

（4）病理科

病理科是负责对取自人体器官、组织、细胞、体液及分泌物等标本，通过大体和显微镜观察，运用免疫组织化学、特殊染色、电子显微镜以及分子生物学检测等技术进行分析，结合患者的临床资料，作出疾病的病理诊断的部门。病理诊断关系到患者的治疗选择和预后判断，是医院重要的诊断科室。

（5）消毒供应中心

消毒供应中心是医院内各种无菌物品的供应单位，承担医疗器械的清洗、包装、消毒和供应工作。

（6）营养科

营养科是对各种原因引起的营养失调及营养代谢病的患者，通过营养检测和评价进行营养诊断，并负责和指导住院患者营养治疗的业务科室。

（四）医院的核心管理制度

医疗服务是医院的中心工作，医院医疗管理是完成医疗任务的主要手段，其核心制度是重中之重，必须不折不扣地加以完善和落实。医疗管理的基本原则包括依法执业、以病人为中心、保障安全和质量、持续改进、注重效率等。

1. 首诊负责制度

首诊负责制度是指首次接诊患者的医院、科室或医师在其他医院、科室或医师接管之前，对患者的一切诊疗行为负责。首诊负责制度，要求首诊医师必须全面处理患者的一切病情，对不属于本专业的病情或诊治困难的情况，应请示上级医师或联系其他专科医师会诊，并遵照会诊意见执行，及时与其他科室医师沟通。直至患者转院、转科或交接班，首诊的责任才得以转移到其他医院、科室或医师。

2. 三级医师查房制度

三级医师查房制度是指主任医师（或副主任医师、科主任）、主治医师、住院医师三个层级的医师分别按照要求查看住院患者，上级医师对下级医师的诊断、治疗、处理意见提出指导。三级医师查房具有病房常规诊疗工作和培训下级医师的双重功能，是保障和提高诊疗水平的重要措施。

3. 会诊制度

会诊制度是指患者主管科室邀请其他科室或其他医院的医师，协助诊察患者，提供诊治意见，特别是对住院过程中短期内不能确定诊断或治疗困难的疑难患者或危重患者、大手术前后及特殊检查后的患者，都需要进行会诊。会诊包括科类不同专业的专家会诊、科际会诊、多学科联合会诊、院外专家会诊和紧急会诊等类型。

4. 分级护理制度

分级护理制度是指为了充分合理利用护理资源，根据住院患者的病情、生活自理能力，应该给予相应级别的护理和照顾，并根据患者的病情变化进行动态调整。分级护理一般分为四个级别：特别护理、一级护理、二级护理和三级护理。

5. 值班和交接班制度

值班和交接班制度是指医护人员根据所在科室制定的值班表，在规定时间内承担本科室某项医疗工作任务，上一班次值班医护人员向下一班次接班医护人员讲解本班次所主管各个患者的病情、处理措施及其变化、转归，尤其是需要特别关注的病情及需要特别处理的诊治措施。严格执行值班和交接班制度，是提高医疗质量及保障医疗安全的最重要手段。

6. 疑难病例讨论制度

疑难病例讨论制度是指由主任医师（或副主任医师、科主任）主持，召集有关医务人员对确诊困难或疗效不确切病例进行讨论，内容包括讨论日期、主持人、参加人员姓名及专业技术职务、具体讨论意见及主持人小结意见等，对该讨论过程前后的资料准备，参加人员、讨论内容、书写格式、病历记录及讨论意见的执行等方面进行的一系列具体规定。

7. 急危重症患者抢救制度

急危重症患者抢救制度是指医疗机构应当在抢救急危重症患者时，严格遵守相关抢救程序和流程，加强抢救参与人员、抢救设施、抢救场地、医疗物资的配备，必要时应当打破常规，努力提高急重患者的抢救成功率。

8. 术前讨论制度

术前讨论制度是指临床医师对即将接受手术治疗的病例进行会诊讨论，其目的是保证医疗质量，降低手术风险，保障患者手术安全。通过对某个病例的诊断分析、手术适应症、禁忌症、术式、术中可能遇到的特殊情况或术式的改变、手术并发症等进行讨论，实现个性化治疗。同时，通过讨论可以积累疑难复杂病例的治疗经验，提高诊疗水平，择期手术治疗的患者一般都要经过术前讨论。术前讨论有专业组讨论、科内讨论、院内讨论等不同的级别和形式。

9. 死亡病例讨论制度

死亡病例讨论制度是指死亡患者所在科室的全体医护人员，必要时邀请其他相关科室医师一起对患者的死亡原因、死亡诊断、诊治过程中存在的问题及不足之处进行分析讨论。通过死亡病例讨论，可以总结经验，吸取教训，提高同类患者治疗抢救成功率，降低临床死亡率。

10. 查对制度

查对制度是指在输血、医嘱、处方、护理、操作、手术等各项医疗行为中为确保拟实施的诊疗措施准确无误地应用于拟接受该诊疗措施的患者，而从每个可能出错的环节进行认真查对的一系列规范性要求。查对制度是保证患者安全，防止差错事故的一项重要措施。包括医疗护理操作中的"三查七对"、输血的"三查八对"、药师的"四查十对"等。医务人员必须严格执行查对制度，无论直接或间接用于患者的各种诊疗方法、各种药械及其生活用品（如药物、敷料、器械、压缩气体及治疗、急救和监护设备等），都必须确认其符合要求，达到标准，拟实施方案不打折扣，拟接受患者准确无误。

11. 手术安全核查制度

手术安全核查制度是指具有执业资质的手术医师、麻醉医师和手术室护士三方分别在麻醉实施前、手术开始前和患者离开手术室前，共同对患者身份和手术部位等内容进行核查的工作制度。手术安全核查由手术医师或麻醉医师主持，三方共同执行，并逐项填写《手术安全核查表》。

12. 手术分级管理制度

手术是指医疗机构及其医务人员使用手术器械在人体局部进行操作以去除病变组织、修复损伤、移植组织或器官、植入医疗器械、缓解病痛、改善机体功能或形态为目的的诊断或者治疗措施。卫生部《医疗机构手术分级管理办法（试行）》规定，根据风险性、复杂性和难易程度不同，手术分为四级：一级手术是指风险较低、过程简单、技术难度低的手术；二级手术是指有一定风险、过程复杂、程度一般、有一定技术难度的手术；三级手术是指风险较高、过程较复杂、难度较大的手术；四级手术是指风险高、难度大的手术。医疗机构应当根据手术级别、专业特点、医师实际被聘任的专业技术岗位和手术技能，组织本机构专家组对医师进行临床应用能力技术审核，审核合格后授予相应的手术权限。医疗机构应当定期评估医师技术能力，适时调整医师手术权限，并纳入医师技术档案管理。

13. 危急值报告制度

危急值报告制度是指当某项或某类检查检验出现表明患者可能正处于有生命危险的边缘状态的异常结果时，进行该检查或检验的医务人员在排除检查仪器或者检查试剂等技术因素原因之后，必须立刻进行记录，并第一时间报告该患者的主管医师，由主管医师酌情给予患者有效的干预措施或治疗，以挽救患者生命或保障患者健康。

14. 病历书写与病历管理制度

病历是指医务人员在医疗活动过程中形成的文字符号、图表、影像、切片等资料的总和，包括门急诊病历和住院病历。2010年卫生部颁布的《病历书写基本规范》规定，病历书写应当客观、真实、准确、及时、完整、规范，并对病历书写的格式内容权限加以具体要求。《医疗机构病历管理规定》要求医疗机构应当设置病案管理部门或配备专（兼）职人员负责病历和病案管理工作。同时，建立、健全病历管理制度，建立病历质量定期检查、评估与反馈制度，加强病历保管、借阅、复制、封存、启封的管理，保障病历质量和病历资料安全。

15. 抗菌药物分级管理制度

《抗菌药物临床应用管理办法》（卫生部令84号）规定，抗菌药物临床应用实行分级管理，根据安全性、疗效、细菌耐药性、价格等因素将抗菌药物分为三级：非限制使用级、限制使用级和特殊使用级。非限制使用级抗菌药物是指经长期临床应用证明安全有效，对细菌耐药性影响较小，价格相对较低的抗菌药物；限制使用抗菌药物是指经长期临床应用证明安全有效，对细菌耐药性影响较大，或者价格相对较高的抗菌药物；特殊使用抗菌药物是指具有以下情形之一的抗菌药物：① 具有明显或者严重不良反应，不宜随意使用的抗菌药物；② 需要严格控制使用避免细菌过快产生耐药的抗菌药物；③ 疗效安全性方面的临床资料较少的抗菌药物；④ 价格昂贵的抗菌药物。医师经医疗机构培训并考核合格后方可获得相应的处方权。具有高级专业技术职务任职资格的医师可授予特殊使用级抗菌药物处方权；具有中级以上专业技术职务任职资格的医师可授予限制使用级抗菌药物处方权；具有初级专业技术职务任职资格的医师、在乡、民族乡、镇、村的医疗机构独立从事一般执业活动的执业助理医师以及乡村医生，可授予非限制使用级抗菌药物处方权。

16. 临床用血审核制度

临床用血审核制度是指临床用血必须进行严格的审核，包括是否有输血适应症，输血成分及输血量掌握是否准确，是否履行了病例讨论及上级医师的审核程序，是否正确运用了成分输血和自体输血等临床输血技术和血液保护技术，是否有预防输血不良事件的预案，是否有输血过程监控及病历记录等。对于上述输血前、中、后的各项程序加以规范和要求，并监督落实的一系列措施，构成临床用血审核制度。

（五）医疗机构的基本配置规范

1. 综合性医院

随着医院级别的增高，床位数一般也有所增加，但一般不超过2 000张。一级综合医院住院床位总数20—99张，二级综合医院100—499张，三级综合医院500张以上。医院业务部门设置主要包括临床科室和医技科室，最基本的临床科室至少设有急诊室、内科、外科、妇（产）科、预防保健科；医技科室至少设有药房、化验室、X光室、消毒供应室。每床至少配备0.7名卫生技术人员；按20张床位的规模必须配置至少3名医师、5名护士和相应的药剂、检验、放射等卫生技术人员。随着医院级别的提高，业务科室设置要进一步细化。部分省市对医务社会工作者也明确了配置标准，如上海市相关政策、规范提出，综合性医院每300—500张床位配备1名医务社会工作者。

二级综合性医院临床科室至少设有急诊科、内科、外科、妇产科、儿科、眼科、耳鼻喉科、口腔科、皮肤科、麻醉科、传染科、预防保健科，其中眼科、耳鼻喉科、口腔科可合并建科，皮肤科可并入内科或外科，附近已有传染病医院的，根据当地《医疗机构设置规划》可不设传染科；医技科室至少设有药剂科、检验科、放射科、手术室、病理科、血库（可与检验科合设）、理疗科、消毒供应室、病案室。每床至少配备0.88名卫生技术人员，其中护士至少0.4名。至少有3名具有副主任医师以上职称的医师。

三级综合性医院的科室设置进一步细化，并需设置康复科、核医学科等科室。人员配置要求进一步提高，每床至少配备1.03名卫生技术人员，其中护士至少配备0.4名，各专业科室的主任应具有副主任医师以上职称，临床营养师不少于2人，工程技术人员（技师、助理工程师及以上人员）占卫生技术人员总数的比例不低于1%。

2. 中医医院

一级中医医院：住院床位总数20—79张。至少设有3个中医一级临床科室和药房、化验室、X光室，每床至少配备0.7名卫生技术人员，中医药人员占医药人员总数的比例不低于60%。

二级中医医院：住院床位总数80—299张。临床科室至少设中医内科、外科等五个以上中医一级临床科室，医技科室至少设有药剂科、检验科、放射科等。每床至少配有0.88名卫生技术人员，中医药人员占医药人员总数的比例不低于60%，各临床科室至少有1名中医师，每床至少配备0.3名护士。

三级中医医院：住院床位总数300张以上。临床科室至少设有急诊科、内科、外科、妇产科、儿科、针灸科、骨伤科、肛肠科、皮肤科、眼科、推拿科、耳鼻喉科，医技科室至少设有药剂科、检验科、放射科、病理科、消毒供应室、营养部和相应的临床功能检查室。每床至少配有1名卫生技术人员，其中护士至少0.3名；中医药人员占医药人员总数的比例不低于 60%；临床科室主任必须具有副主任医师以上职称的中医师；至少有 1 名具有副主任药师以上职称的中药师和相应的检验、放射等技术人员；工程技术人员（技师、助理工程师及以上人员）占卫生技术人员总数的比例不低于 1%；临床营养师不少于 1 人。

中医医院的门诊中医药治疗率不低于 85%，病房中医药治疗率不低于 70%。

3. 儿童医院

二级儿童医院：住院床位总数 50—199 张。临床科室至少设有急诊室、内科、外科、五官科、口腔科、预防保健科，医技科室至少设有药剂科、检验科、放射科、手术室、病理科、消毒供应室、病案统计室。每床至少配备 0.95 名卫生技术人员，其中护理人员至少 0.4 名，无陪护病房护理人员至少 0.5 名；至少有 3 名具有副主任医师以上职称的医师，各专业科室至少有 1 名具有主治医师以上职称的医师；至少有 2 名具有主管药师以上职称的药剂人员和相应的检验、放射等卫生技术人员。

三级儿童医院：住院床位总数 200 张以上。临床科室至少设有急诊科、内科、外科、耳鼻喉科、口腔科、眼科、皮肤科、传染科、麻醉科、中医科、预防保健科；医技科室至少设有药剂科、检验科、放射科、功能检查科、手术室、病理科、血库、消毒供应室、病案室、营养部。每床至少配备 1.15 名卫生技术人员，其中护理人员至少 0.4 名；至少有 10 名具有副主任医师以上职称的医师，各专业科室的主任必须具有副主任医师以上职称；至少有 5 名主管药师以上职称的药剂人员和相应的检验、放射、药剂等技术人员。部分省市对医务社会工作者也明确配置标准，如上海市相关政策、规范提出，每 100—300 张床位配备 1 名医务社会工作者。

4. 精神病医院

二级精神病医院：精神科住院床位总数 70—299 张。临床科室至少设有精神科（内含急诊室、心理咨询室）、精神科男病区、精神科女病区、工娱疗室、预防保健室，医技科室至少设有药房、化验室、X 光室、心电图、脑电图室、消毒供应室、情报资料室、病案室。每床至少配备 0.44 名卫生技术人员，其中护士至少 0.3 名，至少有 1 名具有副主任医师以上职称的精神科医师。部分省市对医务社会工作者也明确配置标准，如上海市相关政策、规范提出：每 100—300 张床位配备 1 名。

三级精神病医院：精神科住院床位总数 300 张以上。临床科室至少设有精神科门诊（含急诊、心理咨询）和 4 个以上精神科病区，男女病区分开，设有心理测定室、精神医学鉴定室、工娱疗室、康复科；医技科室至少设有药剂科、检验科、放射科、心电图室、脑电图室、超声波室、消毒供应室、情报资料室、病案室和 3 个以上的研究室。每床至少配备 0.55 名卫生技术人员，其中护士至少 0.35 名；每临床科室至少有 1 名具有副主任医师以上职称的精神科医师，至少有 1 名具有副主任护师以上职称的精神科护士。

5. 传染病医院

二级传染病医院：住院床位总数 150—349 张。临床科室至少设有急诊科、传染科、预防保健科；医技科室至少设有药房、化验室、X 光室、手术室、消毒供应室、病案室。每床至少配备 0.84 名卫技术人员，其中护士至少 0.4 名；每临床科室至少有 1 名具有副主任医师以上职称医师。

三级传染病医院：住院床位总数 350 张以上。临床科室至少设有急诊科、传染科、预防保健科；医技科室至少设有药剂科、检验科、放射科、手术室、血库、消毒供应室、病案室。每床至少配备 1 名卫生技术人员，其中护士至少 0.4 名；每临床科室至少有 1 名具有副主任工程师以上职称的医师。

6. 康复医院

二级康复医院：住院床位总数 100 张以上，其中康复专业床位占 75% 以上。临床科室至少设有骨关节康复科、神经康复科、儿童康复科、老年康复科、听力视力康复科、疼痛康复科中的 3 个科室以及内科、外科、重症监护室。治疗科室至少具备物理治疗、作业治疗、言语治疗、传统康复治疗功能。评定科室至少具备运动平衡功能评定、认知功能评定、言语吞咽功能评定、作业日常生活活动能力评定、神经电生理检查、听力视力检查中的 5 项功能。医技科室至少设有超声科、检验科、放射科、药剂科和消毒供应室。人员配置每床至少配备 1.2 名卫生专业技术人员，其中医师 0.15 名，康复治疗师 0.3 名，护士 0.3 名。医师中具有副高级及以上专业技术任职资格的人数不少于医师总数的 10%。

三级康复医院：住院床位总数 300 张以上，其中康复专业床位 75% 以上。临床科室至少设有骨关节康复科、神经康复科、脊髓损伤康复科、儿童康复科、老年康复科、心肺康复科、疼痛康复科、听力视力康复科、烧伤康复科中的 6 个科室，以及内科、外科和重症监护室。治疗科室至少设有物理治疗室、作业治疗室、言语治疗室、传统康复治疗室、康复工程室、心理康复室和水疗室。评定科室至少设有运动平衡功能评定室、认知功能评定室、言语吞咽功能评定室、作业日常活动能力评定室、心理评定室、神经电生理检查室、心肺功能检查室、听力视力检查室、职业能力评定室中的 7 个。医技科室至少设有医学影像科、检验科、药剂科、营养科、门诊手术室、消毒供应室。每床至少配备 1.4 名卫生技术人员，其中医师 0.2 名，康复治疗师 0.4 名，护士 0.3 名。医师中具有副高级及以上专业技术职务任职资格人数不低于医师总数的 15%。临床科室科主任应当具有副高及以上专业技术职务任职资格，康复治疗师中具有中级及以上专业技术职务任职资格人数不低于康复治疗师总数的 10%。

7. 护理院

住院床位总数 50 张以上。临床科室至少设有内科、康复医学科、临终关怀科，医技科室至少设有药剂科、检验科、放射科、营养科、消毒供应室。全院至少有 1 名具有副主任医师以上专业技术职称的医师，至少有 3 名具有 5 年以上工作经验的医师。每床至少配备 0.8 名护理人员，其中注册护士与护理员之比为 1∶2—1∶2.5。

8. 社区卫生服务中心

应设置的诊疗科室包括全科诊室、中医诊室、康复治疗室、抢救室、门诊小手术室等，预防保健科室包括计划免疫室、儿童保健室、妇女保健与计划生育指导室、眼病防治室、精神卫生及心理健康咨询室、健康体检室、健康教育室，医技科室包括检验室、药房等。应配备适宜的全科医生、护士、公共卫生医师等卫生相关技术人员。

此外，部分省市根据当地实际需要，对医务社会工作者的配置也提出明确要求。例如，上海市在有关文件及医务社会工作指导规范中提出，综合性医院按照每300—500张床位配备1名专职医务社会工作者，儿科、精神卫生、肿瘤、康复等专科医院每100—300张床位配备1名专职医务社会工作者。

本章小结

本章主要介绍了卫生系统的基本知识，其中卫生组织体系既包括以政策制定与指导管理为主要职责的卫生行政组织，也包括直接或间接提供医疗服务的卫生服务组织（如医院、基层医疗卫生机构、专业公共卫生机构等），还包括主要开展公益性或互益性活动的社会卫生组织（如中国红十字会、中华医学会、中国医院协会等）。在卫生服务组织中，本章较为详细地介绍了医院的情况，以期让读者更全面地了解医务社会工作所处的环境系统，结合卫生政策指导要求、医院的学科发展特色、患者的病种特点、跨学科团队力量以及卫生系统资源等，更好地为患者及其家庭提供心理-社会服务。

党的二十大精神要求，加快推进卫生健康事业高质量发展，不断满足人民群众多层次、多样化健康需求，坚持人民至上、生命至上的根本立场和公益性的价值导向，深入推进"健康中国"行动，持续深化医药卫生体制改革，加强"一老一幼"工作，推动中医药传承创新发展，统筹加强卫生健康法治、人才队伍、生物安全、科技创新、国际交流合作等工作。党和国家始终把保障人民健康放在优先发展的战略地位，统筹调配全社会卫生健康资源，实现健康与经济社会协调发展。2023 年 3 月，中共中央、国务院印发了《党和国家机构改革方案》，组建中央社会工作部，指导社会工作人才队伍建设等，对于高效统筹协调、有效整合社会工作力量具有重要的意义。我国医务社会工作者在本土化实践道路上，应围绕党和国家关于卫生健康事业的方针政策，共同贯彻健康中国建设的奋斗目标，以人民健康需求为导向，整合卫生系统内部及外部资源，推进医务社会工作高质量发展。

思考题

1. 请说明健康的基本含义。
2. 请列举威胁人类健康的主要的疾病分组。
3. 请结合自身所在单位简要说明医院的组织架构。
4. 请分析卫生服务体系、卫生行政体系以及卫生系统的关系。
5. 请结合 2020 年以来的新冠疫情分析感染性疾病防控面临的主要挑战。

推荐阅读

杨励：《医院工作流程管理图集》，科学技术文献出版社 2018 年版。

梁海伦：《以患者为中心的医疗服务与管理》，化学工业出版社 2019 年版。

张鹭鹭、王羽：《医院管理学》，人民卫生出版社 2014 年版。

李鲁：《社会医学》，人民卫生出版社 2017 年版。

William C. Cockerham：《医学社会学》，高永平、杨渤彦译，中国人民大学出版社 2022 年版。

主要参考文献

国务院令第 149 号：《医疗机构管理条例》，1994 年。

卫生部令第 35 号：《医疗机构管理条例实施细则》，1994 年。

卫生部：《医疗机构基本标准（试行）》，1994 年。

国务院办公厅第 18 号：《关于推动公立医院高质量发展的意见》，2021 年。

上海市卫生局：《关于推进医务社会工作人才队伍建设的实施意见（试行）》，2012 年。

许斌：《后脱贫时代的健康扶贫：基于健康的社会决定性因素的思考》，《健康中国观察》2020 年第 4 期。

第二章

社会工作导论

案例:公司白领赵某上班期间时常利用工作电脑进行股票交易,部门主任发现后多次提醒,但赵某依然我行我素。适逢合同到期,公司不再与其续约,赵某因此失去工作。

此后半年,赵某不断投递求职简历,也有多次机会参加面试,但因除会计知识之外并无其他技能,故此一直未能如愿。由于屡战屡败,她对求职成功丧失信心,整日待在家里,以做家务、打游戏、看电视、玩手机打发时间。因此,房贷偿还、家庭日常开销、老人生活费、生病医疗费等只能由丈夫李某独自承担。

由于每月入不敷出,储蓄也不断减少,丈夫觉得压力很大,屡屡要求赵某外出求职以增加家庭收入,但她充耳不闻,夫妻双方因此关系紧张,不断争吵。孩子正在就读小学,父母因情绪或吵闹而无心无暇辅导其完成作业,自己也因为家庭现状而十分烦躁,所以,放学后经常在外闲逛而不按时回家,学习成绩下滑严重。赵某和丈夫对此十分生气并多次打骂孩子,夫妻也相互责怪,关系恶化,家庭生活受到负面影响,丈夫上班也因精神不定而多次出错。

李某经同事介绍,到社工师事务所求助。社会工作师王老师与他进行了初步沟通后认为可以提供服务。在与李某深入交流之后,王老师还上门与赵某和孩子分别进行了沟通。他梳理了李某家庭的各类需要,发现了困境背后的原因机制,决定采用整合取向社会工作模式,协助该家庭纾解困境,逐步回归正常生活。

　　社会工作（social work）是社会域的助人利他行动，其实践发源于 17 世纪初欧洲的贫穷应对，因玛丽·理奇蒙（Mary Richmond）于 1917 年发表的《社会诊断》一书而被视为专业。社会工作有其核心内涵和基本架构。把握人类需要、社会工作、社会工作与其他学科的关系、社会工作者的综合素养，是全面理解社会工作的开篇任务。

一、人类需要 [①]

　　人类需要（human needs）是社会工作的原点，有普通需要和特殊需要之分。从社会工作视角审视人类需要，把握其测量方法，发现需要不足与社会工作的逻辑关系，是领悟社会工作的基本内涵进而推进社会工作不同方法的前提。

（一）普通需要

　　对于何谓普通需要（common needs），马斯洛（Maslow）的需要层次说、阿尔德弗（Alderfer）的 ERG 理论、佩尔曼（Perlman）的整体需要说、托尔（Towle）的阶段性需要说、埃里克森（Erikson）的任务和危机说等各有表述。

　　1. 需要层次说

　　主要观点如下：人类有生理、安全、归属和爱、尊重、自我实现五种需要；如，衣食住行属于生理需要，治安良好归于安全需要，朋友关系良好表明归属和爱，获得他尊满足了尊重需要，经过

———————————

① 本节的部分内容源于笔者顾东辉主编的《社会工作概论》第一章"人类需要与贫穷"（复旦大学出版社 2020 年版），笔者根据对社会工作的最新领悟而作了调整和补充。

努力达成目标彰显了自我实现需要。某些需要比其他需要更基本，上述需要表现为金字塔，由生理需要依次向上到安全、归属和爱、尊重和自我实现层次需要。只有当低层次需要满足后高层次需要才可以满足。

2. ERG 理论

主要观点如下：人类有生存（existence）、相互关系（relatedness）和成长发展（growth）三种核心需要。生存需要最基础，指衣食住行等基本生活条件；相互关系需要指维持重要的人际关系；成长需要指谋求事业、前途等方面的发展。不同需要可以并存；某种需要满足后可能去追求更高需要，也可能否然；当较高需要受挫时，可能会降求其次；某种需要基本满足后，其强烈程度不仅不会减弱，还可能会增强。

3. 整体需要说

主要观点如下：人类需要是过去—现在—将来、生理—心理—社会的两维组合，人会综合考虑生理、心理、社会的需要，并综合考虑过去体验、现在状况和将来预期，寻求整体需要的满足。例如，人们在恋爱时会综合考虑对方的身体情况、心态素质和互动素养，并根据既有信息判断其未来的三者总分，从而作出相应决策。

4. 阶段性需要说

主要观点如下：人类需要在不同时段各有差异。在婴孩—儿童阶段，需要包括感到安全、得到爱和关心、有学习机会等；获得母爱可使其感到愉快，促进身心健康。在青少年阶段，需要包括自我依靠、身份认同、体现多重角色等。在成年阶段，需要包括工作准备和参加社会生产等。在老年阶段，经济和情感需要显得特别重要。

5. 任务和危机说

主要观点如下：人类需要与人生的任务和危机相关。一是获得基本信任，如果没有获得信任，人会有所怀疑；二是自主，如果没有自主，人会感到害羞和疑虑；三是融入社会，否则，人可能会犯罪；四是工作，如果没有工作，人会有自卑感；五是获得身份，如果身份不明，就会出现角色混乱；六是发展亲密关系，如果没有朋友或伴侣，人会觉得孤独；七是生育，如果不能生育，会成为一个危机；八是自我完善，如果不能自我实现，人会感到绝望。

总体而言，关于普通需要，如下几点值得关注：① 上述需要理论可以归入两个范畴：需要层次说、ERG 理论、任务和危机说大致描述了需要的类型；整体需要说和阶段性需要说兼顾了需要类型和人生阶段。② 同一需要在不同理论中有相应归属。例如友情，根据需要层次说，可以归入归属和爱需要；根据 ERG 理论，可以归入相互关系需要；根据整体需要说，可以归入社会需要；根据任务和危机说，可以归入发展亲密关系需要。③ 这些类型相互之间存在一定关联。例如，ERG 理论的生存需要包括马斯洛的生理需要和安全需要，相互关系需要与马斯洛的归属与爱需要、尊重需要的外部因素一致，成长需要包括马斯洛的尊重需要的内在部分和自我实现需要的各项内容。需要层次说具有一般意义，ERG 理论则关注个体差异。再如，根据阶段性需要说，成年阶段要进行工作准备和参加社会生产；根据任务和危机说，如果没有工作则人会产生自卑感，如果不能生育则会成为一个危机。④ 普遍需要在不同个体身上会表示为特殊需要。由于生理、心理、社会和文化的不同，人类需求的表达和满足方式也就各有区别。例如，强者的自我实现可通过获得重大成绩体现，弱者的自我实现也许就是基本生活的保障。⑤ 上述需要理论均与社会工作有所关联。生理需要、危机等是社会工作的发源和核心，其个体差异认同、需要并存和需要降级观点、"社会"角度切入对全人发展的重要性等观点，对社会工作推进均有所启发。

（二）社会工作中的人类需要

需要与需求（demand）不同。需求是市场域的术语，也称市场需求，是消费者在一定时间内和一定价格条件下通过市场购买而获取的服务或商品，购买欲望和支付能力是其核心要素。需求有潜伏需求、不规则需求、充分需求等几种①，消费者偏好、可支配收入、产品价格、替代品价格、互补品价格、预期是影响需求的主要变量。

需要是社会域的概念。社会工作面对的人类需要不同于一般含义的人类需要，而具有基本和必要等内在特性。简而言之，人们的某些必要的基本需要没有得到满足，也因个人权能不足而无法通过自助途径来满足，社会工作的公平性和非营利性则使这些需要的满足成为可能。此时，这些需要就成为社会工作中的人类需要。例如，公司白领因工作压力而非常焦虑，正常工作也受到严重影响。其可以购买市场服务纾解困境，也可以向企业社会工作者求助。在后一种情况下，其工作压力就成为社会工作中的人类需要。

（三）需要测量

无论是社会工作中的人类需要，还是一般含义的人类需要，都可以进行测量；需要只有测量，才可以为实务、行政、政策和研究提供操作性支撑。

需要有四种测量方式②。① 规范性需要（normative needs），指专业人员、专家学者或行政人员依据专业知识和现存规则，制定在特定情状下某类人所需物品的标准。例如，中国的最低生活保障线最初就是研究人员和行政人员根据人类热量要求及当地生活习惯而提出的特定标准。② 感受性需要（felt needs），指被问到对某种特定需求时的个人感觉，可以通过调查获得。例如，新落户上海的毕业生被问及近期最想要什么时马上想到了租用实惠住房，看到银行运钞车经过就想到自己收入较低，租用实惠住房和增加收入就是其感受性需要。③ 表达性需要（expressed needs），感受性需要通过

需求所在的市场域执行丛林法则，注重营利导向；需要所依的社会域兼顾多方权益，体现非营利特性。尽管如此，市场域策略技术应该也可以供社会域事务参鉴，或者说，社会域行动（包括社会工作）可以采用营利行为开发资源，从而助力服务的高质量发展。当然，营利所得不在所有者中进行分配，是应该同时遵守的非营利规则。

---

① 根据百度百科词条，需求有如下八种：负需求，即厌恶产品甚至愿出钱回避的需求；无需求，即市场对产品无兴趣；潜伏需求，即部分消费者对某物有强烈需求但现有产品或服务无法满足；下降需求，即市场对某产品的需求呈下降趋势；不规则需求，即某个物品或服务的市场需求在不同时间波动很大；充分需求，即某个物品或服务的目前需求水平和时间等于预期；过量需求，即市场需求超过供给；有害需求，即市场对某些有害物品或服务的需求。

② J. Bradshaw, "The Concept of Social Needs", *New Society*, 1972, vol. 30.

行动或表现来明示就成为表达性需要。例如，大学食堂在用餐时段人满为患，防疫期间有居民为与朋友聚餐而翻墙离开小区，食堂面积扩大或用餐时段延长、朋友碰头就成为表达性需要。④ 比较性需要（comparative needs），指根据某种特征所作比较后发现的不足。例如，某大四学生看到宿舍其他同学都在备考研究生，他觉得自己不比他人差因此也应该参加考试，考研究生就体现为该生的一种比较性需要。

上述四种需要测量方式各具特性。规范性需要可以克服潜在需求者不知如何获得需求不足的问题，但是父权意识浓郁，标准也相对和多变，且注重面上情况而忽略个性差异。感受性需要因个人背景不同而有所差异，可能并非真正的需要。表达性需要可能会随场境而变，主客观差异、缺乏信息等因素也会影响主体全面表达需要的意愿和行为。比较性需要以具体特征为比较基础，由于此基础及其价值认定具有相对性，需要界定就会有所困难。

总之，社会工作中的人类需要是普遍需要和特殊背景的组合，具有必需、基本等特性。它们可能是有关主体基于认知、知识和技术而作的主观判定，也可能是局外人根据某些标准所作的客观评测。尽管如此，多维把握社会工作中人类需要，并根据当时当地场境体现实践智慧，无疑是科学推进社会工作的基础。

（四）需要不足与社会工作

1. 需要不足与贫穷 ①

无论是前述哪种人类需要，不管是上述何种测量方法，某个类型、层面或维度的需要没有得到满足，就称为需要不足（unmet needs）。

贫穷（poverty）是比较严重的需要不足。对于何谓贫穷，业界人士各有界定，大致归入如下几个角度：

（1）物质维度之贫穷

从单一食物消费视角界定，贫穷以食物数量是否足够、最低热

关于贫穷的概念和分类，众说纷纭，笔者在发表的多篇论文中也有介绍。回省以往写法，笔者觉得此前写法较重视内容说明，但对类型的差异和关系还没有说透。本章基于原始材料，分别从物质、收支、形态和感受四个维度重组贫穷概念类型，只是个人尝试，仅供读者参考。

---

① 本部分内容是笔者对主编的《社会工作概论》第一章"人类需要与贫穷"（复旦大学出版社 2020 年版）相关内容的二次分析结果。

量是否保证为依据。食物数量不足被视为绝对贫穷，是最纯粹的贫穷；有需求但最低热量（2 400千卡/天）无法得到保证，则属于营养不足，被界定为贫穷的营养标准模型。

从整体物质生活角度界定，维持生活和健康必需的食物不足、没有住处、较严重生理需求不足、饮食营养不佳、疾病、缺衣少药等都是贫穷，此类状况被界定为贫穷的生存模型。

上述贫穷都指个人有需求而难以达成的状况（即被动而非主动）且持续一定时期，有"在地性"，会因人、因地、因境而有所区别。其中，单一食物消费视角的贫穷虽因排除非食物支出（如衣服、住宿）或无法解释某些现象（如减肥）而被诟病，但是，此维度尤其食物数量不足无疑是最烈贫穷，必须首先予以关注。

（2）收支维度之贫穷

从支出视角看，有市场菜篮法和恩格尔系数法。① 市场菜篮法首创于朗曲（Rowntree）1901年在英国约克郡对贫穷开展的研究，一般由专家和高级行政人员制订。具体做法是列出一系列在当地生活的必需品和服务，计算这些必需品和服务的市场价格，并以其支出总额作为当地的贫穷标准。我国20世纪90年代推行的最低生活保障标准最初就采用此法界定了政策覆盖对象。② 恩格尔系数法界定贫穷的原理是，低收入家庭的食物开支主要用于生活必需品，食物开支比例越高其生活质量越差。此法以基本食物支出占生活消费总额的百分比为基础，计算相关人士的基本食物开支额度，然后代入中下层人士恩格尔系数的分子来计算整体生活的基本开支金额。例如，某地以食物支出占生活消费总额的1/3为标准界定贫穷并决定补助额度。调研发现，某家庭上月的生活消费3 000元，其中基本食物1 200元（占生活消费额40%），那就应该按照当地的贫穷标准，为该家庭提供现金补助600元。

从收入视角看，有国际贫困线和收入不公平模型。① 国际贫困线发端于1976年经合组织进行的社会援助水平调查，是界定个人和家庭的生活资金或资源的标准线，旨在以资产调查（means test）为基础保证人们的基本生活，并因家庭规模而有所区别。单身家庭的贫困线相当于个人平均工资的 1/3，两人家庭的贫困线相当于个人平均工资（即两人家庭平均工资收入的一半），三人家庭的贫困线相当于三人家庭平均工资收入的一半，依此类推。由于算术平均数的统计弱点，中位数（即代表最中间水平的收入）已逐渐替代平均数作为测算依据。② 收入不公平模型则旨在分析个体在群体的区位，洛伦兹曲线和基尼系数是其常用手段。洛伦兹曲线以人口累积百分比为横坐标，以收入累积百分比为纵坐标，记录两者交叉点，根据所得曲线说明收入不公平状况。曲线与对角线之间面积越大就表示收入分配越不公平。曲线与对角线之间面积除以对角线以下面积的结果被称为基尼系数，该系数越小表明收入分配越公平。0.4 是国际公认的基尼系数警戒线。

收支维度之贫穷类型各有优劣。市场菜篮法利于比较、简明易解而广得运用，但行政费用高、个性化不足、受助者难享经济发展成果；恩格尔系数法与家庭消费模式有关从而公平性不足，也需专门调查从而行政费用高；国际贫困线简易省钱、便于比较、受助者共享发展成果，但在收入分配和个人信息不透明的地区较难执行；收入不公平模型中基尼系数警戒线之说名为国际公认而实际上只适合发达国家，于发展中国家而言，并非收入差距而是绝对贫穷才带来社会稳定问题。

（3）形态维度之贫穷

一是标准性贫穷，即某些群体无论其情状如何都被视为贫穷人士。在联合国看来，这些群体包括失业者、老人、慈善机构居民、精神病人、残疾者、移民尤其是非法移民等。

二是生活形态式，即以大多数人的观念确定哪些生活形态属于贫穷，再通过调查找出哪些人符合，他们的收入界线便成为当地的贫穷线。例如，在大城市中，独立厨卫、手机、空调等应该是普通民众的生活标配，如果某些人因权能较弱而无力购买和使用手机、空调备而不用，那么，根据生活形态式，这些人就可以被视为贫穷人士。

形态维度之贫穷较优于物质维度和收支维度之贫穷，但是，无论在标准性贫穷还是生活形态式贫穷中，哪些群体和哪些生活形态视为贫穷、何人界定、怎样调整等细节都没有客观标准，从而其主观随意性就显得较强。

（4）感受维度之贫穷

一是相对剥夺模型，即由于资源和机会分配不合理、不公平，某些人所享资源大大低于社会平均水平，被剥夺了获得福利和参与社会一般活动的机会，从而被社会一般的生活模式、习惯和活动所排斥；这些人就有"被剥夺感"或"被排斥感"，属于被相对剥夺状态。

二是相对贫穷，即某人是否感到贫穷或被剥夺，或是否感到他人被剥夺。生活标准落后于社会经济发展会感到相对贫穷，处于收入最低的几个群体会感到相对贫穷。按照联合国的标准，收入在中位数 50% 以下就属于贫穷，40% 以下属于严重贫穷。

相对贫穷和相对剥夺模型主要基于个人感受。例如，在纵向上生活标准落后于经济发展速度，在横向上收入处于最低几个群体，都会让人因有比较而感受到差距，对于社会一般生活方式的理解也会因人而异。虽横向比较相对落后但纵向审视大大改善，此状况是否属于贫穷，是自我判断还是外人评判，也很难有共识。

可见，需求不足进而贫穷是多角度和多层次的，与人类需要的概念架构也有所呼应。贫穷可以进行客观评价，也可以依靠主观感觉；物质维度之贫穷予人压力最大，多类贫穷之复合最令人痛彻。当然，物质维度之贫穷不但是社会工作的实践始点，也始终是世界各地努力应对的现实问题。

2. 需要不足的原因

关于需要不足或者贫穷的原因，可以从"人在场境"（person in environment）概念进行多维解读。大致有三种解释方式：

一是社会达尔文主义。该维度从个人角度出发，以进化论为基础，并根据"适者生存"观点认为贫穷与个人因素有关且多源于懒惰，穷人因此被称为依赖者。根据此说法，要改变贫穷状况，就应该促使贫穷人士有所改变。此说法成为某些国家福利政策的主导价值，政府支持弱者增能甚于为弱者提供直接援助，美国是此说之代表。

二是社会结构论。该维度从场境角度出发，认为存在社会引发的需要。此类需要由于社会的短缺和困难而给个体正常需要带来消极影响；这种需要有时可视为一种剥夺，并在物质资源、精神或情感、认知、人际、机会、人权、生理等方面得以体现[①]。由于社会因素会影响较多人士，故此社会引发的需要就表现为许多个人具有的需要。此说法成为福利国家的价值基础，政府因此主要依靠福利政策改善来纾解民众困境，北欧国家是此说之代表。

三是人境两因论。此维度从人境互动出发，认为困境源于个人、场境及其互动。个人原因至少包括："不能"，即权能弱（如年老力衰）；"不为"，即无参与（如怯而不动）；"无备"，即出现意外（如突发疾病）；"违规"，即破坏明规潜则（如结交损友）。场境原因至少涉及经济（如金融危机）、社会（如偏见歧视）、政治（如政策调整）、天灾人祸（如新冠肺炎）。在诸多原因中，负面经济因素对贫穷的推动作用最大。

上述理论中，社会达尔文主义从内在原因去说明需求不足或贫穷，这可以在场境相同时部分说明个人差异，但是在众人同困时缺乏说服力；社会结构论认为外在因素导致困境，但对于场境相同时人际存在差异缺乏说服力；人境两因论则兼顾上述两者。进而论之，社会达尔文主义似乎使"助人自助"之说有其依据，社会结构论似乎与"促境美好"之谓有所关联。当然，仅仅改变个人或只是促变场境并非社会工作，因为临床心理学也协助个人改变，公共政策也推动场境改善。只有"人境共变"，即兼顾助人自助和促境美好，才使社会工作有别于其余助人利他行动；从该视角而论，人境两因论相较于其他两者更具社会工作的品味。

3. 从需要不足到社会工作的过程逻辑

人类需要与社会工作有一定逻辑关联。人类需要没有得到满

何谓社会工作品味，值得省思，香港地区学者甘炳光曾撰文，指出"要重拾社会工作的社会本质"。笔者认为，社会工作必须将促优"社会"即外境融于实务方法，并以"人在场境"为框架支撑。只从个人角度或只从场境角度解读原因并进行干预，并不一定属于社会工作，因为其他助人技术也可以如此。只有兼顾人境共优之法，才是社会工作的核心特性。

[①] D. Macarov, *Social Welfare: Structure and Practice,* London: Thousand Oaks, 1995, p. 22.

足就表现为需要不足，严重的需要不足就成为贫穷；福利动机、可用资源、利他历史和意识形态等共同决定了采用哪些纾解贫穷的对策，而社会工作正是舒缓贫穷的策略之一（如图 2-1）。其中，福利动机体现在政治（如防止对手杯葛）、经济（如减少发展成本）等方面；可用资源有私人资源（如邻里互助）、社会资源（如志愿服务）、市场资源（如企业利他行为）和国家资源（如公共财政）等类型；利他历史体现为助人传统做法；意识形态指对国家、社会和市场之间相互关系的定位。把握人类需要、需要不足、贫穷、福利动机、可用资源、利他历史、意识形态的内涵及其关系，是社会工作得以良好推进的重要前提。

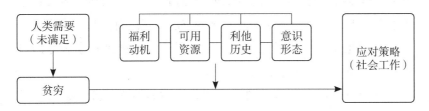

图 2-1　从人类需要到社会工作的过程逻辑

二、社会工作的核心内涵

社会工作是舶来语，旨在纾解需要不足进而贫穷（即治疗）、消减其原因（即预防）和协助人增能（即发展）。要领悟社会工作的核心内涵，必须先审视其概念内涵，再认识其重要架构。

（一）基本概念①

关于何谓社会工作，由始至今，一直众说纷纭。虽然没有对全球迄今为止的社会工作定义数作过精准统计，但是，此数越来越多并日益多元应该是一个客观事实。

---

① 本部分内容源于笔者主编的《社会工作概论》第二章"社会工作的定义和架构"（复旦大学出版社 2020 年版）和《社区青少年社会工作研究》第一章"社会工作的基本脉络"（华东理工大学出版社 2009 年版）。作者基于对原文的最新理解，整合了相关内容，进行了调整和补充。

1. 代表性定义

对于何谓社会工作，不同人士有各自理解。例如，佩尔曼（Perlman）指出，社会工作表现为"4P"，即人（person）、问题（problem）、地点（place）和过程（process）[①]；顾名思义，社会工作就是施受双方针对服务对象问题在某个场合一起工作的过程。李增禄认为，社会工作定义与其发展阶段呼应；第一类把社会工作视为个人慈善事业（individual charity），第二类把社会工作视为由政府和私人团体所举办、以解决因经济困难所导致的问题为目的的有组织活动（organized activities），第三类把社会工作视为由政府和私人团体所举办的专业服务（professional service）[②]。王思斌指出，社会工作是以关于社会和人的科学理论为指导，在一定的制度和社会政策框架下，运用科学的、多样化的方法，帮助有困难、有需要的人，并在此过程中发展理论和方法，以进一步推进社会服务的过程；助人是社会工作的本质[③]。

对于何谓社会工作，同一主体在先后时段也有差异认知。例如，2001 年，国际社会工作学院联盟（IASSW）和国际社会工作者联盟（IFSW）指出，社会工作是基于人权与社会公正的基本原则而开展，融合价值观、理论与实践的多维系统，目标在于以多种方式帮助人类与环境进行多样化、复杂的交流，以促进人类发展其全部潜能，丰富人类的生活并阻止人类功能失调，促进社会变迁与人类关系的融洽，加强和解放人类对福祉的追寻。2014 年，两个国际组织又认为，社会工作是促进社会变革和发展，提高社会凝聚力，赋权和推动人类进步的一门实践性职业和学科；维护社会公正，保障人权和集体责任，尊重多元化是社会工作的核心原则；基于社会工作、社会科学、人文科学的诸多理论与本土化知识，社会工作致力于广泛接触民众与社会组织，以应对生活中的挑战，增进

---

① H. H. Perlman, *Relationship: the Heart of Helping People*, Chicago: The University of Chicago Press, 1979.

② 李增禄：《社会工作概论》，巨流图书公司 1999 年版。

③ 王思斌：《社会工作导论》，高等教育出版社 2004 年版。

人类福祉；上述定义可以在国家和区域层面进行扩充。

2. 要素特性

要更好地理解和把握社会工作的内涵，就要先分而处之，进行要素解构，再合而整之，把握其整体组合。鉴于任何利他行为均有其价值伦理、行动目标、施助主体、受助对象和策略技术，可以对社会工作的上述要素进行阐述。

价值伦理。社会工作是当时当地的助人利他系统，发源于人道主义，其价值包括尊重个人的平等、价值与尊严，信奉社会公正；其伦理包括自身行为举止，以及对服务对象、同事、机构、专业和社会的道德责任。借鉴外来社会工作经验，吸纳传统文化精华，秉持当代主流意识，是当代中国社会工作者的应有境界。

行动目标。社会工作的基础目标是解决问题或满足需求，如舒缓受虐妇女的情绪压力；中间目标是助人成长，如促使服务对象改变非理性认知、发现开拓资源的方法；最终目标是促进公正，如改进不合理的福利政策条款。

施助主体。社会工作可以由政府福利部门推行，如在公共财政中设立社会工作发展资金，提高政府购买服务项目中人工的比例；也可以由社会工作机构提供，如社区青少年事务中心开展驻所服务，协助服务对象适应出所后的社会生活。

受助对象。个人、团体（家庭或小组）、社群（社区）、组织（机构）等都是社会工作提供服务的对象。社会工作最初以贫弱人士为对象，后来逐步覆盖普通人群和强势人士的困境领域（如成功者焦虑），但是，弱势人士的弱势领域始终是其核心议题。

策略技术。社会工作认为人类困境源于人境不当互动，因此，其策略技术包括协助服务对象增能（所谓助人自助）、推动社会环境改善（所谓促境美好）两大部分。

上述五个要素中行动目标和策略技术的组合，是社会工作有别于其他行为的重要标志。① 任务目标和过程目标的融合。此目标两分法来自罗夫曼（Rothman）对社群（社区）社会工作的解读，任务目标是解决具体问题（显性目标），过程目标是激发对象成长

社会工作的概念繁多，也扑朔迷离。从要素结构审视，把握其各自特点，再将其整合，应该是较合理的做法，因为此法既体现格局，又包含细节。从而有居高临下、纲举目张之功，有利于我们更好地领悟概念内涵。

（隐性目标，如认知、情感、意识、行为等方面的正向优化），两者融合则与老师教书育人的意境相通。② 助人自助与促境美好的兼顾。助人自助即协助服务对象实现增能从而可以自己帮助自己，促境美好即推动外境因素改善从而消减导致人们困境的原因。两法并用即"人境共优"才体现了社会工作的真谛；如果只是改变个人则与医疗服务和心理咨询无别，如果只是改变外境则与公共行政相类。可见，社会工作重在其"社会"品性；进而言之，只有改变"社会"（即外境）的助人活动才有资格称为社会工作。

整合前述社会工作定义的横向差异、纵向变化、要素特性和社会品性，社会工作应该是，国家福利部门和社会服务组织及其社会工作者针对个人、团体（家庭或小组）、社群（社区）、组织等与各自外境的不当互动而致的弱困状况，基于专门价值伦理，兼用助力对象改变和推动外境改善的策略技术，协助当事者纾解困境、获得成长并促进社会公正的行动过程。

（二）社会品性

诚如前述，社会工作有"社会"品性，并融于历史、实践、理论等每个方面；重拾社会工作的"社会"品性也成为近年来社会工作发展的重要特性。

1. 发源的社会维度

社会工作包含临床社会工作和宏观社会工作两大部分，分别以19世纪的慈善组织会社（COS）和睦邻运动（settlement movement）为起源。慈善组织会社以玛丽·理奇蒙为领军人物，为有需要者提供关顾及探访服务，协助个人作出适当改变及得到合适治疗，从而引发了个案社会工作及治疗服务的兴起。睦邻组织运动以简·亚当斯（Jane Addams）为代表人物，主张社会服务不应只关注个人而应多关注社区及社会出现的问题，多走进弱势群体，关注贫穷、被压迫及被剥削的问题，消除不公平的政策，改变不公义的制度，进行社会改革，从而萌芽了宏观社会工作。可见，改变社会是社会工作的起源之一。

2. 要素的社会含义

社会工作的实务要素均包含社会品性。其一，价值伦理。社会工作的价值强调社会公正和人境互动，伦理强调对社会整体的关怀。留意社会问题，具有社会意识，体现社会责任，追求社会公义，是其重要价值。其二，行动目标。社会工作不仅旨在疏解服务对象问题，也需要协助其成长（所谓发展民众），促进社会公正。其三，施助主体。无论是社会工作者还是其社会组织，无疑都属于与政府、市场并存的社会域。其四，受助对象。其面临困境主要源于外因即社会因素。前人研究发现，人类的 90% 困境来自外在因素（如政治动荡、经济危机、社会转型、天灾人祸）及个人客观因素。其五，策略技术。社会工作采用"人在场境"框架解析问题，每个方法中都包含改变外境的技术；其中，宏观方法以促优场境为主、助力个人为辅，临床社会工作以助人自助为主、促境美好为辅。

3. 理论的社会关联

社会工作理论都有其社会意境。在基础理论中，解释人类困境外因的社会学理论是其组成部分。在本体理论中，每个工作方法都有社会关联的模式，如个案社会工作之心理社会模式、小组社会工作之社会目标模式、社区社会工作之社会策划模式、社会工作行政之机构层面事务、社会政策之福利意识形态；其系统理论、生态系统理论、增能理论等也都旨在从社会即场境视角解读或解决社会问题。

综上所述，社会工作有其社会品性。诚如一些学者所言，不管你的工作领域是什么，为了更好地满足服务需要或解决问题，都不可避免地从事宏观层面的实务工作……如果社会工作者不愿从事一些与场境有关的宏观实务工作，那么他干的就不是社会工作[①]。因此，只进行个人辅导治疗、私人执业、不注重政策倡议与其他"去社会化"行动，就忘却了社会工作的本真内涵。坚守社会正道，关注促优场境，应该成为社会工作业界人士的行动指南。

（三）专业属性

社会工作是一个专业（profession），玛丽·理奇蒙于 1917 年发

---

① F. 埃伦·内廷等：《宏观社会工作实务》（第 3 版），刘继同、隋玉杰等译，中国人民大学出版社 2006 年版。

表的著作《社会诊断》是社会工作成为专业的重要标志。一百多年来，涉及何谓专业的业界要事屡见不鲜。

1915 年，弗莱克斯纳（Flexner）在美国慈善与矫治委员会会议上发表了"社会工作是一个专业吗"的演讲。在演讲中，他提出作为专业应该具有的六条标准，即伴随个人责任的智慧操作，素材来自科学和学习，这些素材逐渐变得实用且轮廓分明，拥有可传授的与人沟通的技术，朝向自我组织，逐渐在动机上体现利他性。根据此标准，他认为当时的社会工作尚非一个专业，但要把社会工作建成一个专业。

1957 年，格林伍德（Greenwood）在"专业的属性"一文中提出专业要有五个特质，即系统理论体系、专业权威、社区认可、规定的伦理守则、专业文化。按此五个特质，他认为社会工作已成为一个专业。

1992 年，加文和特罗普曼（Garvin & Tropman）梳理了前人提出的专业标准，认为专业应该符合七条标准，即知识体系、理论基础、大学训练、产生收入、对实践者的专业控制、对专业活动的内在道德或伦理控制、可测量或观察的结果。依此标准，他们认为社会工作虽正走向完全的专业地位，但在某些领域还未达标，因而面临着挑战与批评。

2000 年，夏学銮在回顾国外学者关于专业的争论后确认社会工作已成为专业，因为专业具有如下特性，即有系统化的知识体系且被正式大学认可接受，具有志在振兴专业而约束从业者行为的伦理法典，有地方的、国家的、国际的专业协会组织，有一系列与案主打交道的技能，有独特的人文情怀和人本文化作为其价值理念的根基。

关于当代中国社会工作的专业建设状况，读者可以参照六个属性，基于具体资料进行梳理分析。在此过程中，自然会对外来社会工作本土化和本土利他实践规范化有所领悟，对我国社会工作发展脉络也因此有相应方向。

基于此，如下六个专业属性应予关注：专业应该"拥有理论体系、经过正规训练、体现特殊权威、具有伦理守则、完成自我组织、得到社会认可"。在社会工作先发国家或地区，社会工作已成为成熟的专业。在当代中国，社会工作已基本体现这六个专业属性，但本土特性尚显薄弱，因此专业化依然是一项重要任务。

（四）多维功能

功能被认为是某一社会主体、具体行动所发挥的作用，有对谁的功能、显功能、潜功能等说法。从整体视角审视，社会工作至少具有利他、优境、强己三重功能。

1. 对服务对象发挥积极功能

助人自助是社会工作的重要使命，这显示社会工作于服务对象而言具有两类功能。一是协助服务对象参与更合理的资源调配，保障合法权益（如政策宣传使大学生有对奖学金条例发表意见的机会），纾解特殊困境（如协助公司白领减轻工作压力），满足基本需求（如助力公益组织提升服务能力）。这些都表现为显功能，利于任务目标的达成。

二是在参与纾解问题和满足需求的过程中，服务对象与社会工作者动态互动而在认知、情感、行为、智慧等方面得以改善，社会意识和社会责任更好内化，社会参与稳步增加，团队合作更加积极，凝聚力和归属感持续加强。这些都表现为潜功能或副产品，属于社会工作过程目标的范畴。

可见，社会工作以贫弱人士为对象进行助人利他，协助他人纾解现实困境和获得潜在成长，因此成为国际社会中最令人尊重的专业和职业之一。

2. 对宏观系统发挥正面功能

人生活在国家（呼应于政府）、市场（呼应于企业）、社会（呼应于民间非营利机构）和私人（呼应于民众非正式团队）四个场域之中。社会工作与此四者均有呼应，并体现出相应的政治、经济、社会和文化等功能。

政治功能。一方面，社会工作利于纠正市场失灵和政府不足的消极后果，如通过就业促进政策应对经济危机，通过募配资源疏解民众困境；另一方面，社会工作协助服务对象在解决问题和满足需求中的参与，纾解负面情绪，增加诉求方式，输入正面信息，提供多方资源，从而利于促进稳定和谐。而且，服务对象对自身需求和问题的关注行动，也体现了其参与精神，并成为民主治理的具体体现。

关于社会工作对宏观系统的正面功能，业界平时思考、说明和倡导得很不够，应该大大加强。因为这是还原事实真相、获得社会认可进而得到更多支持的重要前提。

经济功能。社会工作吸收专门人士从事专业服务，使服务成为出口、投资、消费之外的就业促进领域；社会工作协助怯于行动者走出家门、行为不良者重塑人生、冷漠社区加强互动，促进社会成员全人发展，从而成为人力资本投资和家庭教育投资；社会工作租用工作场地、增购服务设备、消耗物质产品，从而扩大消费，进而刺激生产；社会工作由专业人士在问题之初开展行动，降低了问题滞后应对的巨大成本，利于个人、家庭、地区和国家增加财富。

社会功能。社会工作承接党政部门转移的服务职能，从个人层面助力当事者人境平衡从而体现应有的社会角色，从组织层面激励民办非营利机构成长从而强健政府可以依托的社会力量，在政策层面倡导积极的公共政策从而优化"制度性福利"，这些都会助力社会进步，推进公平正义。

文化功能。社会工作恪守人民中心理念，以贫弱社群为主要对象，关注普通民众的无助困境，发扬人道主义，尊重平视他人，积极助人自助，注重总体平等的伙伴关系，在协助服务对象解困过程中助力其正面成长，蕴含着人性光芒和人文情怀。

总之，社会工作有政治、经济、社会和文化的积极功能，兼顾物质文明建设和精神文明建设，助力国家治理体系和能力的现代化，从而成为发达地区和文明社群的重要象征。

3. 对施助主体产生增能效果

社会工作的上述两方面功能，有些属于显功能，有些归于潜功能，都是社会工作应该追求的工作目标。与此同时，于社会工作者和服务机构而言，社会工作也带来某些具有积极意义的副产品。

于社会工作者而言，提供社会服务可以践行专业伦理，实操特殊技术，而且因需应对复杂问题和危机事件，社会工作者相较于他人有更多锤炼自己的机会。因此，无论是协助贫弱人士疏解日常困境还是应对疑难事件，社会工作者的知识、能力、素养进而整体实力都会得以动态提升。

于服务机构而言，通过优化对内行政和对外服务，加强对工作领域和过程环节的管理，整体提升机构的服务质量，可以促进公众对机构和服务的了解，提高他们的认可和支持，优化社会声誉和专业形象。

三、社会工作的多维架构

社会工作有多种分类法，基于不同标准就有相应结果。其实，不同分类旨在理论说明，现实生活中同一实践可从多个指标审视，或者说，多个维度在实践中融会在一起。当然，无论是单一工作模式还是整合取向模式，都是应对问题的途径之一。根据在地场境而选择合适技术，正是社会工作者必须具有的专业智慧。

（一）常用分类[①]

社会工作实务内容繁多，可以根据场域、人、议题、技术等维度进行相应的分类。

1. 按照"场域"进行划分

按这种视角进行划分，社会工作常常被划分为院舍社会工作、学校社会工作、企业社会工作、军队社会工作等。院舍社会工作指医院、福利院、康复中心、中途宿舍等机构的服务内容，涉及微观技术和宏观方法，前者如糖尿病人康复小组和危重病人临终关怀，后者如康复知识的社区教育。学校社会工作指在各级各类学校中推行的以师生员工为服务对象的社会工作实务，如协助大学新生的入学适应、青年教师的晋升压力应对等。企业社会工作关注劳动者的工作生活质量和职业福利，有个人发展取向模式和社群权益取向模式，前者如雇员辅导和劳动者支持小组，后者如劳动法律咨询宣传和劳资纠纷介入。军队社会工作旨在运用社会工作方法对军人及其家属的牺牲从优补偿，对退役或伤残军人的就业、就学、就医、疗养、收入、家庭生活等方面实行优待，对军人及其家属进行心理和

[①] 本部分主要来自笔者主编的《社会工作概论》第二章"社会工作的定义和架构"（复旦大学出版社 2020 年版）和《社区青少年社会工作研究》第一章"社会工作的基本脉络"（华东理工大学出版社 2009 年版），作者对原文进行了微调。

社会治疗，参与军队与社区合作方案的制订、执行和督导，等等。

2. 按照"人"进行划分

按这种视角进行划分，社会工作可以根据年龄段而划分为儿童社会工作、青少年社会工作、老年社会工作，儿童社会工作如身心正面成长，青少年社会工作如学业压力应对，老年社会工作如互助小组建立。社会工作还可以根据人群的标志特征而划分为妇女社会工作、残障者社会工作、劳工社会工作等领域，妇女社会工作如协助受虐妇女纾解情绪困扰，残障者社会工作如助力残障人士康复，劳工社会工作如协助打工者维护合法权益。

3. 按照"议题"进行划分

按这种视角进行划分，可以有针对贫穷、压力、失业、家暴、疾病、吸毒、酗酒、网络成瘾、犯罪、种族歧视等方面的社会工作。

4. 按照"技术"进行划分

按这种视角进行划分，社会工作可以划分为个案社会工作、小组社会工作、社群（社区）社会工作、社会工作行政管理和社会政策等类型。

个案社会工作（case social work）以符号互动论等理论为基础，以个人或家庭为服务对象，是社会工作者与服务对象的单对单互动，旨在协助人们解决本身能力和资源无法解决的问题，运用专业知识、方法与技巧去协助失调者和改善其环境，从而重致人境平衡。例如，针对志大才疏者就可以采用理性情绪治疗法提供协助。

小组社会工作（group social work）又称团体社会工作，是以群体动力论等理论为基础，借助小组社会工作者的协助、引导，小组成员建立关系，进行互动，疏解问题，获得成长。例如，针对糖尿病人就可以组成教育性小组，基于小组成员的知识分享、情感交流、人际互动等促进其更好康复。

社群（社区）社会工作（community social work）以社会发展、社会计划等理论为基础，是以部分或整体的社群（社区）为对象的专业手法；它通过组织成员有计划地参与集体行动，解决社群（社区）问题和满足社群（社区）需要；在参与过程中，让成员建立归

社区社会工作称为社群社会工作似乎更加合理些，因为社区之原文是community，即共同体，有功能共同体、地理共同体等多种。将community译成社区，在中国语境下，主要表现为地理维度，也有一定行政品味，从而有一定局限性。

属感，培养自助、互助和自决的精神，加强其社群（社区）参与及影响决策的意识和能力，最终实现更公平、民主、和谐的社会。例如，在灾后安置点就可以采用地区发展模式，协助解决大规模人群问题就可以采用社会规划模式。

社会工作行政管理（social work administration）以管理理论为基础。一是政府层面社会工作行政管理，即政府福利部门或公务员按照社会政策和立法，在其辖区内进行的社会福利措施，解决、处理和预防社会问题，并使用实务经验来修正政策，如政策拟定和制度设计。二是机构层面社会工作行政管理，即服务机构成员按职担责，发掘并运用资源，为服务对象提供服务，如人力资源管理和项目行销。

社会政策（social policy）以福利意识形态为基础，是政府为影响人民生活福祉所采取的行动，目标是防止和解决机构、社群（社区）和社会的问题，改善社群（社区）资源和社会服务。例如，乡村振兴战略就是政府针对地区发展不平衡而出台的相关政策。

（二）实务解读

除了前述四种分类法，我们还应该基于组合或延伸，关注如下三点：

其一，根据技术划分的五种实务均兼顾了助人自助和促境美好的智慧。其中，个案社会工作和小组社会工作属于临床社会工作（clinic social work），以协助服务对象改变为主、促变外境因素为辅；社区社会工作、社会工作行政和社会政策属于宏观社会工作（macro social work），主要采用策划、教育、资源整合等促变外因的技术，但也辅之以助人自助的智慧。

其二，按技术划分的五种实务与社会工作研究（social work research）关系紧密。社会工作研究是社会工作及其他领域的理论与实务工作者基于社会工作伦理和社会研究伦理，使用社会研究技术，搜集和分析与社会工作有关的资料，协助达成社会工作目标的过程。社会工作研究既是社会工作的独立系统，又融于实务方法之中；或者说，社会工作实务过程也应该是社会工作的研究过程。

其三，现实工作中，实务都是场域、人、议题和技术的组合，如图 2-2 的三维坐标图就是此关系的真实体现。例如，社会工作者在医院采用小组社会工作技术协助糖尿病人康复，在企业采用个案社会工作技术协助新员工适应工作场境，在学校利用社区教育技术协助毕业生应对就业压力，这些都包含了场域、人、议题和技术等元素。

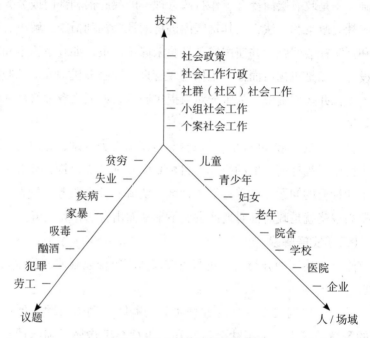

图 2-2　社会工作实务的架构图

（三）整合社会工作

整合取向（integrated approach）是社会工作的问题取向模式，是在服务对象面临多个问题时，根据整体视角，关注其人境互动，活用多种技术进行干预，以利问题解决。

在现实生活中，个人面临多个问题的现象比较常见，所谓屋漏偏遭连夜雨，而且这些问题及其原因动态互构，关系错综复杂。例如，某三口之家中，丈夫近期不幸发现重病住院，妻子因此奔波于家庭、医院和单位之间。此情况打破了常态生活节奏，导致家庭经济紧张、妻子工作分心、孩子作业没人辅导从而成绩下滑。绵延多时，导致身心俱疲，夫妻关系、父母与孩子的关系变得紧张。此案例中，该家庭面临了经济压力、孩子学习成绩下降、家庭关系紧张、家庭成员压力巨大从而身心疲惫等物质层面和精神层面的困境。而且，由于丈夫康复无望，随着时间推移，上述情况会更加严重，甚至会带来其他问题。

从整合取向社会工作审视，社会工作者应该先从"人在场境"框架对该家庭进行需求测诊，梳理存在的问题，发现背后的原因，审视问题-原因的机制，并把握其核心原因和可控原因。鉴于根本原因是丈夫患病，而此状况近期又难以改变，社会工作者可以寄托个案管理思路，联络相关各方，共商应对方案，明确突破领域，谋划节点任务。只要其中一个问题先得纾缓，其他关联问题就可能有所改善。

在整合取向社会工作中，社会工作者必须直面多个问题，其中自己只能解决少数问题，因此应该成为"项目经理"，整合相关专业资源进行联动应对，既细化处理又宏观整合。

整合取向社会工作模式与单一社会工作模式呼应，两者没有上下高低之别，只有是否适用之分。在实务工作中，社会工作者必须结合诸多因素综合考虑选用合适的模式：一是要考虑问题系统的复杂程度和紧迫程度；二是要了解社会工作者的整体实力和专长领域；三是要梳理可以依托的外在资源。一般而言，能够采用单一模式解决的问题，不建议采用整合取向模式；如果问题复杂多元、情况危重，则可以优先采用整合取向模式。无论如何，服务对象生命至上等社会工作伦理原则应该成为社会工作者进行模式选择的重要指引。

四、社会工作（学）与其他学科的关系

社会工作是助人自助、促境美好的专业和职业，社会工作学是以自身本体理论和相关学科基础理论为支撑的应用性社会科学。本体理论是社会工作和社会福利自己的理论，涉及"是什么""为什么"和"怎么办"。例如，人类需要、贫穷、福利意识形态、个案

对于整合社会工作模式与单一社会工作模式，必须有清醒认识。两者没有高低之分。曾几何时，有人觉得整合社会工作模式比较高端并屡屡力倡。其实，是否适用，需根据在地场境等多个因素确定。同时，整合社会工作模式的"最后一公里"技术与单一模式的技术也没有本质差异。故此，择适者用之，是社会工作者应有的实践智慧。

社会工作（如行为治疗模型）、小组社会工作（如社会目标模式）、社群（社区）社会工作（如社会策划模型）、社会工作行政管理（如全面质量管理）、社会政策（如"第三条道路"）等。基础理论主要回答"为什么"。例如，学习理论是个案社会工作行为修正模式的基础，群体动力论是小组社会工作的基础，社会发展理论与社群（社区）社会工作有关，管理理论与社会工作行政有关，福利意识形态与社会政策有关。作为不断完善的学科和专业，社会工作（学）与人文学科、社会科学、自然科学、技术科学等都有一定关系。

（一）哲学对社会工作（学）的宏观指导

哲学研究存在与意识、物质与思维何为本源以及思维与存在的同一性等基本问题，是关于世界观的学问，是基于理性思考的方法，因此可以为社会工作提供理念和观察认识世界的工具。

社会工作也受自身哲学的影响，不同哲学流派如保守主义、自由主义和激进主义关于人类本质、个人行为、家庭、国家-市场-社会之间关系的观点对社会工作产生了重要影响。价值伦理是哲学的组成部分，关乎人们对真伪、善恶、美丑的认识和判断。与此相应的社会工作伦理则是社会工作的德性部分，指引社会工作者的实践行为。人道主义等西方哲学理念，修身齐家治国平天下等传统观点，都是社会工作的重要基础。对人、社会和社会工作工具价值的认识，使得社会工作区别于其他活动；价值伦理也是社会工作者进行伦理抉择时的重要指引。

（二）心理学和社会学对社会工作（学）的理论支撑

社会工作受心理学影响极大。其一，早期的社会工作主要是个案社会工作，在发展之初与临床心理区别不甚明显，认知发展、学习理论等心理学知识也是社会工作的重要基础。其二，心理学发展很大程度上影响了社会工作技术，其最新理论和技术也在社会工作尤其临床社会工作中得到快速应用。其三，心理学已成为临床社会工作的重要基础，发展心理学、变异心理学及其治疗技术都为社会工作实务提供了指引。其四，社会工作基于心理学又超越心理学。传统或主流心理学主要采用疾病和医疗视角审视问题，主要采用改变个人的技术；社会工作则认为是人境互动导致了困境，必须兼顾助人自助和促境美好的技术，最终促进社会公正，其"人境共优"技术显然比心理学更加积极、全面和有效。

社会工作与社会学关系密切。社会学理论描述"是什么"和分析"为什么"，研究社会问题背后的变量关系，尤其是社群问题（如基层社区治理中民众低参与、民众有困难找政府现象）的原因机制。在社会工作中时常看到社会学理论的影子，如社会规划模式与社会发展理论有关，社会行动模式与冲突理论有关，社会工作行政管理与组织理论有关。社会学和社会工作都研究社会问题，都剖析社会问题的原因机制，都提出相应对策。但是，两者侧重有别。社会学重在探讨问题的原因，为解决问题提供参考；社会工作除需把握原因之外还需解决问题，从而是社会学理论的实践延伸。有学者因此认为，应该重视社会学-社会工作与政治学-行政管理、经济学-工商管理的相类或关联逻辑，更扎实地推进社会工作的发展。

（三）其他学科为社会工作（学）提供养料

从实践维度看，社会工作可分为需求测诊、方案制订、计划推行、评估总结四个阶段。此阶段结构显示，社会工作（学）不仅与心理学、社会学高度关联，也应该汲取人类学、政治学、经济学、法律学等学科的智慧。

在需求测诊阶段，社会工作者要把握问题、分析原因并发现可控原因。除了心理学指导分析个人行为、社会学指导分析外在因素之外，人类学注重人性化，客观、全面、深入、动态掌握信息的智慧，也值得社会工作学习参鉴，从而使本阶段工作更加精细高质。

在方案制订阶段，社会工作者需沟通各方，测算投入产出，权衡政治、经济、社会、文化等因素，确定工作目标，这就要活用政治学和经济学的智慧；在目标确定后，要由原则到具体，从思路到细节，还要符合法律法规政策，这就要有管理学、法律学等领域的知识。

在计划推行阶段，社会工作者需动态搜集最新信息，广化和深化此前所得资料，及时分析新生问题的背后原因，尽快作出微调决策。这就必须综合运用前述所有学科乃至其他领域的知识和技术，以保证既定方案在动态微调中向预设目标稳步前行。

在评估总结阶段，社会工作者要评价执行效果，核算服务的成本效益，考虑工作的溢出效应，发现实践的不足之处，剖析漏洞的原因机制，促进实践的更好发展。这些事务同样要求社会工作者兼顾技术和政治，融汇社会工作（学）、心理学、社会学、人类学、政治学-行政管理、经济学-工商管理、法律学乃至其他学科的智慧。

（四）社会工作（学）对学科的融汇和超越

诚如前述，社会工作应该汲取心理学、社会学、政治学、经济学等多个学科的智慧，并在实务不同阶段活用整合技术。鉴于社会工作的每项实践都有需求测诊、方案制订、计划推行和评估总结等阶段，而且都是实践和研究的融汇，社会工作者一方面必须熟练掌握社会工作的本体知识，另一方面应该了解相关学科的知识和技术，实现多学科智慧的整合应用。从这个角度讲，选拔合适人士进入本域、兼顾专才和通才教育、注重实践中成长就成为社会工作发展应予关注的重要事项。

与此同时，必须认识社会工作（学）之理论-实践兼顾的学科特性，真切领悟社会工作"志在利民"的最高伦理。既要致力于社会工作发展，又要跳出社会工作进而服务全民幸福；既要依托相关学科理论，又要开展理论-实践、国家-社会-市场的多维协同。社会工作（学）实现对相关学科的融汇和超越，不但是社会工作（学）应有的学科意识和社会责任，也是社会工作（学）更好发展的坚实基础。

对于社会工作（学）理论和实践兼顾特性的认识，对于社会工作（学）需要整合本体理论、基础理论和相关知识的领悟，是社会工作者恢复学科自信、专业自信和行业自信的基础。本质上，社会工作（学）是兼具利他、优境、强己功能的好专业和好职业，社会工作者也因此必须有很好的综合素养。

本章小结

人类需要是社会工作的出发点，马斯洛的需要层次说、阿尔德弗的 ERG 理论、佩尔曼的整体需要说、托尔的阶段性需要说、埃里克森的任务和危机说是其代表性说法。社会工作中人类需要具有基本和必要的特性，并有规范性需要、感受性需要、表达性需要和比较性需要等测量方式。

贫穷是较严重的需要不足，可以归于物质（绝对贫穷、营养标准模型、生存模型）、收支（市场菜篮法、恩格尔系数法、国际贫困线、收入不公平模型）、形态（标准性贫穷、生活形态式）、感受（相对剥夺模型和相对贫穷）等维度，既可以客观评价，也可以主观感觉。

关于需要不足或贫穷，社会达尔文主义从个人角度（不能、不为、无备、违规）、社会结构论从场境角度（经济、社会、政治、天灾人祸）、人境两因论从人境互动角度分别有所解读。

对于何谓社会工作，众说纷纭；任务目标和过程目标的融合、助人自助与促境美好的兼顾是社会工作的重要特性。

社会工作是国家福利部门和社会服务组织及其社会工作者针对个人、团体（家庭或小组）、社群（社区）、组织等与各自外境的不当互动而致的弱困状况，基于专门价值伦理，兼用助力对象改变和推动外境改善的策略技术，协助当事者纾解困境、获得成长并促进社会公正的行动过程。社会工作拥有社会品性和专业属性，具有利他、优境、强己等功能。

社会工作可以根据场域、人、议题、技术等进行分类，现实工作中社会工作都是四个维度的组合。整合社会工作是问题取向工作模式，与单一模式呼应，可以应对相对复杂的场境。

社会工作（学）拥有本体理论和基础理论。哲学对其进行宏观指导，心理学和社会学为其提供理论支撑，其他学科为其提供养料。对学科进行融汇和超越，可以助力社会工作（学）的更好发展。

社会工作者是社会工作的灵魂；应该拥有良好的伦理道德，践行专业价值伦理；把握本体理论，了解相关学科知识，学习特定主题信息；拥有自我素养、互动特长和把握外境能力；注重实践过程中的行动研究。

社会工作者的功能多元；应该把握专业活动的实际需要，体现液体角色；夯实理论基础，熟悉实务技术，具有变通勇气，秉承价值伦理，兼顾工作生活，成为有效的社会工作者；应该向书本、他人和自己学习，获得丰富间接经验，深化个人直接体验，从优秀走向卓越。

思考题

1. 简述马斯洛需要层次说的基本内容，并进行简要评价。

2. 贫穷可以根据不同维度进行划分。请对不同类型贫穷的联系和区别进行简单说明。

3. 结合实际，从人境两因论对贫穷的原因进行分析。

4. 为什么说"任务目标与过程目标的融合、助人自助与促境美好的兼顾"是社会工作的重要特性？

5. 结合社会工作的专业属性，对当代中国社会工作的发展状况进行分析说明。

6. 针对某个案例，运用整合取向的社会工作模式设计社会工作实务方案。

7. 有人说，社会工作从业人员应该比其他岗位从业人员有更好的综合素质。针对此说法，谈谈你的理解。

推荐阅读

夏学銮：《社会工作的三维性质》，《北京大学学报（哲学社会科学版）》2000 年第 1 期。

顾东辉：《社会工作概论》（第 2 版），复旦大学出版社 2020 年版。

顾东辉：《从助人自助到自助助人的伦理逻辑》，载王思斌主编：《中国社会工作学刊》，中国社会出版社 2020 年第 2 辑。

A. Flexner, "Is Social Work a Profession?" In National Conference of Charities and Corrections, Proceedings of the National Conference of Charities and Corrections at the Forty-second Annual Session held in Baltimore, Maryland, May 12–19, 1915.

E. Greenwood, "Attributes of a Profession", *Social Work*, 1957, Vol. 2.

C. D. Garvin & J. E. Tropman, *Social Work in Contemporary Society*, Englewood Cliffs: Prentice-Hall, 1992.

A. H. Maslow, *Motivation and Personality*, Harper, 1954.

P. Townsend, *Poverty in the Kingdom: a Survey of The Household Resources and Living Standard*, London: Allen Lane & Penguin Books, 1979.

主要参考文献

甘炳光：《社会工作的"社会"涵义：重拾社会工作中的社会本质》，*The Hong Kong Journal of Social Work*, 2010, Vol.44, No. 1.

顾东辉：《专业及其超越：当代中国的助人利他行为分析》，《社会工作》2020 年第 1 期。

熊跃根：《社会工作的理论基础与知识体系的建构》，载王思斌主编《社会工作导论》，高等教育出版社 2004 年版。

H. M. Bartlett, "Working Definition of Social Work Practice", *Social Work*, 1958, Vol. 3, No. 2.

H. M. Bartlett, *The Common Base of Social Work Practice*, Washington: NASW, 1970.

R. C. Federico & W. H. Whitaker, *Social Welfare in Today's World (2nd ed)*, NY: McGraw-Hill, 1997.

F. Loewenberg & R. Dolgoff, *Ethical Decisions for Social Work*

Practice (3rd ed), Itasa: F. E. Peacock, 1988.

V. Pillari, *Social Work Practice: Theories and Skills*, Boston: Allyn & Bacon, 2002.

M. G. Thackery, O. W. Farley, & R. A. Skidmore, *Introduction to Social Work (6th ed.)*, London: Prentice-Hall, 1994.

第三章

社会工作伦理

案例一：内分泌科有位住院病人钱大伯，61岁，自喻"美食家"，但有严重的糖尿病。因血糖过高引发并发症住院，医生一再嘱咐病人要控制饮食，少吃多餐，有些食物最好少吃、不吃，可是大伯拒绝和医生合作。医务社会工作者小宁与他沟通时，大伯表示希望大家能够满足他的需求，他不相信事情会变得那么糟，即使那样，他也愿意选择继续吃自己喜欢的东西，否则对他来说太痛苦。

案例二：小宁是医院的医务社会工作者，一天早上在查房的时候，有个病人的丈夫告知小宁，他妻子刚动完手术，手术不太顺利。这两天他妻子晚上总是做噩梦，时常惊醒，人也很焦虑。同一个病房的患者也告诉小宁，确实有这种情况，她晚上也被这位患者的惊叫声吓醒了好几回。核实情况后，小宁觉得这个病人需要介入。于是到护士台，希望了解一下病人的基本情况。但护士长马上把他叫到一边，很认真地说："这个病人家属认为手术有问题，已经到医务处告了状，这个案例最好不要介入，以避免不必要的麻烦。"

案例三：医务社会工作者小宁在主带一个乳腺癌病友小组，经大家同意建了一个服务的微信群。有些病人对自己的病情很关注，有时候会问一些与病情有关的事情，也有些病人会发微信和社会工作者私下讨论一些个人的事情，寻求治病以外的一些个人帮助。社会工作者理解患者的焦虑，很想帮助他们，她有时会去问医生一些信息，然后发在微信群里。对于病人私下问的一些问题，社会工作者觉得有部分共性，也有典型意义，就截屏发在微信群里，希望大家一起讨论一下这些问题。

案例四：肝胆外科有位病人尹大妈，因为手术后愈合不好，以及与家人对术后处理意见不一致，非常沮丧，不愿继续配合医生的治疗。医务社会工作者小宁接了这个案例，但在与患者家属接触的过程中，小宁意外地发现，尹大妈的女儿竟然是自己儿子现在的班主任。正在小宁犹豫怎么处理时，尹大妈的女儿知道这层关系后，给小宁送了一份礼物，请小宁一定多关照她妈妈，并帮忙规劝她妈妈听从家人的意见。

伦理在社会工作的实践中占有重要地位，贯穿于社会工作服务的每一个环节。现代科学技术的发展拓展了许多新的领域，也带来了许多新的问题，令社会工作面临更多的伦理挑战。

社会工作是伦理、知识、技术三位一体的。伦理是基础，服务时伦理先行。

一、伦理与社会工作伦理

伦理是一种行为规范，规范了人与人之间的相互关系，是对人与人之间行为的一种约束。伦理包含一系列规范人们行为的规则，在这些规则之后还蕴含着某些深刻的道理。

伦理与道德、法律有着千丝万缕的联系，都是约束人类行为的规范，但是这些行为规范的内容和效力是不一样的。道德强调的是一种内在力量，是个体从内在要求约束自己的行为；伦理是一种外在约束力量，是共同体在个体道德基础上达成的共识，受共同体行为规范的约束；法律是人们伦理共识中普遍公认的最基本的原则和准则，依靠国家强制力约束。所以，伦理在道德和法律之间，联结道德和法律，是一个非常重要的社会约束力量。当人性中有恶，人有私欲，而社会资源又有限时，伦理的存在是一种让人们可以彼此合作、推动社会进步、增进个体福祉的重要力量。

伦理、道德和法律之间既有联系，又有差别。对三者关系的厘清是非常重要的。

伦理的形成与社会的生产方式、人们的生活方式密切相关，并随着社会的变化而变化。当社会生产力发展，社会分工越来越细，专业角色开始出现后，专业伦理开始产生。专业伦理约束的是人与人之间的特定关系，基于其中一方自愿接受某种特定角色而形成。当你自愿选择成为一位专业工作者时，也就与你的服务对象之间形成了一种特定的关系，你因此就具有了特殊的义务，理应实施在专业伦理范围内被认为是正当的或对的行为。

专业伦理是人类社会发展到一定阶段的产物，强调的是对人类专业行为的约束。

社会工作伦理是一种专业伦理，是社会工作共同体依据其哲学信念与价值取向发展而成一套行为原则与准则，并以集体自律的方式固定下来，以作为引导与限制其助人行为的依据。如果你自愿成为一名社会工作从业者，就必须遵守这个专业伦理，你的专业行为将受到这个伦理原则或准则的约束。从业人员在此基础上的行为，会获得该专业共同体的接纳、认同与支持，受到专业共同体的保护；违反了该伦理基本原则和准则的行为，会受到共同体的排斥。

社会工作伦理规范了社会工作者在助人关系中对服务对象、同事、机构、专业、社会的义务与责任，它的基本内涵包括：对产生社会工作伦理的社会工作核心价值的阐释；对社会工作伦理行为标准的制定与实施；对在特殊情境下或尚未制度化的工作中，社会工作伦理困境及选择的探索；对违反社会工作伦理不当行为的警醒与处遇。

社会工作伦理是一种以义务为中心的助人伦理。除了具有所有其他助人专业伦理的共性，社会工作伦理相对于其他助人专业伦理而言，又有其独特性，这些独特性表现在：

（1）多元角色介入

不像律师和医生那样在助人过程中角色单一，与当事人、病人讨论问题清晰明确（不外乎法律和健康问题），社会工作者在实务过程中角色复杂，可能是信息的沟通者、资源联结者，还可能是危机干预者、政策倡导者。社会工作者与服务对象讨论的问题涉及个人、家庭、社区等各层面，包括心理、社会各方面的需求，进入的场域涉及家庭、学校、医院、监狱、社区等。角色的复杂、与服务对象讨论问题的多样以及进入场域的变化，决定了社会工作伦理议题的复杂性。

（2）多元价值涉入

伦理与价值观紧密相连，现代社会的价值观越来越多元化。在社会工作实务系统中会涉及多种形态的价值观，包括社会主流价值观、服务对象个人价值观、工作者个人价值观、机构价值观，以及专业价值观。这几种价值观有可能同时出现于专业服务之中，价值观之间可能一致，也可能不一致，甚至还会令社会工作者处于多种价值观的冲突之中。价值的多元涉入，加剧了社会工作伦理的困境。

（3）多元利益冲突

社会工作在服务中强调服务对象利益优先，但同时社会工作者又受雇于社会服务机构，而机构的服务又多受限于社会政策、社会制度以及服务的购买方，这就使得社会工作者的行为必然面临着制度化和科层化的多重限制，在各种利益冲突下，时常会陷入"忠于谁"的问题，导致社会工作伦理选择的两难。

因此，社会工作伦理既建立在多元角色和多元价值之上，又受限于不同的利益主体之间，因而相较于其他助人专业的伦理而言更为复杂，对实务的开展也就显得更为重要。

伦理问题的实质强调的是个体与共同体之间的关系问题，包括行为是否具有正当性，以及对谁的正当性。

二、社会工作价值观

伦理来源于价值观。有什么样的价值观，就会产生什么样的伦理行为。社会工作伦理来源于其独特的价值观。社会工作是一个满载着价值观的专业和职业。

价值观是个人或社会群体对周围事物好的和想要的信念或假设，意味着对生活的目的、手段和条件等方面的经常性偏爱，它通常与个体的认知相关，且伴随着强烈的情感体验。价值观的形成是个人的先天条件与环境相互作用的结果，随着经验积累而不断修正进化，对人们的行为具有指导意义。

价值观有具体的表现形态，不同的价值观有不同的表现形态，如热爱真、善、美是价值观，自私、逐利也是价值观；爱、关怀他人是个人价值观，追求公平、正义是社会价值观。价值观不但有判断，还有排序，以便人们更好地作出选择。例如，"钱很重要"，这是一种价值观，"爱情很重要"，也是一种价值观，在这一点上两个人的价值观可能是相同的，但他们对这两个价值观的排序可能是不一样的。一个人将"钱"排在"爱情"前，而另一个人认为"爱情远比钱重要"，那他们的价值观还是不一样的。

社会工作价值观是指社会工作者所秉持的一套有关人、人类社会、人与环境关系的，与社会工作使命与目标紧密联系的信念系统。美国著名的社会工作伦理专家卢曼（Reamer）认为，社会工作的价值观在四个方面影响了社会工作专业的发展：① 影响社会工作行业的专业使命；② 影响社会工作者与服务对象、同事以及社会成员间的关系；③ 影响行业的介入方式；④ 影响实践中伦理困境的解决方案[①]。

社会工作的核心价值观包括三个方面：

1. 与个体相关的核心价值

"人"是社会工作价值观的核心，社会工作所有的价值观都围绕人展开。

（1）生命的尊严和价值

社会工作认为，每一个人都有生命的尊严和价值，这些尊严与价值是与生俱来、不可剥夺的，不因出身、性别、种族、贵贱、贫富、健康而有所差别，也不随着个体社会身份、地位、健康状况，甚至行为善恶变化而变化。

（2）生存和发展权

每个人都有生存、发展的权利，当个体的基本生存和必要发展受到威胁时，有权利从环境中获得必要资源以维持基本生存和必要发展。例如，人们的被保护权、基本的受教育权，以及面临重大灾害时被救助、身处重大疾病时享受基本医疗的权利等，这些权利也与生命的尊严和价值紧密相连。

（3）每个人都有发展潜能

改变和成长源自人的天性。如果有适当的资源，每个人终其一

价值观要回答的核心问题是：我们该如何生活？什么样的生活是美好的？人类怎样才能创造美好的生活？

---

① Freueric G. Reamer, *Ethical Dilemmas in Social Service*, New York: Columbia University Press, 1982.

生都可以不断地改变和成长。因此，每个个体都应从社会获得必要的资源，以发展自己的潜能。社会工作者致力于帮助服务对象恢复其社会功能，消除影响个人发展的环境障碍。

（4）个别性和独特性

人既有共同的需求，也有个别性和独特性，个体的个别性和独特性理应得到尊重。社会工作致力于维护个体的自主和自决，帮助个体在不违反法律、道德，不影响他人权利和自由的基础上选择自己想要的生活方式。

2. 与社会相关的核心价值

加强人与人之间的联结是社会工作一直强调的核心价值，也是社会工作者提供服务时依赖的重要工具。而人与社会的关系一直是社会工作提供服务的重要内容，强调的是人与社会之间的相互权利与义务。

（1）人际发展的重要性

人与人之间彼此相互依赖，每个人对他人负有社会责任，人与人之间的合作是推动社会进步的重要力量。

（2）社会对个人的义务和责任

虽然意识到个体的差异及文化的多元性，但社会对每个人都应给予平等的关怀和尊重。社会工作者致力于维护社会的公平与正义。其中，公平包括作为一个人被平等对待和作为一个平等的人被对待两部分；社会正义包括法律正义（关于个人对社会亏欠些什么）、交换正义（关于两人之间彼此亏欠些什么）、分配正义（关于社会亏欠个人些什么）。社会工作中，社会正义是基于分配正义基础上对个人权利的倡导。社会工作期望能影响社会政策，参与社会行动，帮助所有有合理需要的人，尤其是弱势人群。

（3）个人对社会的义务和责任

社会有权利要求个人承担相应的义务与责任，个人应参与社会，发挥社会功能，共同促进社会的进步与发展。

3. 与专业使命相关的核心价值

社会工作价值观有一部分是与社会工作的专业使命紧密相连

社会工作价值观是社会工作专业共同体认定的、概括性的，对期望事物带有情感色彩、有历史起源与经验基础并模塑该群体行为的总的评价和看法。

的，是可以准确指导社会工作实际服务的。

（1）提供服务

社会工作者承诺用专业知识与技术推动能有效满足人类需要的、超越个人私利的、在自己专业能力范围内的、给予他人的服务；社会工作者始终意识到自己的专业使命，并用与之相契合的方式开展实际工作，同时在工作中表现出诚信、公正，并竭尽所能。

（2）推动社会变革

社会工作者致力于社会变革，特别是同弱势的个人和群体一道工作，和他们一起应对社会挑战，寻求社会变革，推动更好的社会政策与社会制度的形成，增进人类的福祉。

社会工作的核心价值观既强调个体的尊严与权利，也强调共同体的利益；既关注个人对社会的义务，也关注个人问题形成背后的社会原因，致力于推动社会变革，协助人类创造更好的生活环境。这些核心价值观是社会工作专业共同体对于"什么是好的""什么是我们想要的"信念的共识。社会工作的专业价值观深刻地影响了社会工作的专业发展方向和社会工作者在实务中的专业选择，也是社会工作伦理的重要来源。

> 社会工作价值观充盈着社会工作者的理想主义抱负和关于人们应该如何被对待的理想主义信念。

三、社会工作伦理守则

专业伦理守则是专业领域的从业人员通过其共同体的磋商达成共识，以集体自律的方式订立，要求全体成员共同遵守的行为规范的准则。比如1948年世界医学会（WMA）在《希波克拉底誓言》的基础上制定的《日内瓦宣言》：

值此就医生职业之际，我庄严宣誓为服务于人类而献身。我对施我以教的师友衷心感佩。我在行医中一定要保持端庄和良心。我一定把病人的健康和生命放在一切的首位，病人吐露的一切秘密，我一定严加信守，决不泄露。我一定要保持医生职业的荣誉和高尚的传统。我待同事亲如弟兄。我决不让我对病人的义务受到种族、宗教、国籍、政党和政治或社会地位等方面的考虑的干扰。对于人的生命，自其孕育之始，就保持最高度的尊重。即使在威胁之下，我也决不用我的知识作逆于人道法规的事情。我出自内心以荣誉保证履行以上诺言。[①]

社会工作伦理守则是指引社会工作者及其社会工作机构具体工作、有效规范其行为的工具。社会工作伦理守则在专业发展中有着重要的意义：① 随着伦理守则的订立和逐步完善，专业使命、核心价值、基本工作原则等社会工作发展中的一些基本问题，以一种共识的形式被确定下来，既确定了专业地位、树立了专业权威，也极大地推动了专业的发展。② 社会工作伦理守则对社会工作者的行为有着确定的约束性，规范社会工作者的服务行为，使其与专业所信守的价值观相契合，并提供具体的专业服务指南，服务对象可以据此对社会工作者行为产生要求和期待。③ 社会工作伦理守则也是帮助专业人员及机构规避风险、维护合法权益的有力保障。守则提供适当服务的标准，社会工作者依据守则行事，可以预防伦理不当行为；社会工作者也可以据此拒绝服务对象的不当要求，即使受到机构和服务对象的投诉时，也可以依据守则进行申诉，维护自己的合法权益不受侵害。

（一）中国社会工作伦理守则的发展

我国的社会工作尚处于发展初期，虽没有全国范围内具有权威性的伦理委员会，但关于伦理规范也有部分共识，并在 1997 年和 2012 年分别有两部全国性的"守则"出现。

1997 年，中国社会工作者协会颁布了《社会工作者守则》，共 4 部分 17 条，如表 3-1。这是中国第一部由专业行业协会颁布的社会工作者伦理守则。

2012 年，民政部颁布了《社会工作者职业道德指引》，共 7 章 25 条，如表 3-2。这是一部由政府部门颁布的职业道德指引，以政府文件的形式发布，是相关政府机关、事业单位、民间机构与专业团体的工作指南。

---

① 参见《医学论》，阮芳赋译，科学出版社 1986 年版。

表 3-1　社会工作者守则

总　则	职业道德	专业素养	工作规范
中国社会工作者继承中华民族悠久的历史、文化传统，吸收世界各国社会工作发展的文明成果，高举人道主义旗帜，以促进社会稳定和全面进步为己任。中国社会工作者通过本职工作，提倡社会互助，调节社会矛盾，解决社会问题，改善人际关系，为社会的物质文明和精神文明建设服务。	（1）热爱社会工作，忠于职守，具有高度的社会责任感和敬业精神。 （2）全心全意为人民服务，为满足社会成员自我发展、自我实现的合理要求而努力工作，并不因出身、种族、性别、年龄、信仰、社会经济地位或社会贡献不同而有所区别。 （3）尊重人、关心人、帮助人。为保障包括人的生存权、发展权在内的人权而努力。注意维护工作对象的隐私和其他应予保密的权利。 （4）同工作对象保持密切联系，主动了解他们的需要，切实为之排忧解难。 （5）树立正确的服务目标，以关怀的态度，为工作对象困难问题的预防和解决，以及其福利要求提供有效的服务。 （6）清正廉洁，不以权谋私。	（1）确立正确的社会工作价值观和为专业献身的精神。 （2）努力学习和钻研业务，不断提高专业技术水平和专业服务质量。 （3）通过参加专业培训和进修，努力实现专业化，提高工作效率和服务效能。 （4）运用专业的理论和知识与方法技能，帮助社会成员改进和完善社会生活方式，不断提高生活质量，以利于民族素质的提高。 （5）从广大群众的集体力量和创造精神中吸取专业营养，促进专业的发展与创新。	（1）重视调查研究，深入了解社会成员的困难和疾苦，并采取有效措施，切实帮助他们摆脱困境。通过不断的调查研究，提高社会工作的服务水平。 （2）对待工作对象，应平易近人，热情谦和，注意沟通，建立互相信赖的关系，努力满足他们各种正当的要求，并帮助他们在心理和精神等方面获得平衡。 （3）对待同行，应互相尊重，平等竞争，取长补短，共同提高。在业务上，诚意合作，遇到问题时，互相探讨，坦诚交换意见，或善意地进行批评和自我批评，以促进专业水平、工作效率和服务效能的提高。 （4）向政府有关部门、社会有关方面反映社会成员需要社会工作解决的问题，以及对工作的意见和建议。 （5）向社会成员宣传贯彻国家有关社会工作的政策、方针和法规，鼓励和组织社会成员积极参与社会事务。 （6）对待组织和领导，应按照民主集中制的原则，主动献计献策，提供咨询意见，并自觉服从决定，遵守纪律，维护集体荣誉，努力使领导和单位的计划实施获得最佳效果，圆满完成社会工作的各项任务。

表 3-2 社会工作者职业道德指引

总 则	尊重服务对象 全心全意服务	信任支持同事 促进共同成长	践行专业使命 促进机构发展	提升专业能力 维护专业形象	勇担社会责任 增进社会福祉
社会工作者应热爱祖国、热爱人民、拥护中国共产党领导，遵守宪法和法律法规，贯彻落实党和国家有关方针政策。社会工作者应践行社会主义核心价值观，遵循以人为本、助人自助的专业理念，热爱本职工作，以高度的责任心正确处理与服务对象、同事、机构、专业及社会的关系。	（1）社会工作者应以服务对象的正当需求为出发点，全心全意为服务对象提供专业服务，最大限度地维护服务对象的合法权益。 （2）社会工作者应平等对待和接纳服务对象，不因民族、种族、性别、户籍、职业、宗教信仰、社会地位、教育程度、身体状况、财产状况、居住期限等因素而区别对待。 （3）社会工作者应尊重服务对象的知情权，确保服务对象在接受服务的过程中，了解自身和机构的权利、责任和义务，以及获得服务的情况和可能由此产生的结果。 （4）社会工作者应在不违反法律、不妨碍他人正当权益的前提下，保护服务对象的隐私，对在服务过程中获取的信息资料予以保密。 （5）社会工作者应培养服务对象自我决定的能力，尊重和保障服务对象对与自身利益相关的决定进行表达和选择的权利。 （6）社会工作者不得利用与服务对象的专业关系，谋取私人利益或其他不当利益，损害服务对象的合法权益。	（1）社会工作者应与同事建立平等互信的工作关系。 （2）社会工作者应主动与同事分享知识、经验、技能，互相促进，共同成长。有责任在必要时协助同事为服务对象提供服务，接受转介的工作。 （3）社会工作者应尊重其他社会工作者、专业人士和志愿者不同的意见及工作方法。任何建议、批评及冲突都应以负责任、建设性的态度沟通和解决。 （4）社会工作者应相互督促支持，对同事违反专业要求的言行予以提醒，对同事受到与事实不符的投诉予以澄清。	（1）社会工作者应认同机构使命和发展目标，遵守机构规章制度，按照机构赋予的职责开展专业服务。 （2）社会工作者应积极维护机构的形象和声誉，在发表公开言论或进行公开活动时，应表明自己代表的是个人还是机构。 （3）社会工作者应致力于推动机构遵循社会工作专业使命和价值观，促进机构成长，参与机构管理，增强服务能力，提高服务质量。	（1）社会工作者在提供专业服务时，应诚实、守信、尽责，积极维护专业形象。社会工作者应在自身专业能力和服务范围内提供服务。 （2）社会工作者应不断内化和践行专业理念，持续充实专业知识和技能，提升专业能力，促进专业功能的发挥和专业地位的提升。 （3）社会工作者应继承中华民族优良传统，借鉴国际社会工作发展优秀成果，总结中国社会工作经验，推动中国特色社会工作发展。	（1）社会工作者应运用专业视角，发挥专业特长，参与相关政策法规的制定和完善，维护社会公平正义，增进社会福祉。 （2）社会工作者应正确鼓励、引导社会大众参与社会公共事务，推动社会建设。 （3）社会工作者应推广专业服务，促进社会资源合理分配，使社会服务惠及社会大众。

不论是社会工作者协会颁布的《社会工作者守则》，还是民政部颁布的《社会工作者职业道德指引》，价值阐述都较为概括，作为实践准则，对具体情境中的工作指导性和可操作性均有待改进。除此之外，各个地方社会工作者协会也在尝试颁布地区性的更详细的伦理守则，如上海杨浦区《杨浦区社会工作者职业道德伦理守则》（2013）、江苏苏州《社会工作伦理守则》（2016）、广东深圳《社会工作伦理指南》（2020）等，对当地社会工作者的行为起到了很好的规范作用。

（二）其他国家和地区的伦理守则

世界各国和地区的伦理守则长短不一，内容也因各自文化价值、福利体系的差异有所不同，但总体来讲，一般主要包括序言、目的、核心价值和准则四部分。以美国社会工作伦理守则为例，这是迄今为止，内容最详细、准则设立最完备的社会工作伦理守则，如表3-3。除了序言、目的、核心价值和原则外，经过长期的讨论和实践，伦理准则清晰地分为对服务对象、同事、机构、专业和社会的责任五个部分，如表3-4。该伦理准则是伦理守则的主体内容，也是指导社会工作者行为的具体规范，非常详细，有155条之多。

表3-3　美国社会工作伦理守则的主要内容

序言（使命）	目　的	核心价值与原则	标　准
社会工作的重要使命是促进人类福祉、满足基本人性需求，关切的重点是弱势群体、受压迫者与穷人。社会工作者要能了解服务对象的需求，协助增强其能力，促进社会正义和社会变迁。	确认核心价值；建立社会实务指导的理论框架；有争议时作为思考依据；让社会大众了解社会工作伦理；使社会工作者了解并内化伦理；作为评估社会工作者不当行为的专业标准。	服务：协助有需要的人们及处理社会问题。社会正义：挑战社会不公正的现象。人的尊严与价值：维护个人的尊严。人际关系：增强人际关系。正直诚实：可信赖的行为。能力：提升专业能力。	对服务对象的伦理责任（16项56款）；对同事的伦理责任（11项26款）；对机构的责任（10项30款）；对社会工作专业的伦理责任（2项21款）；对广大社会的伦理责任（4项7款）。

资料来源：NASW（1996），*Code of Ethics*。

表 3-4　美国社会工作伦理准则的主要内容

对服务对象的伦理责任	对同事的伦理责任	对机构的伦理责任	对专业的伦理责任	对社会的伦理责任
服务对象利益优先；尊重并推动服务对象自决权（限制其自决的:对自己、他人或社会造成严重的、可预见的、近在咫尺的重大伤害）。知情情况下的授权；专业能力范围内提供帮助（专业积累、文化背景、适当的培训及督导、排除干扰）；尽量减小利益冲突（与机构、社会工作者、他人、社会）。隐私和保密，打破保密原则的前提和程度（对象、时间、地点、内容——透露与目的直接相关的资料）。服务对象获取记录（限制条件；保护记录中第三方的隐私）。性关系的限制（服务对象及其亲属朋友;前服务对象;前性伴侣）身体接触的限度、不可性骚扰、严禁诽谤性语言。服务费用公平合理，顾及服务对象支付能力。确保不因意外而影响服务的延续;结案时注意事项:服务对象无需要、及时结;避免遗弃仍需服务者;预见终止,通知、征询、移交、转介、延续。	尊重同事;跨学科合作。不得利用同事和雇主的纠纷从中获益;咨询和转介。同事能力受损、不胜任工作、有悖伦理时实务处理。	提供督导和咨询、担负教育和培训的社会工作者就能力所及实施,保持纯洁关系,公正评估。当事人的记录:准确、及时、充分、限于与提供服务直接相关的资料、妥善保存。移交当事人:考虑服务对象需要,讨论可能的收益及风险;讨论是否向前任社会工作者咨询情况。社会工作行政人员在机构内外获得充足的资源以满足服务对象需求;倡导公开、公正的资源分配;确保所负责的工作环境、人员遵守守则。对雇主的承诺:确保雇主了解守则存在的意义;消除机构在工作分配、政策中的歧视;合理使用机构的资源。组建或加入工会,改善工作环境。	专业诚信（支持并推进专业价值观、伦理、知识和使命;阻止未经授权和不符合资格要求的人从事社会工作）。评估和研究:监察并评估政策、项目实施和实际的干预工作;批判性审视与社会工作有关的知识;考虑可能产生的后果;获得参与者知情情况下自愿给予的书面授权;告知参与者有权退出;专业目的;保护隐私;避免利益冲突和双重关系。	促进社会整体福利,为公众在知情情况下参与制定社会政策和创立制度提供便利。尽其所能地在紧急公共事件中提供适当的专业服务。社会和政治行动:意识到政治领域对开展工作的影响→推动政策、立法改变→改善社会条件;拓展所有人的选择余地和机会;推动尊重文化和社会的多元性;消除歧视、剥削、支配。

除了美国，英国、加拿大、澳大利亚等国家，中国的香港和台湾等地区也都依据自身社会工作发展的特点制定了伦理守则。各国和各地区伦理守则都是依专业发展的需求制定，但制定后都会随着专业的发展进行修订，并且随着社会工作处理问题的日益复杂，以及对社会工作伦理议题理解的加深，其内容越发翔实。

对于中国来说，缺乏具体翔实、全国统一的伦理守则已是社会工作发展亟待解决的问题。在目前价值多元、利益冲突较多、福利资源普遍不足的情况下，实务过程难免出现不符合伦理的行为，有损社会工作的专业性和权威性，阻碍社会工作的发展。因此，我国社会工作的发展迫切需要成立全国性的伦理委员会，制定统一的、翔实的、具有一定权威的全国性伦理守则。

> 有一部统一、翔实的伦理守则是社会工作发展成熟的标志之一。

四、社会工作伦理的主要议题

社会工作伦理守则中，有一些伦理议题需要详细陈述，这些议题非常重要但又很复杂，在不同的情境下有不同的处理方式。有时候，这些议题会成为社会工作中的伦理难题，甚至使社会工作者陷入伦理困境，不论在理论还是在实践上，都需要进一步探讨。

> 对不同伦理议题的深刻讨论是伦理发展的重要标志。不同伦理议题背后涉及对深刻的哲学、价值和社会问题的讨论。

（一）服务对象利益优先

前述案例二涉及的就是有关服务对象利益优先的伦理问题。医务社会工作者小宁是否要听从护士长的建议，不再介入这位病人的案例呢？

服务对象利益优先原则，表现在专业关系存续期间，社会工作者应通过服务，尽可能满足服务对象与服务内容相关的合理需求，最大限度地保障服务对象生理与情感的安全，防止服务对象因自己、他人或环境的原因被自己、他人伤害或伤害他人。

社会工作者的首要职责就是增进服务对象的福利。对服务对象服务的承诺是社会工作的首要伦理。社会工作为服务对象的权益与福祉谋求最适宜的协助，协助人类满足其基本人性需求，尤其关注弱势群体、受压迫者及贫穷者的需求，增强其力量。在具体的实务操作过程中，有时会碰到服务对象个人利益、机构利益，以及他人利益之间的冲突，一般情况下，社会工作者会协调将利益的冲突减至最低，当冲突无法平衡时，依据专业伦理，应当把服务对象利益放在首位。

上述案例二中，当服务对象确实有需要时，根据服务对象利益优先原则，医务社会工作者小宁应该介入。在真实的案例中，正是因为社会工作者的介入，不但解决了服务对象本身的问题，还有效地改善了医患关系。

当然，大部分国家的伦理守则都认为服务对象利益优先是在一般情况下的原则，也有例外。因为社会工作者对广大社会或特定法律的责任，有可能在某些情形下会取代对服务对象的承诺，而服务对象也应该被告知上述特殊情形。例如，当社会工作者被法律要求通报服务对象虐待儿童，或当服务对象威胁要伤害自己或他人时，社会工作者一旦经过专业判断，发现有这些严重的、可以预见的、近在咫尺的重大伤害时，会用对特定法律和社会的义务与责任取代对服务对象的承诺。

当服务对象的利益与社会工作者自我保存及重大利益相关时，社会工作者是否必须优先考虑服务对象的利益而放弃自我保存和自身重大利益？有些专业人士认为，应当永远奉行服务对象利益优先的伦理义务，而不管会给自身带来怎样的后果；也有学者提出，即使与服务对象接受专业服务的权利发生冲突，工作者也不一定要放弃自身福祉的应有权利，在特殊个案中，无条件地忠于服务对象的利益高于一切原则并不现实，也不明智。

事实上，不可能毫无原则地按某一原则处理任何个案，在特殊情况下对一项原则的诠释或违背要根据具体情境去处理。所以，当服务对象的利益与社会工作者自我保存和自身重大利益出现冲突时，社会工作者可以酌情处理。

（二）隐私及其保密

前述案例三是一个涉及隐私保密伦理问题的案例。医务社会工作者小宁的行为是否有违伦理？显然，小宁是为了服务对象好，是真的想帮助他们，但即使这样，小宁的行为是正当的吗？尤其是在互联网如此发达，新技术发展如此迅猛的时代，隐私保密还重要吗？目前情况下，要做到隐私保密，需特别注意些什么？

保密原则源起于伦理领域和法律领域对于个体隐私权的关注，是社会工作专业伦理中最为重要的原则之一。保密原则的实践不仅关系到社会工作者对服务对象隐私权的尊重、与服务对象专业关系的建立和维系，更是社会工作作为一个助人专业取得社会信赖、获得专业权威的必要条件。

社会工作伦理中，保密原则有两层含义：① 隐私是个人的自然权利，除非是为提供服务或进行社会工作评估、研究的必要，否则不应诱使服务对象说出隐私信息；② 一旦隐私信息提供出来，社会工作者在没有得到服务对象在知情情况下给予的许可，一般情况下不应该把从专业关系中获取的有关受助者的资料向其他人透露。

社会工作服务是一个与服务对象深层次接触的职业，会涉及诸多服务对象的隐私信息，包括生理、心理和社会关系等方面。保密原则的具体实施，可以分成三种情况：① 社会工作者与外界之间的保密。社会工作者应采取措施确保服务对象的服务记录存放在安全的地方，并保证其他未被授权的人无法接触这些记录；除非社会工作者可以确定服务对象的隐私权得以安全保障，否则不可以在任何场合讨论服务对象的隐私信息，如大厅、办公室、接待室、电梯和餐厅等；对于运用电子邮件、微信、传真机、电话，以及其他电子或电脑科技所传送的隐私资料，社会工作者要注意确保其安全性，避免在任何可能情况下泄露可供辨识的资料；在面对大众媒体时，社会工作者应保护服务对象的隐私权；在诉讼过程中，社会工作者仍应保护服务对象的隐私权，未经服务对象同意，即使法庭或其他法定代理人要求，社会工作者也可以主张保持记录密封，或是使记录在公开调查中不予曝光；社会工作者在服务中讨论到服务对象时，除非征得服务对象的同意或有强制性的需要，否则不可以泄露任何可供辨识的信息；社会工作者在面临停业、除籍或死亡时，应采取可行的防备措施以保护服务对象的隐私权。② 团体成员之间的保密。当社会工作者提供服务给家庭、夫妻或团体时，应使每位成员均承诺尊重其他人的保密权利，同时也对他人所分享的隐私信息有保密的义务。社会工作者必须提醒参加家庭、夫妻或团体工作的成员，社会工作者没有办法保证所有的参与者均能遵守他们的承诺。③ 社会工作者之间的保密。社会工作者为教学、培训与研究目的而讨论到服务对象时，除非服务对象同意披露隐私信息，否则不可泄露任何可供辨识的资料。社会工作伦理强调，即使服务对象已去世，这些保密原则同样适用。

据此，在上述案例三中，社会工作者小宁的做法显然是值得商榷的。

当然，社会工作者的保密也有例外情况。保密的例外情况包括：① 经过服务对象同意，或是经过合法授权的服务对象代理人同意；② 预防服务对象或可确认的第三者遭遇严重的、近在咫尺的、可预期即将发生的伤害时；③ 法律规定要求披露而不须服务对象同意的，如服务对象有致命危险的传染性疾病或涉及刑事案件等。

当然，即使是保密的例外情况，打破保密时社会工作伦理也有相应的规范：① 例外的情况应在一开始服务时就先履行告知程序；② 如果例外情况确实发生，即使公开，也应公开与达成目标最必要、最直接相关且最低限度的保密信息；③ 应在公开保密信息前的合宜时机，尽可能地告知服务对象打破保密限制的原因以及可能产生的后果。

（三）服务对象自决

前述案例一就是一个涉及服务对象自决的案例。钱大伯可以自决吗？钱大伯的决定显然会对他自己造成伤害，他有权为自己作这个决定吗？在社会工作服务中，从用药到手术，再到临终治疗的选择，患者到底有多大自决权？社会工作者该如何帮助患者去作一个更好的决定呢？

服务对象自决是社会工作伦理的基本原则。社会工作者尊重和

> 侵犯隐私权的分类：侵犯他人私生活的安宁，宣扬他人私生活的秘密，置人于公众误解的境地，利用他人特点做商业广告。

推动服务对象的自决权。作为一项伦理原则，服务对象自决是指服务对象有自由选择和决定的需要与权利，社会工作者应当鼓励和促进服务对象对自己的生活作出决定和选择，并按照自己想要的方式去生活，社会工作者不应当欺骗或驱使服务对象进入一个违背他真实意愿的行动过程。

康德认为，人在道德上是自主的，人的行为虽然受客观因果的限制，但是人之所以成为人，就在于人有道德上的自由能力，能超越因果，有能力为自己的行为负责。

服务对象自决是对人的自主和自由的尊重。在具体实务中，社会工作者不是消极地不去干涉服务对象的自由，而是有责任地运用自己的专业知识、技巧和资源，采取积极的行动，提供必要的条件，增强服务对象的能力，促使服务对象更好地自决。包括：① 分析选择的动机与原因，帮助服务对象了解自身的需要和当下的现实状况；② 从环境中找出能找到的所有可能的选择性；③ 尽可能帮助服务对象获得全面而充分的信息，以使服务对象了解每个选择项及其可能产生的后果；④ 尽可能链接到更好选择所需的相关资源；⑤ 不欺骗或胁迫服务对象，使其能够进行真实的意思表达；⑥ 确定服务对象有能力作出选择，包括确定该选择与其智力和行为能力相适应；⑦ 排除障碍，帮助其将选择变成实践的行为。这是社会工作者帮助服务对象更好自决的过程，也是服务对象更好自决的前提条件。

上述案例一中，社会工作者小宁需要更进一步的专业介入，帮助钱大伯了解更多信息，以便作出更理性的选择。

服务对象有自决权，但在社会工作服务中，这种自决在某些情况下是受限的。例如：① 服务对象自身的限制：服务对象自决权从法律上被限制，如从服务对象的生理、年龄和心理状态看，是否符合法律上认定的基本行为人的条件，未成年人、精神疾病患者、高龄而意志不清的老人等在某些情况下将由其监护人代为自决，社会工作者需要做的是确保其监护人的决定不会对服务对象造成重大的、可预见的伤害；② 伤害性的后果：如果自决后果会对服务对象、他人或社会造成可以预见的、近在咫尺的重大伤害；或自决有危害性，且这种危害是不可逆转的，如服务对象出现自杀、暴力对待他人、遗弃自己病重孩子等选择行为，在此类情况下，服务对象的自决权是被限制的。

在具体实务中，特别强调不要因为"家长主义"作祟，打着"为你好""我比你更懂"的旗号干预服务对象的自决权。例如，社会工作者对因干预的标准有不同看法，或对问题的认知与服务对象不一致，强调为了服务对象的利益而采取的违反服务对象真实意愿的干预行为。同时，也不要受"父权主义"干扰。例如，社会工作者自认为为了服务对象的利益，故意传播不正确信息或隐瞒信息，表面上是为了服务对象的利益，实际上是干涉服务对象的权利。

（四）双重关系及其限制

前述案例四涉及的就是社会工作伦理中的双重关系问题。社会工作者小宁能收尹大妈女儿的礼物吗？他会因为这层关系说服尹大妈改变自己的意愿吗？或者，他还可以继续服务尹大妈吗？

双重关系及其限制是社会工作专业伦理的重要内容。社会工作者与服务对象之间所建立的关系并非基于日常生活中两个普通个体的互动，而是在社会工作的框架内，基于服务者与被服务者这两个角色之间的互动，是社会工作者和服务对象之间内心感受和态度表现的交互反应关系。通过此种交互作用，工作者得以运用助人的专业理念、知识和技巧，协助服务对象解决问题，使其与环境达成适应性的平衡。

社会工作专业关系是一种限制性关系，有其专业界限。这种限制性表现在：① 专业关系的建立带有明确的目的性，是为了满足服务对象的需要，社会工作者不能利用专业关系来谋取不正当的个人私利。② 专业关系是一种单一关系，即服务者与被服务者之间的工作关系，不存在此外的双重关系。③ 专业关系是一种有时间、空间限制的关系：在时间上，一旦结案，关系就结束了；在空间上，原则上只能在工作场合接触，尽可能避免非工作场合接触。

双重关系是指，社会工作者在同一时段或不同时段里与服务对象、服务对象的重要关系人或潜在的服务对象，除专业上的关系外还存在一些社会上的、生意上的、经济上的、宗教上的或其他方面的角色关系。无论这种关系是发生在专业关系之前、之中还是之后，社会工作者都会涉入双重关系。双重关系侵害并扭曲了专业助人关系的本质，影响社会工作者的专业判断，有可能对服务对象的利益造成损害。

案例四中，社会工作者小宁已经与服务对象之间形成了双重关系，小宁不能接受服务对象女儿的礼物，需要妥善处理服务关系，必要时可以将该个案转介他人。

破坏性的双重关系，如社会工作者为了利用、操控、欺骗或压迫服务对象而建立的双重关系，或涉及性的双重关系，是被严格禁止的；但因一些文化的独特性，有些双重关系是难以避免的，经过适当的处理，这种双重关系的限制也是有一定弹性的。在具体实务中，社会工作者应根据当地文化的特点，从以下几点审查：① 该双重关系是否必要？② 该双重关系是否存在剥削性？③ 谁会从该双重关系中受益？④ 是否存在该双重关系伤害到服务对象的风险？⑤ 该双重关系是否有破坏专业关系的风险？⑥ 社会工作者在评估该双重关系时是否客观？⑦ 社会工作者是否在工作记录中详细记录了自己的决策过程？⑧ 对于介入双重关系的风险，服务对象是否已做到了充分的知情同意？社会工作者应在知情同意、详细记录和客观分析的基础上，仔细地考察，谨慎地行事。

五、社会工作伦理困境及其抉择

在现实生活中，当不同的价值观和利益陷入冲突时，人们往往会陷入一种伦理困境，即两件事都有相当的合理性或正当性，而只能作非此即彼的选择，不能同时兼顾。

案例五：医务社会工作者小宁在病房探访时遇见了明珊，她先生脑出血已经在医院住了 2 个月，有半个月是在 ICU 重症抢救，目前虽然转入普通病房，但还是处于昏迷中，没有好转的迹象。明珊告诉小宁，家里该花的钱都花了，她还借了 20 多万元。她还有一个 6 岁的儿子，刚上一年级，她完全没有心思管他，暂时放在朋友家，孩子已经出现较严重的情绪问题，每次去看他，走时都会拉着她撕心裂肺地哭。她坚持不下去了。医生也说她丈夫醒来的可能性不大，她想放弃了。可是她丈夫只有 34 岁，她很爱他，她也舍不下他。她求助于小宁，小宁该如何帮她？

案例六：小宁是一位社会工作者，年末医院科室里只剩最后一笔捐款，有两个来自贫困地区家庭的孩子小强和小西都申请了救助。小宁去做评估，小强和小西家庭都很贫困。小强的父亲在孩子生病后积极筹款，已经筹了一部分钱，但这笔钱远远不够，且以后是要还的，还要付利息。但小强父亲说，无论怎样他都要救自己的孩子。小西的父亲拒绝去筹款，他表示自己即使筹到款，将来也无力偿还，他很希望能获得这笔救助，如果没有，他只能放弃孩子了。评估后，小宁认为，两个孩子的病情都很危急，也都急需这笔捐款。此时，小宁该怎么做？

案例七：2020 年 3 月，新冠疫情暴发不久，一位需要血液透析的患者找到社会工作者小宁，说自己近期有过疫区旅居史，但自己的透析已经停了一周多了，再不透析快扛不住了，此时县城因为疫情已经封闭，没有负压病房，也出不去，他请小宁无论如何都要想办法帮帮他。

当社会工作者陷入上述伦理困境时，无法从伦理守则上找到一个确定的答案，面临着选择上的困难，只能根据具体的情境和伦理原则作出"自由裁量"。"自由裁量"的空间，上限是伦理原则，下限是伦理准则，社会工作者在中间根据具体情境作出选择。

（一）伦理困境形成的原因

伦理困境一直是社会工作伦理中涉及的核心问题之一。伦理困境形成的主要原因包括：

（1）情境的不确定性

现代社会，随着科学技术的进步、经济的快速发展和社会的急剧变革，人类对自己生活的掌控不是越来越强，而是越来越弱，导致更多的模棱两可和不确定性。社会学家贝克（Beck）曾认为，风险性增加是现代社会的主要特征。自新冠疫情出现后，人类社会进入后疫情时代，风险性增加，不确定性增加。而社会工作专业的特性，使其要面对更多的不确定性。

（2）价值的多元性

现代社会的一个最主要特征就是价值的多元化，尤其是在中国社会转型过程中，一部分传统的价值观丢失，新的价值观形成又需假以时日，在道德伦理上确定对和错变得越来越困难，人们也就常常陷入价值选择的困惑中。社会工作者要参与各种复杂的案例，遭遇价值多元和道德困境的风险也在增加。

（3）在忠于谁的问题上的冲突性

社会工作者要以服务对象利益为中心，但作为一名员工又要关注机构利益，同时还不能违背社会公益。另外，社会工作者也有自己个人的私利。因此，他要同时忠诚于多方，包括服务对象、机构、专业以及社会，也被要求要忠于自己，但这些忠诚的要求有时并不是一致的，时常出现冲突。

（4）社会福利资源的有限性

社会工作的专业使命是增进服务对象的福祉，满足服务对象的需要，但服务对象需要的满足通常与资源相关。从实践上看，服务对象的潜在需求是无限的，但满足需求的资源却是有限的。一般情况下，服务对象对资源的需求远大于供给，服务会面临很多困境。

以上四种情况都是造成社会工作者陷入伦理困境的重要原因，有时是某一种情况发生，有时是几种情况同时发生。当社会工作者遭遇不确定的情境，而又发现找不到确定的伦理原则指引时，各方利益都在其中博弈，加之资源不充分，处理起来就非常困难。

（二）伦理困境抉择的一般原则

伦理困境不仅仅是伦理问题，常见的伦理问题参照伦理守则的一般准则就能较为容易地找到解决方案，但伦理困境却比伦理问题错综复杂得多，要找到一个具体的参考标准来指导实践很困难。因此，处理伦理困境首先应依据的是一些远离个体化和情境差异的原则性框架。

伦理困境是一个很复杂的概念，要清晰认识和恰当处理社会工作服务中的伦理困境是一项艰巨的工作。

以多戈夫（Dolgoff）的伦理抉择原则为基础①，可以将社会工作伦理抉择原则分为三大部分，即基本人权、更好生活的权利和基本工作原则，如图 3-1。

原则是相对抽象的，是一种原则性框架，但对具体情境中的伦理抉择具有指引性作用。

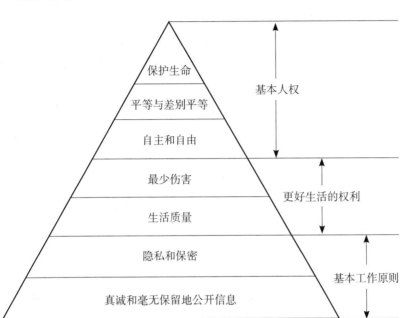

图 3-1 伦理困境选择的一般原则

基本人权。包括保护生命、平等和差别平等、自主和自由，这是一个人生活在这个世界上必须拥有的最基本的权利。三者不可分割，分别体现了人的生物性和社会性本质，缺少其中任何一项，都不可能成为真正意义上的完整的人。但在具体情境中，可有先后，生命至上，紧随其后的是平等、差别平等以及自主与自由，体现出以"人"为中心的基本价值追求。

更好生活的权利。包括最小伤害和生活质量。这是对人类更好福祉的追求，避免被伤害，期待更好的生活。人类之所以集结成群，不断奋斗，就是为了实现这个理想，体现的是服务对象利益最

---

① 拉尔夫·多戈夫等：《社会工作伦理：实务工作指南》（第七版），隋玉杰译，中国人民大学出版社 2008 年版。

大化。其中，最小伤害主要指社会工作尽量避免使服务对象遭受不可弥补或重大的伤害，一旦遭受重大伤害要尽可能加以弥补。生活质量则主要体现在更高的预期寿命、更好的教育和社会福利，以及更多的生活选择。

基本工作原则。包括隐私和保密、真诚和毫无保留地公开信息。这是社会工作的基本工作原则，也是这个专业赢得信任、获得专业权威所必需的，体现的是对服务对象利益的保护。

图3-1呈金字塔形，越往上的原则越具有优先权。具体实务操作时，如果上面的原则与下面的原则发生冲突，优先选择上面的原则。基本人权优先于更好生活的权利以及基本工作原则；人类行动的必要前提不能被剥夺（生命本身、健康、食物等），优先于自决、隐私保护或者对"附加福利（娱乐、教育、财富）"的保护；个体获得基本福利的权利优先于其他个体自我决定的权利；避免诸如饥饿等基本伤害，促进诸如住房、教育、公共服务等公共福利的发展，优先于人们控制财富的权利等。比如，当一个儿童告诉社会工作者自己被性侵并要求你保密时，最少伤害原则优于隐私保密的原则，社会工作者要选择报警；当服务对象告诉你，生活真的没有意义，决定结束自己的生命时，保护生命原则优于自主和自由原则，社会工作者要介入干预。

（三）伦理困境抉择的一般模式

伦理原则相对抽象，在具体事务中操作起来仍有困难，受到很多不确定性因素的影响。以一项临终关怀社会工作服务为例。面对临终关怀决定的人通常有几种担心：他们的最后愿望不会被遵从；他们在生命的最后一段时光会经历重大的痛苦和折磨；他们的决定会给他们的家庭造成不必要的情感痛苦等。有一项研究调查了9 105名住院患者，他们被诊断出患有一种或多种危及生命的疾病，如癌症、艾滋病和恶化的心肺疾病等。在临终决策中，患者与医生之间的沟通困难被认为是临终关怀中的主要伦理问题。沟通不畅的结果往往导致患者的愿望被忽视，使他们经历了更长时间的痛苦与死亡过程。在干预阶段，医护人员与患者和家属一起工作，干预的措施包括：提高患者对治疗结果的理解，鼓励控制疼痛，促进预先护理计划。研究显示，患者与医生之间的沟通或在任何已确定的结果方面，包括在 ICU 中度过的天数、报告的疼痛程度和医生对患者偏好的了解，都没有发现任何改善。这些令人沮丧的研究结果表明，由于情境复杂，不确定因素太多，并不是有好的意愿就能带来好的结果。

根据前人的研究成果和经验，我们总结出一个一般模式框架，以帮助工作者理清思路，把伦理不当行为降低到最低限度。

① 明确伦理问题。尽可能收集与情境相关的各种资料，从道德、伦理、法律等不同层面判断，辨明这是否是一个伦理问题（有时候，这可能只是一个人的道德问题，或是一个技术问题或法律问题）。如果是伦理问题，要归纳伦理问题的实质是什么，并努力寻找问题形成的原因和没有得到解决的原因。

② 确定服务对象和服务对象系统。谁是服务对象？是来寻求帮助的人，还是付费的人，抑或是通过专业介入的人？服务对象通常只能是一个人，服务对象系统除了服务对象，还包括服务申请人、直接相关受益人等。伦理问题会涉及服务对象和服务对象系统中的所有人，有时还会涉及服务对象系统以外的人。至于最终决定的人，更要仔细加以分析。不是服务对象或服务对象系统中所有人都会参与决定，有时决定权甚至不在服务对象身上（如未成年人、有精神健康障碍的成年人，或意识陷入模糊的病患等）。

③ 澄清价值观和利益的冲突。通常，一个伦理困境问题会涉及多种价值观和利益的冲突，包括专业价值观、服务对象的价值观、社会工作者个人的价值观、社会的价值观、机构的价值观等，应加以识别。对涉及的服务对象的利益、他人的利益、机构的利益以及社会的利益之间的冲突也应加以识别和澄清。

④ 明确伦理原则及其优先顺序。根据上述伦理抉择原则，按照优先顺序进行选择，使其价值和利益冲突减少到最小。

⑤ 确定伦理问题解决的目标。根据已选择的伦理抉择原则，确定伦理问题行动的目标。在选择目标时，权衡一下目标的可能性

后果。权衡后果时，既要考虑效益，也要考虑效率，还要考虑短期利益和长期利益问题。在考虑这些因素后，与服务对象商议，共同设立一个更妥当的目标。

⑥ 挑选合适的行动策略。在目标确定之后，挑选出合适的行动策略。不同的情境有不同的行动策略。社会工作者需根据资源情况，在强调优势和增能的情况下，选择合适的行动策略。

⑦ 实施行动策略并监督整个过程。首先，实施行动策略，并核查实施情况，要特别注意那些意外情况的出现；其次，评估整个伦理抉择过程，根据评估结果决定是否需要跟进；最后，对整个伦理抉择过程进行反思，为下一次更好地进行伦理抉择作好准备。

以上只是一个一般模式，并不是解决具体问题的固定行动步骤，也不是所有的伦理困境都要按部就班地执行这个过程。它推广的是积极处理问题的伦理选择框架和行为指南，并期望形成一个对特定伦理问题的积极应对策略。通常，它是各种不完美选项中的选择。

（四）伦理抉择的三个层次

伦理抉择者从实务层面来说，可以分成三个层次：

① 自动化层次。这一层次的伦理抉择是一种自动的、反射性的行为，伦理抉择者事先没有很好地思考，事后对于自己的抉择和反应也不能说明原因和给出解释。

② 直观化层次。伦理抉择者在抉择时参照了已有的知识和过去的经验，事后虽认为自己的行为是正当的，但对于为什么要如此抉择却不能给出合理的解释。

③ 批判性评价层次。伦理抉择者在抉择时会结合已有的知识体系、先期的经验以及既有参考体系进行系统论证，事后能够确切地说出自己行为的原因、依据并对后果有较为清晰的判断。

这三个层次也是社会工作者伦理抉择能力发展的三个层次，每个抉择者的抉择都是从自动化到直观化，再到批判性评价层次不断发展的过程。在这个过程中，社会工作者应该为良好的道德直觉发展承担责任，具体包括：培养伦理意识和伦理敏感性；加强对伦理

社会工作伦理困境抉择不是一个在现有确定性选择中筛选的过程，而是一个根据具体情境，在伦理原则指引下进行伦理创造性抉择的过程。

准则和原则的熟悉程度；不断学习，接受培训和督导；积极反思，
以提升自己的伦理意识和伦理抉择能力。

本章小结

　　社会工作专业包含伦理、知识与技术，伦理在其中的意义不言
自明。关于伦理的学习会贯穿于社会工作教育的始终，在社会工作
的实务中伦理先行。

　　社会工作伦理是社会工作共同体的集体自律，有助于服务对象
对专业形成期待，从而建立起专业合法性，也有利于社会工作者约
束自己的专业行为，保护其免于伦理不当行为的指控。

　　伦理建立受价值观的指引。社会工作伦理行为背后充盈着社会
工作者的价值信念。更好地践行社会工作伦理行为需要对社会工作
价值有深刻的了解。

　　伴随着社会工作的发展，社会工作伦理也在不断发展。伦理守
则的建立标志着社会工作专业逐渐走向成熟。目前，世界上很多国
家和地区都建立起相对完善的社会工作伦理守则，对社会工作的专
业行为进行了有效的规范。中国需要在这方面作出更多的努力。

　　社会福利资源的有限性以及价值的多元性加剧了伦理困境，除
了根据伦理守则的规则作出必要的判断，社会工作者还需要根据伦
理抉择原则以及伦理抉择的一般模式作出适当的抉择。这是一个专
业历程，需要培养社会工作者良好的伦理意识和伦理抉择能力。

思考题

1. 社会工作的核心价值观是什么？

2. 社会工作伦理守则的主要内容包含哪些？中国社会工作伦理

守则发展的具体情况如何？

3. 如何理解服务对象利益最大化的伦理议题？

4. 如何理解隐私及其保密的伦理议题？

5. 如何理解服务对象自决的伦理议题？

6. 如何理解双重关系及其限制的伦理议题？

7. 导致伦理困境的因素有哪些？

8. 伦理抉择的一般原则有哪些？

9. 伦理抉择的一般通用模式是怎样的？

推荐阅读

拉尔夫·多戈夫等：《社会工作伦理：实务工作指南》（第七版），隋玉杰译，中国人民大学出版社 2005 年版。

赵芳：《社会工作伦理：理论与实务》，社会科学文献出版社 2016 年版。

张会平：《社会工作伦理案例分析》，中国人民大学出版社 2019 年版。

亚历山大·米勒：《当代伦理学导论》（第二版），张鑫毅译，上海人民出版社 2019 年版。

Michael Horne, *Values in Social Work*, England: Ashgate Publishing Company, 2001.

Sarah Banks, *Ethics and Values in Social Work*, New York: Palgrave Macmillan, St. Martin's Press LLC, 2001.

主要参考文献

Frederic G. Reamer, *Social Work Ethics and Values* (2nd ed), New York: Columbia University Press, 1999.

何怀宏:《伦理学是什么》,北京大学出版社 2002 年版。

拉尔夫·多戈夫等:《社会工作伦理:实务工作指南》(第七版),隋玉杰译,中国人民大学出版社 2005 年版。

赵芳:《社会工作伦理:理论与实务》,社会科学文献出版社 2016 年版。

第四章

社会工作理论

案例:陈阿姨,55 岁,是一位小学语文老师,也是一位牙龈癌患者。住院第一天,由于情绪低落,经责任护士转介至医务社会工作处。在第一次交流中,陈阿姨说自己患病经历太波折了,充满了无助和痛苦,自己没有信心去治疗和康复。在叙事理论的指导下,社会工作者耐心地倾听陈阿姨的患病故事,与陈阿姨一起为故事命名;针对每一部分的故事寻找例外或优势、潜能,重新建构了新的故事,并且在手术前一天早上将新的、充满能量的故事分享给家属和护理人员,获得了大家的称赞和肯定。随着不断建构新的故事,陈阿姨的情绪稳定下来,变得更加乐观。她还提出将自己的故事写下来,作为经验分享给其他病友。

术后 4 天,陈阿姨符合出院标准,计划后天出院。医务社会工作者对陈阿姨心理-社会各维度的准备开展详细评估,得知其有两个出院需求。

陈阿姨说虽然医生叮嘱她近一年要密切随访,但是她不愿意来复诊。社会工作者发现陈阿姨不愿意复诊的原因是害怕复查查出问题,认为一旦复发就没有希望了。在认知行为治疗理论的指导下,社会工作者与陈阿姨就"复诊会查出复发,复发等于没有希望"

的非理性信念进行了探讨，重构其对于复诊的认知：复发不等于没有希望；就算复发，复诊也会为更好地康复争取时间。陈阿姨觉得回家后孤独和无助，还是在医院自在。在赋权理论和社会支持理论的指导下，社会工作者向责任护士反馈陈阿姨关于护理鼻饲管的需求，通过联合护理人员为同期出院鼻饲管人员开展了参与式护理小组，将传统的宣教改变为互动参与式学习，采用参与式的方法学习鼻饲管的护理。陈阿姨表示通过小组活动，掌握了护理方法，再也不担心回家鼻饲管出问题了。另外，社会工作者还将医院线上病友资源提供给陈阿姨，陈阿姨表示有病友自助群就像有朋友在身边一样，自己要向优秀的病友学习，更好地康复。

　　社会工作理论是复杂的，将所有理论内容进行详细的介绍非常困难，故作出适当的取舍是必要的策略。本章首先介绍社会工作的基本概念，随后将常见的社会工作理论进行梳理，最后讨论社会工作理论选择原则及发展展望。

一、理论与社会工作理论

（一）概念的界定

　　特纳（Turner）认为，理论是对事实建构的一系列概念和判断，从而提供一个关于事实的模式，帮助人们认识那是什么以及如何实现。理论是由一系列相互关联的概念和判断构成的知识架构，它旨在从一般水平上或较高层次上描述和解释现象的存在与变化。理论包括概念、观点、假设、模式、命题。理论有两个来源：一是形而上的，从抽象的知识推演而来，即从更抽象层次的理论到一个更具体层次的理论；二是形而下的，是对经验知识的抽象，即它来源于经验知识，但在抽象层次上高于经验知识，更具有概括性[1]。

　　社会工作理论是关于社会工作的各种知识架构的总称。社会工作具有实务取向，同样，社会工作理论从本质上来讲也是一种实践理论。社会工作实践理论直接影响社会工作的实践，它是社会工作者开展服务活动的指南，用以指导社会工作者怎样做好面谈、怎样开展需求评估以及怎样推进服务等。

　　社会工作的理论是在不同的哲学基础上建立起来的。40 多年以来，社会工作专业不断反思自己的哲学基础，并逐步形成了四个具

---

[1]　何雪松：《社会工作理论》（第二版），格致出版社 2017 年版。

有广泛影响的理论范式：实证传统、人本传统、激进传统和社会建构传统[1]。实证传统强调社会工作的科学性和专业性,认为存在唯一的实在, 应该坚持应用自然科学的方法来寻找客观事实。人本传统强调人的主体作用, 关注人的内在价值和能力, 认为人的行为或社会现象并非是全然可以被客观测量的。 激进传统是建立在马克思主义理论、社会批判理论、社会主义思潮并整合了女性主义的理论基础上, 强调批判, 通过改造、变迁、改变、解放等实现社会正义, 关注社会工作的"社会"面向。社会建构传统认为"事实"非唯一客观, 而是建构出来的, 是"人造的", 建构的过程受到历史、文化情景、地域等因素影响, 各主体间的互动是社会建构的重要条件。

（二）理论的类型

从不同的分析视角出发, 社会工作理论的分类也不同。

豪（Howe）在《社会工作理论入门：理解实践含义》中将社会工作理论分为两类：一是"为社会工作的理论"（theory for social work）, 二是"社会工作的理论"（theory of social work）。"为社会工作的理论"关注的是人与社会的本质、人类行为与社会环境之间的关联, 包括关于人及社会本质的理论、人与社会关系的理论、人类心理与行为的理论、社会结构和社会制度的理论等。"社会工作的理论"是关于社会工作本质、目的、过程、方法和特色的理论。例如, 在过程中如何帮助服务对象运用各种资源、如何分析服务对象的需求、开展何种介入服务等[2]。

西蒙（Sibeon）将社会工作理论分为"正式理论"和"非正式理论"。正式理论是指已经在专业或学术工作中成文的、经过讨论的社会工作概念和判断。非正式理论则是基于社会工作者经验而获得的"实践智慧"[3]。

---

[1] 何雪松：《社会工作理论》（第二版）, 格致出版社 2017 年版。

[2] Howe, *An Introduction to Social Work Theory*, Hants, England: Wildwood House, 1987.

[3] Sibeon, "Comments on the Structure and Forms of Social Work Knowledge", *Social Work and Social Sciences Review*, 1990, No. 2.

佩恩（Payne）在划分社会工作实践理论类型时，以个人与环境之间的关系为基础，将社会工作理论分为三类：① 反思-治疗型：注重个人发展和个人潜能的开发，强调对个人的情绪以及人际关系回应方式的考察。② 社会主义-集体主义型：关注社会的改变，注重社会工作在社会方面发挥作用。③ 个人主义-改革主义：把维护社会秩序和社会稳定作为核心原则，关注个人与社会环境之间的平衡发展[①]。

佩恩在第四版《现代社会工作理论》一书中系统梳理了 2005 年以来不同学者对常见的社会工作实践理论的划分和介绍（如表 4-1）。

（三）理论的意义

理论对于社会工作而言，其作用首先在于帮助社会工作建立专业的权威地位，同时，社会工作服务的开展总是面临复杂、多样的情景，理论有理解、解释、提供实践指引和专业承诺（accountable）等作用。理论可以帮助社会工作者对服务对象的需求和问题进行分析和判断；预测和解释服务对象的行为，提供一般化判断；为社会工作实务提供指引，为社会工作干预提供方法和模式，提升社会工作服务的有效性。

二、心理社会治疗理论

心理社会治疗理论是心理动力视角社会工作的一个重要理论，是医务社会工作中常用的主要理论之一。心理社会的概念最早在 1930 年由美国史密斯学院的弗兰克·汉金斯（Frank Hankins）提出；1937 年，高登·汉密尔顿（Gordon Hamilton）在实践中印证和概括了心理社会理论；1964 年，美国哥伦比亚大学弗洛伦斯·霍利斯（Florence Hollis）出版了《个案工作：一种心理社会理论》，把心理社会的理论加以总结概括并发扬光大，强调既关注心理也关注社会的双重焦点模式。

社会工作需要面对多样的人群，回应复杂多变的社会问题，需要多元理论。社会工作是一个包容性强的学科，社会工作理论来源同样如此，除社会工作自身学科外，还积极借鉴来自心理学、社会学、法学、经济学、社会政策等学科中的相关理论。

---

① 童敏：《社会工作理论》，社会科学文献出版社 2019 年版。

表 4-1 多种社会工作理论回顾

	佩恩(2014)英国	贝克特(2006)英国	理奇蒙(2007)英国	雷曼等(2007)加拿大	格林(2008a)美国	蒙(2009)英国	沃尔什(2010)美国	提特(2010)英国/美国	特纳(2011)加拿大
	心理动力理论	心理动力理论；依恋理论	心理动力理论；埃里克森的生命周期理论	依恋理论；自体心理学	心理动力理论；埃里克森的自我同一性	心理动力理论；依恋理论	心理动力理论	心理动力理论	精神分析；自我心理学；心理社会理论；依恋理论；功能理论；问题解决模式
	危机/任务中心理论	危机/任务中心理论	危机/任务中心理论	危机/任务中心理论		任务中心理论	危机理论	危机/任务中心理论	危机/任务中心理论
	认知行为理论	认知行为理论	认知行为理论	认知行为理论	认知理论	认知行为理论	认知行为理论	认知行为理论	认知行为理论；社会学习理论
	生态系统理论	系统理论；家庭系统理论	家庭治疗与系统理论		生态系统理论	生态系统理论	家庭情感系统	生态系统理论	系统理论；生活模式理论；社会网络理论
					社会建构		结构式家庭治疗理论		
	优势视角；叙事理论；问题解决理论	问题解决理论；后现代主义		问题解决理论；社会建构理论；叙事理论		问题解决理论；优势视角	问题解决理论；叙事理论	问题解决理论；优势视角；社会建构理论	问题解决理论；优势视角；后现代主义；格式塔；混沌理论；社会角色理论；叙事理论；自我效能感理论

（续表）

	佩恩（2014）英国	贝克特（2006）英国	理奇蒙（2007）英国	雷曼等（2007）加拿大	格林（2008a）美国	蒙（2009）英国	沃尔什（2010）美国	提特（2010）英国/美国	特纳（2011）加拿大
	人本主义；存在主义	服务对象中心理论		服务对象中心理论	以人为本	以人为本		以人为本	服务对象中心理论；冥想；存在主义；人际关系的心理分析理论；灵性视角
	宏大理论；社区发展理论	小组工作；社区工作	社区发展理论						
	批判理论		建构理论			批判理论			
	女性主义视角			女性主义视角	女性主义视角	女性主义视角		女性主义视角	女性主义视角
	反歧视/文化敏感					反压迫理论			
	赋权理论	赋权理论	赋权理论与社会倡导			赋权理论		赋权理论；运用话语	赋权理论
	照料者理论							动机式访谈法	
	强制角色理论					神经心理学理论	人际关系理论；动机式访谈法		
			麦亲理论		风险/抗逆力				催眠理论

资料来源：Payne, *Modern Social Work Theory (4th)*, New York: Palgrave Macmillan, 2014.

在医务社会工作领域，心理社会治疗理论主要应用在个案服务中，小组社会工作服务中也有涉及。心理社会治疗理论在肿瘤社会工作领域、精神健康社会工作领域（如社交焦虑障碍、神经性厌食症）、临终关怀、哀伤辅导等方面均有应用。

（一）理论假设

心理社会治疗理论围绕着一个核心：心理因素和社会因素之间的关联，包括内部的心理、外部的环境以及两者之间的相互影响三个方面。因此，在个案社会工作的需求评估、计划、介入等阶段，心理社会治疗模式都应该从个人与环境之间的关系入手，了解两者失去平衡的原因，并找到建立新平衡的方法。心理社会治疗理论将个人与环境之间这种关系概括为"人在情境中"。

其在理论假设方面主要包括四个方面[1]：

1. 对人的成长发展的假设

主要是"人在情境中"的假设，即将个人的成长发展放到一定的环境中去，涉及生理、心理和社会三方面的因素。

2. 对服务对象的假设

服务对象早年未被满足的欲望或者未被理解的心理冲突被压抑在心中，经常干扰服务对象的生活，妨碍服务对象的人际关系适应。当前的社会环境因素刺激服务对象早年未被解决的问题表现出来，导致心理或社会行为出现偏差。服务对象的问题与不良的自我功能和超我功能相关，不良的自我功能和超我功能影响服务对象对外部环境的认识能力以及对自己的情境的控制能力，最终导致心理困扰和人际关系的问题。心理社会治疗模式强调，在分析服务对象的问题时需要将服务对象问题产生的背景和现状结合起来考虑，既要重视服务对象问题形成的原因，又要重视服务对象当前的人格强度。

3. 对人际沟通的假设

人际沟通会影响服务对象的家庭关系和服务对象的社会角色，

> 在医务社会工作领域，心理社会治疗理论的运用与医学模式的转变息息相关。强调以患者为中心，关注患者生理、心理和社会多维的需求。

---

[1] 牟羡、张策：《心理社会治疗模式在老年个案中的运用及反思》，《社会工作下半月（理论）》2008 年第 12 期。

对服务对象的超我和自我形成也起到重要的作用。服务对象的自我功能强度以及防卫机制等都是影响其人际沟通技能形成的重要因素。

4. 对服务对象价值的假设

每个服务对象都是有价值的，具有发展自己的潜能，只是可能未被开发而已。

（二）解释框架

"人在情境中"是心理社会治疗理论的核心概念。人是由生理、心理和社会三方面的因素组成的，各因素之间相互影响、相互作用。心理社会治疗理论注重借助"人在情境中"把心理因素与社会因素结合起来帮助服务对象，强调问题不只来源于个体的特质，而是个人层面、环境层面、人与环境关系层面共同作用的结果，重视服务对象自身的潜能和价值，认为个案社会工作服务的目的就是为了帮助服务对象认识和开发自己的潜能，使服务对象作出更为合适的选择。

"人在情境中"这个概念包含了个人与环境之间复杂的关联，是系统观点和心理动力观点的结合，核心是强调个人人格系统是在特定的环境系统中发挥作用，个人的自我在两者的联结中发挥至关重要的作用。心理社会理论治疗模式在探究服务对象的问题时，把服务对象放在特定的环境中进行观察，既需要分析个人的人格，也要分析外部环境的影响，特别是服务对象的自我功能发挥的作用。根据多年的社会工作实践，心理社会治疗理论将服务对象的问题从环境层面、个人层面以及人与环境关系层面概括为三个方面：不良的现实生活、不成熟的或有缺陷的自我和超我功能、过分严格的自我防御机制和超我功能。

（三）实践模式

心理社会治疗理论下服务的目标同样与个人、环境以及个人与环境关系三个层面相对应，主要包括：在个人层面，减少和降低服务对象焦虑不安及功能失调的情况；在环境层面，改善环境以解决当前问题，修补或维系社会系统以恢复个人的社会功能；在个人与环境关系层面，促进人的健全成长，增强服务对象的自我适应以及生活功能，增进服务对象自我实现和满足感，以获得心理及社会适应的平衡与满足。

社会心理治疗理论主要运用在社会工作的个案工作服务中。该模式的主要服务技巧包括直接介入和间接介入。直接介入即直接针对服务对象开展服务干预活动；间接介入则是针对服务对象的相关他人或环境开展服务干预活动。直接介入和间接介入是密不可分的，将直接介入和间接介入综合运用才是社会工作者的正确选择。社会工作者既要运用直接介入个案服务方式帮助服务对象对外部环境作出积极的回应，同时也要运用间接介入个案服务的方式改善外部环境条件，创造更友好的环境支持。《社会工作综合能力（中级）》（2010）一书中对直接介入和间接介入的技巧进行了详细的介绍。

1. 直接介入

在直接介入服务技巧中，按照服务对象对自己处境的反思状况划分为非反思性和反思性个案社会工作服务方式。

（1）非反思性个案社会工作

非反思性个案社会工作服务方式是直接针对服务对象开展服务，并且在服务过程中不涉及服务对象对自己内心状况或者外部环境状况的反思。服务方式包括支持、直接影响和"探索-描述-宣泄"三种。

支持是指社会工作者运用倾听、接纳和同理等方式减轻服务对象的不安，给予服务对象肯定和认可。例如，倾听患者患癌后的担忧和恐惧，表达对患者不幸处境的理解等。

直接影响是指社会工作者通过直接表达自己的态度和意见促使服务对象发生改变。例如，社会工作者直接表达自己的不同看法，直接指出服务对象某种行为可能带来的不良后果等。

"探索-描述-宣泄"是指社会工作者引导服务对象解释和描述自己困扰产生的原因和发展过程，为服务对象提供必要的情绪宣泄机会，以减轻服务对象内心的冲突，从而改善服务对象的不良行为。

（2）反思性个案社会工作

反思性个案社会工作服务方式是在直接服务过程中要求服务对

象对自己的内心状况或外部环境状况进行反思，包括现实反思、心理动力反思和人格成长反思三种。

现实反思是指服务对象对自己所处的实际状况作出正确的理解和分析的技巧。

心理动力反思是指协助服务对象正确地了解和分析自己内心的反应方式的技巧。例如，协助服务对象了解自己的情绪反应，认识事情的方式和动机模式等。

人格成长反思是指社会工作者帮助服务对象重新认识和评价自己的以往经历，调整自己人格的技巧。例如，帮助服务对象了解成长过程中的重要影响事件、周围他人对自己的影响，都属于人格成长反思技巧。

2. 间接介入

除了直接介入技巧以外，心理社会治疗理论还强调通过改善周围环境或者介入与服务对象相关的他人来间接影响服务对象的间接治疗技巧。间接介入的服务对象包括服务对象的父母、朋友、邻里、社区管理人员等，其目的是帮助周围他人了解服务对象需求，增进对服务对象的理解。例如，在医务社会工作临床服务中服务患者的同时，将患者的照顾者纳入介入对象中，并对住院环境进行营造，这就是通过服务于重要他人来为患者提供帮助和支持。

三、认知行为治疗理论

认知行为理论产生于 19 世纪 80 年代，是以行为主义和认知心理学为基础整合而来，为社会工作提供了新的理论视角和服务途径，是社会工作过程中的常用理论之一。

20 世纪 30—40 年代，行为主义心理学在英美等国崛起。行为主义理论可以追溯到经典条件反射理论、操作性条件反射理论以及班杜拉的社会学习理论。20 世纪 60 年代，认知治疗理论在艾利斯（Albert Ellis）和贝克（Aaron T. Beck）的研究基础上也开始萌芽。艾利斯创建理性行为疗法，后来建立了 ABC 模型。美国心理学家贝克在对抑郁症领域的研究中总结出认知治疗理论，强调认知因素对人的行为和情绪的影响，认知理论逐渐发展成为极受重视的治疗理论。20 世纪 70—80 年代，行为主义和认知学派整合起来，形成认知行为治疗模式。认知理论关注认知，行为理论侧重行为，认知行为理论是两者的整合。

认知行为治疗理论通过改变服务对象的想法和信念，从而改变情绪和行为结果。该理论被广泛运用在许多关注身心健康的领域并得到有效的研究证实。

（一）理论假设

认知行为治疗理论有三个基本假设[①]：

一是关于认知、情绪和行为的关系。认知调节情绪和行为。事件或者刺激不直接引发服务对象反应，而是通过认知过程"过滤"事件或刺激。这个"过滤"的过程就是认知发挥作用的过程，认知是服务对象过去经验形成的基本信念和模式。即使经历的事件或刺激相同，有不同认知的服务对象对事件和刺激所引发的情感和行为表现也会有所不同。

二是问题的产生是由于错误或扭曲的认知。不合理的认知发展出本质上消极或有问题的结果（行为或情感）。

三是改变错误的行为和情绪需要改变错误的认知或行为。解决消极情绪和行为的关键需要从认知过程和 / 或行为上作出改变。用理性的认知 / 行为替换非理性的认知 / 行为，服务对象才能发展出正确的认知和情绪。

（二）解释框架

认知行为疗法是一种包括综合评估和改变行为、想法、感受，缓解服务对象精神焦虑和功能失调的方法。认知行为治疗理论在于改变不合理认知和行为的过程，强调社会工作者与服务对象之间的关系是平等的。认知行为治疗理论介入的目标是改变服务对象存在的不理性的认知、感受和行为，消除和缓解服务对象的问题。

艾利斯提出的 ABC 理论是认知行为治疗理论的重要组成部分。A（activating events）指诱发事件，B（belief）指对于事件的看法、

---

① Barbra Teater：《社会工作理论与方法》，余潇等译，华东理工大学出版社 2013 年版。

解释和评价，C（consequences）指情绪的反应，即行为结果。根据 ABC 理论，诱发事件 A 只是引发行为结果 C 的间接原因，引起行为结果的直接原因是个体对诱发事件的认知 B，因此，消极的情绪反应和行为是由个体对诱发事件的不合理信念所导致的。例如，在医务社会工作服务中经常会遇到患者被诊断为恶性肿瘤后与其家属"谈癌色变"，认为"恶性肿瘤＝宣告死亡"，导致患者及家庭陷入巨大的悲伤情绪中，患者甚至可能由于陷入绝望而选择自杀或自伤。

非理性信念往往具有以下特征：① 绝对化思维方式，服务对象通常从自己的经验和主观看法出发，认为必然发生或必然不会发生，通常会使用"必须"和"应该"这类词语；② 灾难化负性事件的思维方式，倾向于夸大负面事件的危害性；③ 以偏概全的思维方式。

（三）实践模式

1. 实务原则

简单来讲，认知行为治疗理论的社会实践就是通过改变错误的认知，建立正确认知，从而改变服务对象的情绪和行为。

（1）社会工作者与服务对象开展合作，服务中尊重服务对象的自主决定

认知行为理论认为，个人的经验形成是有价值的，个人的认知和生活形态是通过理性解释外在环境事件的意义、有效的自我调适来建构和调节的。

（2）协助服务对象改变非理性认知、建立理性的认知

认知行为理论认为，协助服务对象的关键在于协助其自立，使其能够在正确认知的基础上成为自己的咨询者和协助者，以达到调节和控制自己情绪和行为的效果。

（3）鼓励形成正面态度，实现"助人自助"

在理性认知的基础上建立良好的专业关系，并鼓励服务对象形成正面的态度，达到"助人自助"的目标。

2. 实务过程

认知行为理论的实践包含三个步骤：预估诊断阶段、介入干预

阶段、评估成效阶段。

在预估诊断阶段，社会工作者的主要任务是协助服务对象厘清诱发事件、对事件的认知以及情绪反应和行为结果，并将其进行分类整理和排序，为依次解决作准备。例如，ABC 模型包括：识别 A——诱发事件，"在感受或行为出现之前发生了什么"，如患者得知了乳腺癌的癌症诊断；明确 B——认知或信念系统，并认识到问题是由不合理的信念（而非事实）造成，"对事件有何感想"，如患者认为"癌症＝死亡""癌症＝无尽的痛苦""生病＝拖累家庭"；厘清 C——行为和情感结果，即出现情绪反应和行为结果，"应对的行为和出现的情绪反应是什么"，如患者感到悲伤和绝望，决定放弃治疗。除此之外，认知行为治疗还应该评估服务对象问题的强度、频率和持续时间，目的不仅是了解问题的情况，更是为评估介入有效性作准备。例如，"在过去的一周内，有过多少次这样的感受或表现"。

在介入干预阶段，社会工作者的主要任务是协助服务对象以理性信念取代非理性信念，通过与非理性信念进行对话、辩论、驳斥，撼动非理性信念；探索建立合理信念取代非理性信念，产生情绪和行为的改变。认知重构、厌恶疗法、系统脱敏、强化、模仿和角色扮演的方式是常见的认知行为理论的干预技巧。

在认知重构中，社会工作者与服务对象一同将非理性的认知变为可接受的、理性的认知，从而缓解或解决问题。例如，癌症患者陈阿姨治疗结束后拒绝复诊，害怕复诊会带来复发的消息。社会工作者可以引导患者并提出疑问："你为什么认为癌症复诊就一定意味着癌症复发呢？"即依据是什么。社会工作者与服务对象在充分地对非理性认知进行探索的基础上，可以邀请病友志愿者分享对事件的认识和看法。在本案例中，病友志愿者分享了自己对复诊的认识："每一次复查都是一次机会，是一次早发现、早干预的机会，并且就算复发了也不等于没有希望。"通过社会工作者和病友志愿者的努力，患者陈阿姨开始定期复诊。

厌恶疗法就是运用强化技巧，让服务对象暴露在问题情景中，目的在于让有问题的行为与不愉快的行为和感觉产生联系，从而减少或终止有问题的行为。

系统脱敏法是将服务对象缓慢地暴露在不适的情景中，通过心理的放松状态来对抗不适，从而达到消除恐惧或焦虑的目的。例如，患儿因家中煤气爆炸导致烧伤入院，产生对火的恐惧，社会工作者协助患儿选择和学习合适的放松技巧（如深呼吸）；将对火的恐惧按照等级进行划分，由重到轻依次为看到图片或屏幕中的火、火形状的玩偶、火柴或打火机、蜡烛、煤气或灶台、点燃煤气灶；引导患儿依次想象这些事件，并同时使用放松技巧，降低乃至消除患儿对火的恐惧。

强化也称为代币矫正法，经常在儿童社会工作中使用。对好的行为进行积极的强化会增加好行为发生的概率。例如，为了提高儿童在牙科治疗中的依从性，降低焦虑，社会工作者可以尝试将儿童口腔治疗划分为几个阶段，每完成一个阶段为儿童在治疗卡片上贴上一朵小红花作为奖励。

模仿和角色扮演也是认知行为疗法中常用的方法之一。服务对象通过各种方式观察学习榜样，从而鼓励积极行为。在儿童社会工作领域，可以通过绘本和动画等方式为患儿树立就诊就医的榜样，增加患儿的健康行为，引导患儿更好地配合治疗。

为检验干预的有效性，评估同样也是认知行为理论的重要组成部分。社会工作者通过收集干预前后问题的强度、频率和持续时间等信息的变化，判断认知行为干预是否发挥作用。

四、危机干预理论

对于服务对象而言，危机带来的挑战不言而喻，但是应对危机时的力量、资源等有可能发展成为其成长的

危机干预又被称为危机介入或危机调试。1943 年，美国精神科医师林德曼（Erich Lindemann）研究了波士顿火灾幸存者、家属和朋友灾难后的适应性反应过程，奠定了危机理论的基础。20 世纪 60 年代，卡普兰（Caplan）将危机干预的概念引入社会系统理论并提出关于危机的理论。同时期，危机干预理论开始运用到社会工

作中。

危机干预理论是社会工作在处理突发应急事件中常用的理论之一。危机干预模式在实务工作中曾长期与抑郁症、自杀倾向的实务工作密切相关。对于边缘群体的危机干预过程是介入的重点。针对这一群体的危机干预实务工作重点是调整情绪，降低症状和自杀风险。

（一）理论假设

危机干预理论体系与心理社会理论、自我心理学和心理动力学息息相关。危机理论的基本假设包括：个体、家庭、社区等系统在整个生命周期中会遭遇压力和危难事件，这些事件会促使系统利用现存的力量、资源和应对机制来处理危机事件，以减少或减轻事件的负面后果。当面临压力、危难等事件时，系统会通过启动资源、优势和应对机制，以保持自身动态平衡和稳定状态。当遭遇压力、危难等事件时，资源、优势和应对机制无法有效减少负面后果的时候，系统的平衡被打破，危机状况发生。在严重危机状态下，通过介入建立系统的力量、资源和应对机制来克服危机状态。这种介入方式可以应对突发危机事件，也可以在进一步压力或危难事件袭来时成为一种能力和工具[①]。能力。压力和危难事件不等于危机。危机一般是压力和危难事件引发的，所面临的困难无法通过现有的资源和应对机制进行应对，引起严重的情绪、行为和认知功能障碍，甚至出现威胁健康和生命的行为。

（二）解释框架

有学者将危机干预理论概括为三个不同的阶段：基本危机理论、扩展危机理论和应用危机理论。

基本危机理论认为，遭遇危机后的悲伤行为是正常的，不应该将服务对象所表现出来的危机反应视作异常或病态；正常的悲伤反应包括，总是想起死去的亲人，表现出愧疚和敌意，出现生活紊乱，出现躯体反应等。该理论认为，应该将焦点集中在帮助危机中的人认识和矫正因创伤事件引发的暂时性的认知、情绪和行为扭曲。

扩展危机理论在基本危机理论的基础上，从心理分析理论、系

---

① Barbra Teater：《社会工作理论与方法》，余潇等译，华东理工大学出版社 2013年版。

统理论、适应理论以及人际关系等理论中引入相关内容，考虑到危机产生的社会、环境和境遇因素。心理分析理论认为事件发展为危机，儿童早年的经历是重要原因。系统理论强调人与人、人与事件之间的相互关系对危机产生影响。适应理论认为适应不良、消极行为和损害型防御机制对个体危机起到了维持作用。人际关系理论认为如果人们相信自己、相信别人并且具有自我实现和战胜危机的信心，危机就会很快消退。

应用危机理论提出危机主要包括三种类型：一是正常发展性危机，也就是在正常的发展和成长过程中，由急剧变化导致的异常反应，如婴儿出生等；二是境遇性危机，出现罕见或超常事件，且个体无法预测和控制时出现的灾难性危机，如交通事故、自然灾害、突然的疾病和死亡、爆炸火灾等；三是存在性危机，伴随重要的人生任务和问题，如关于人生目的、责任、独立性、自由和承诺等出现于内部的冲突和焦虑。

（三）实践模式

危机干预是对处于危机状态的人在有限时间内提供的治疗方式和过程。一般来讲，危机干预的目标有三个：① 降低伤害，帮助服务对象在危机中减少情感压力，降低危机的危险性；② 恢复功能，帮助服务对象重新恢复心理平衡和社会功能，避免出现适应障碍；③ 培养能力，提高服务对象应对危机的能力，帮助服务对象更加成熟。

危机干预模式有很多，常见的如平衡模式、认知模式和任务模式等[1]。平衡模式认为，危机状态下的服务对象处遇是一种心理情绪失衡的状态，危机干预的重点放在稳定服务对象情绪，使服务对象重新恢复危机前的平衡状态，该模式适合危机早期干预，优先处理服务对象心理和情绪平衡问题。认知模式认为，服务对象对事件错误的不理智的认知导致危机的发生，危机不在于事件本身，而在于

----

[1] 易臻真：《危机干预理论在社会工作实务中的发展及反思》，《社会建设》2018年第1期。

认知，该模式适合于危机状态基本稳定、逐渐恢复到危机前心理平衡状态的服务对象。任务模式将危机干预的任务归纳为三个联系任务和四个焦点任务：三个联系任务分别是评估、保障和提供支持，是危机干预的基础型任务；四个焦点任务包括建立联系、重建控制、问题解决和后续追踪。

危机干预理论在社会工作实务过程中遵循以下基本处置原则：① 及时接案处理，社会工作者应及时与服务对象建立信任与委托关系，及时进行干预；② 有限的工作目标，危机干预是短期治疗，社会工作者需要聚焦服务对象问题，尽快找出问题并提供介入；③ 通过澄清和咨询商议来处理服务对象核心问题；④ 提供支持系统，不断评估服务对象潜在受到的伤害，提供保护性措施；⑤ 拟定干预计划，帮助服务对象恢复能力；⑥ 社会工作者应该扮演积极的角色，并充分运用服务对象与环境的资源来处理危机。

五、社会支持理论

社会支持研究起源于 19 世纪 30 年代，研究集中在社会支持与身体健康、生活压力之间的关系。20 世纪 70 年代初，精神病学文献中率先引入社会支持的科学概念。随后，社会学家、流行病学家、心理学家等对社会支持与身心健康的关系进行了大量的研究。早在 19 世纪末，社会学家迪尔凯姆（Durkheim）在《自杀论》中就提出了社会因素对于自杀行为具有相关性。20 世纪 60 年代后期，鲍尔拜（Bowlby）在精神医学领域提出了依附理论，强调早期关系（特别是与父母的关系）的重要性。社会支持网络在 20 世纪 60 年代开始应用于临床治疗。20 世纪 70 年代，柯伯（Cobb）和卡塞尔（Cassel）通过市政研究提出了工具性支持和情绪性支持的概念。20 世纪 80 年代，美国社区支持方案（Community Support Program, CSP）迅速发展，特别是针对精神病患者社区康复的社会支持。1987 年，美国国家心理卫生组织（National Institute of Mental Health, NIMH）将非正式网络支持纳入精神病人的康复计划中。

随着人类分工的精细化和风险社会的来临，"众人拾柴火焰高"，社会支持成为一种基本的生活方式。社会支持作为一个理论体系，为理解个人与社会问题提供了新的视角，也为开展社会工作实务提供了新的理论依据。

（一）理论假设

在学界，"社会支持"一词仍未形成一个统一的概念。早期的研究者主要以社会结构因素（如婚姻关系）来衡量社会关系，近年来趋向于分析不同来源和不同性质的支持与健康的关系。该理论的基本假设包括：社会问题在本质上是一种社会联结或者说社会支持的断裂；个体、家庭等主体的功能无法正常发挥，根源在于所处的社会支持出现问题。

显而易见，该视角认为服务对象的问题并非是个体因素造成，而是由社会因素造成。该视角更多关注服务对象本身的潜能和资源，关注如何重新建构并积极地维护服务对象所依赖的社会支持网络。

（二）解释框架

1. 构成要素

社会支持系统是一个复杂多维的体系，一般而言，社会支持系统由主体、客体、内容和手段等几个要素构成。

社会支持的主体即提供社会支持的主体。社会支持的主体包括各种正式和非正式的关系网络。正式的社会支持系统是由国家机关、社会组织等次级关系建立起来的社会支持网络，如社会救助、医疗保障、社会组织服务等，社会工作服务属于正式支持。非正式的支持则是通过血缘、地缘等初级关系建立起来的支持网络，如家庭成员为患者提供的照护等。有学者提出，在中国差序格局的人际关系特点下，个体／家庭的社会支持应该是以家庭为核心，由社区支持、国家支持、社会（组织）支持为同心圆构成的支持格局[1]。家庭支持以血缘为基础，支持来源一般为家庭成员；社区支持以地缘

童敏提出，在将社会支持理论引入社会工作实务过程中，有两种发展取向：一是与生态系统理论结合，发展成生态视角下的社会支持网络服务，关注服务对象如何适应外部环境和运用外部资源；二是与人际关系理论以及社会建构思想结合，发展成为社会支持网络建构服务，关注服务对象如何在人际关系中建立和维持社会关系。

---

[1] 李强：《社会支持与个体心理健康》，《天津社会科学》1998年第1期。

为基础，支持来源为村居委等；国家支持以社会福利和社会政策为基础，如社会保障、医疗保障、社会救助等；社会（组织）支持以公平、正义、慈善为基础，提供物质帮助、社会服务等。

社会支持的客体即接受社会支持的主体。一般来讲，弱势群体是社会支持客体的核心对象。因此，应该为需要提供支持的个体或群体提供社会支持，重建、完善、巩固其社会支持网络。

从支持手段和内容的层面看，社会支持可以分为工具性支持和表达性支持。工具性支持包括引导、协助、有形支持与解决问题的行动等；表达性支持包括心理支持、情绪支持、自尊支持、情感支持、认可等。

2. 三种主要的理论模型

社会支持理论存在三种主要的理论模型，即主效应模型、缓冲器模型和动态效应模型。

主效应模型认为，社会支持水平与个体身心健康呈正相关关系，它不仅在危机状态下对增强个体的心理应激有增益作用，而且对于维持个体良好的情绪体验和身心状况有益。此外，个体在社会支持网络中的融合，使个体获得归属感的同时，也使个体获得必要的帮助以避免负面的情绪体验。因此，提高个体的社会支持水平，有利于提高个体的身心健康水平。

缓冲器模型认为，社会支持可以缓解压力事件对个体的消极影响，从而保持和提高个体的身心健康水平。根据这一模型，社会支持一方面可以在压力条件下提高个体对外界支持的感知能力，从而降低压力事件的破坏程度；另一方面，社会支持可提供问题的解决策略，从而帮助个体减轻压力。

动态效应模型认为，压力事件与社会支持之间是相互影响和相互作用的，并且随着时间的变化而发生变化，压力事件、社会支持与个体的身心健康并不是直线关系，而是复杂的曲线关系。

（三）实践模式

1. 实务模型

社会支持网络理论的实务模式基本框架为：① 对服务对象的

问题进行界定，敏锐准确地界定服务对象的问题和需求。② 对服务对象进行社会支持网络评估，关注服务对象社会支持网络的结构和内容两方面。社会支持网络的结构指网络的组成，包括能够有效提供支持的人数、关系和距离等；内容指社会支持网络发挥的功能，主要是工具性支持与表达性支持。③ 对服务对象的社会支持网络进行介入，通过社会工作方法（如个案工作、小组工作、社区工作等），围绕服务对象的需求，协助服务对象建立和利用社会支持网络，充分发挥社会支持网络在预防、治疗和康复中的作用。

2. 介入层次

社会支持网络理论在介入层次上分为正式社会支持网络和非正式社会支持网络两种。

非正式社会支持网络一般以血缘关系和姻亲关系为基础，为个人提供相关社会支持系统并保护个人。在非正式社会支持网络中，社会工作者需要帮助服务对象识别出可能有能力的并愿意为之提供帮助的亲友，建立或强化他们之间的关系。

在社会工作中常见的正式网络支持来自自助群体、社区支持、国家支持、社会组织等。

以自助群体为例，自助群体是个人基于共同的目的和彼此认同而自然组成的网络。自助群体是社会工作服务中常见的社会支持力量。在医务社会工作领域，很多情况下自助群体是一种志愿型小型团体，由一群人自动自发组成，这群人具有相似的疾病体验、生活遭遇，共同面对相似的精神压力以及困难环境的问题，具有互帮互助的特点。互助是自助群体的动力来源，成员彼此分享治疗、康复以及生活经验，通过成员间的互动，可以发挥调整认知、链接资源、舒缓情绪、增强希望感的积极作用。病友自助群体一般以某一类病种为标准进行划分的病友俱乐部或病友小组形式存在，常见的如糖尿病、高血压、癌症等慢性病或是罕见病的自助群体。随着互联网技术的不断发展，利用 QQ、贴吧、微信等线上平台开展病友团体互动成为病友自助群体发展的重要方式。

六、赋权理论

赋权取向的社会工作实践始于 20 世纪 70 年代。1976 年，美国哥伦比亚大学学者巴巴拉·所罗门（Barbara Solomon）出版的《黑人赋权：受压迫社区的社会工作》一书中明确地使用"赋权"一词，标志着赋权取向的社会工作专业正式诞生。20 世纪 80 年代，社会工作正式进入"赋权时代"，在这一时期，赋权理论在理论和实务中均有快速发展，帮助服务对象增强权能，摆脱无力感，建立自尊心，改善环境，推动社会公平正义。

（一）理论假设

赋权理论的基本假设包括以下四项[①]：

第一，人的无力感是由于环境的压迫而产生。弱势群体的弱势地位并非是自身缺陷导致，而是由于处于受压迫或不利的环境中。无力感的根源有三：一是受到压迫群体自我负性评价；二是与外在环境互动过程中形成的负面经验；三是宏观环境的障碍压制了弱势群体的互动和行动。

第二，服务对象是有能力、有价值的，每个人都不缺少权能。服务对象的权能不是他人给予的，服务对象拥有优势和资源，并且有能力在问题中复原。社会工作服务的作用是帮助与鼓励服务对象认识和运用自己的优势，并发挥潜能与社会环境积极互动。

第三，社会环境中存在直接或间接的障碍，使得个人无法实现他们的权能。改善压迫环境（社会文化规范、价值观、文化等），通过重构环境，消除服务对象的无力感，使得服务对象获得权能，正常发挥社会功能。

第四，服务对象与环境之间的负性互动同样造成无力感。服务对象的赋权离不开个人或群体与社会环境之间积极的互动，因此，需要

---

① Robert Adams：《赋权、参与和社会工作》，汪冬冬译，华东理工大学出版社 2013 年版。

个人或群体运用自身的优势和潜能，积极地参与社会环境的改变。

（二）解释框架

陈树强认为，"赋权可以看作一种理论和实践、一个目标或心理状态、一个发展过程、一种介入方式"[①]。赋权不是"赋予"服务对象权力，而是去挖掘和激发服务对象的潜能，权力存在于服务对象内，而不是服务对象外。

赋权理论由权力、无权和赋权等概念建构。

权力是赋权理论的核心概念，是指人们所拥有的能力，这种能力不仅表现为客观的存在，而且表现为一种主观感受，如自我概念、自我效能感、自尊感、重要感等。

无权就是缺乏能力或资源，不仅指缺乏能力或资源的状态，而且是一个内化过程。无权表现为两个层面的内容：一是缺少客观存在的资源，如金钱、住所和衣服；二是强调当个人无权的时候，会把这种无权的感觉内化并逐渐认为自己是无助的，形成无权感，如消极的自我概念、负面的认知、习得性无助等。

尽管不同的学者从不同的角度来定义赋权，但是通过相关文献可以发展出赋权的操作性定义：① 赋权是一种理论和实践，是处理权力、无权和压迫以及它们造成的问题和需求并影响社会工作专业关系的议题。② 赋权的目标是增加个人、人际的权力，以便个人、家庭或社区可以采取行动改善他们的处境。③ 赋权是一个过程，可以发生在个人、人际和社区等介入层面，由以下过程构成：群体意识的发展、自责的减少、个人对改变负有责任的假设、自我效能感的提升。④ 增权要通过一些介入方法，包括：把专业助人关系建立在平等合作和分享权力基础之上；运用团体、接受服务对象对问题的定义、确认和加强服务对象的资源和优势；提升服务对象对压迫环境的意识；引导服务对象参与到加入改变的过程；教授具体的技巧；运用互助、自助或支持群体。⑤ 有效的实践目标是

---

① 陈树强：《增权：社会工作理论与实践的新视角》，《社会学研究》2003 年第 5 期。

服务对象或社区实际权力的增长。

（三）实践模式

赋权理论指导下的医务社会工作介入立足于服务对象个体、人际以及环境层面的多重系统，聚焦于优势与资源，旨在通过激发受压迫和失权的群体权能，提高自我效能感，改善压迫环境。古铁雷斯（Gutiérrez）、帕森斯（Parsons）和考克斯（Cox）构建出一套由伦理价值、干预认可、实践架构等组成的赋权取向的社会工作模式[①]。

在伦理价值上，赋权取向的社会工作强调推动社会正义的实现；强调服务对象与社会工作者之间合作取向的关系；遵守服务对象自决和自我实现的专业承诺；引导服务对象最大限度地参与。

干预认可是指来自不同方面对干预计划可能的允许范围，包括社会工作价值基础、伦理、法律、机构章程以及服务对象需要。社会工作者需要根据允许范围作出专业的决定，在允许范围内最大限度地为服务对象争取更多的资源。

在专业关系中，强调服务对象与社会工作者之间建立尊重、平等的合作伙伴关系。

介入层次一般在个人、人际和环境层次开展赋权。在个人层次的赋权中，增权聚焦于个人发展个人权力感和自我效能感的方式，进行自我赋权，包括参与行为、自我管理、提高效能感和控制感等。在人际层次上，个人与他人合作促进问题解决，包括共同领导、发展技巧的机会等。在环境层面，改变利于个人权能发展的环境，这个过程需要服务对象充分地进行参与和倡导，推动社会层面和环境层面的改变。

如何参与、如何与服务对象保持专业关系、如何在不同层次上实现赋权等问题，是在以赋权理论取向的社会工作实践中的重要关注点。专业的社会工作者应该思考如何帮助服务对象挖掘潜力、链接资源、获得成长、进行参与。

七、叙事理论

叙事治疗模式起源于20世纪80年代。澳大利亚家庭心理治

---

① Gutiérrez, Parsons, Cox, *Empowerment in Social Work Practice: A Sourcebook*, Pacific Grove, CA: Brooks Cole Publishing Company, 1998.

叙事治疗理论在不同的专业领域均有发展。在临床医学中，平行病例的书写使得医学人文落地，通过床边叙事，为患者书写一份带有生理、心理和社会多维度的人文病例。在医务社会工作领域，乳腺癌、艾滋病、肠造口、肿瘤等均有叙事治疗理论应用，在降低病耻感、心理舒缓、提升生命质量等方面显示出优势。

疗师麦克·怀特（Micheal White）等人在临床心理治疗的实践中发现，服务对象的"问题"往往是被自身主观建构的，这种建构深受"主流话语"和"正统标准"的影响，并按时间顺序链接起来固化为故事，这些故事是其生命的航标，可以说明他的过去，定义他的现在，影射他的未来。叙事治疗的主要理论基础是一般意义上的社会建构主义。

（一）理论假设

叙事治疗模式将人的生活视为日常生活经验故事化的过程，在故事中不断组织、呈现和实现自己的生活；而人的故事的形成离不开与他人的交往，只有在相互沟通交流的过程中才能产生生活的意义。叙事治疗有四个基本理论假设[①]：

第一，现实是社会建构出来的。人类认识的世界正是自己不断建构的世界，是在长时间的社会交往过程中由人们一起构建的，受到家庭、文化、语言等社会因素的影响。

第二，现实是经由语言构成的。在叙事治疗模式中，语言告诉我们如何去看世界，也告诉我们看到的是什么。现实是经由语言构成的，并随着语言意义的变化而变化。

第三，现实是借助叙事组成并得以维持的。叙事治疗正是要借助主流叙事之外的生活经验，发现新的经验，并以此为基础逐渐发展出新故事，抗争主流文化的压迫。其实，这样的过程不仅是表达，同时也是参与不同故事的体验过程，是生活不断再建构的过程。

第四，没有绝对的真理。对日常生活经验的理解和解释具有多样性，产生出多种可能性。叙事治疗模式只是通过强调没有绝对真理的方式，要求人们检视自己故事形成的过程及影响的要素，小心地选择自己所坚持的信念和价值。

（二）解释框架

叙事治疗的核心是"故事"，即人的生活经验。故事叙述，就

---

① 黄锐：《论叙事治疗模式的形成及其运用》，《社会工作下半月（理论）》2009年第4期。

是叙述者展现对自己、对故事、对所处环境和对将来发展的思考过程，在这一过程中过往的故事会被解构而充满想象力，能体现能力的故事会被重新建构出来。叙事治疗更关注服务对象的叙事，改变了社会工作者"专家"的角色。

1. 叙事的隐喻

人的生活经由不同的故事组成，人一出生就会进入各种故事，他们的社会和历史不断诱导他们叙说或记忆某些事情，而将很多的事件遗忘或没有将之形成故事。服务对象问题的出现可能在于其遗忘了积极的叙事而过分关注消极的叙事，社会工作者此时可以参与到服务对象的解构行动中，帮助服务对象解构那些不利于自身成长与发展的叙事。

2. 社会建构的隐喻

问题是被建构出来的，对于服务对象不利的叙事导致服务对象的问题。叙事本身可以随着时间以及其他因素的改变而发生变化。叙事治疗在后现代"解构"的基础上提出了建构的重要意义和行动措施，主张社会工作者不仅要帮助服务对象解构不利于服务对象的叙事，更需要相信服务对象有解决问题的能力，寻找各种解决问题的契机，与服务对象一同建构新的积极叙事。

3. 知识、权力与语言

知识是一种经由语言呈现的社会建构，体现了某种权力关系；现实经由叙事、谈话和故事等组织并维持，构成不同的话语体系；话语是权力关系的再现，占统治地位的群体可以构建某些话语排斥或边缘化某些弱势群体。因此，社会问题和个人问题是由社会建构的，并通过故事和语言建构出来，受到背后权力关系的影响。语言是建构的核心力量，是可以被建构的。在叙事治疗看来，语言可以用来凸显服务对象的优势，是服务对象改变的力量之源。

（三）实践模式

叙事治疗聚焦于形塑服务对象生活的叙事，将个人与问题分开，并重构自己的生活叙事。

1. 干预原则

（1）聚焦于形塑服务对象生活的叙事

叙事治疗致力于评估和改变服务对象关于自己生活的叙事，挑战以病态或负面方式出现的、对服务对象造成伤害的叙事，并代之以有建设意义的叙事。理解服务对象的隐喻是了解服务对象现实如何建构的关键。

（2）个人与问题的分离（问题外化）

将个人与问题分离，帮助服务对象修正自己与问题之间的关系以及问题对生活的影响，寻找更多的正面经验，重新建构服务对象的故事。问题的外化可以帮助人们辨识那些具有压迫意义的知识体系，减少自我污名化和自我诘难，并使得服务对象有机会与问题进行分割，寻找新的选择和意义。

（3）重构主流故事

叙事治疗的一个解放性意义在于经由询问问题的背景以及背景对问题的影响，让服务对象洞察到故事背后的权力机制。例如，是什么"养大了"这个问题？又是什么可以"饿扁"这个问题？谁能从中获利？有问题的态度在什么样的状态下会变好？

2. 干预过程

叙事治疗理论下，社会工作者并非扮演专家角色，而是服务对象故事的听众和新故事建构的协助者。在整个过程中，服务对象是建构自己故事的讲述者和编写者。

叙事理论指导下的社会工作实务过程包括：① 倾听和了解服务对象的故事；② 以叙事的方式协助服务对象定义他们的挑战；③ 共同致力于寻求意义；④ 帮助服务对象外在化他们的挑战和议题；⑤ 帮助服务对象重构具有能力和优势的个人故事；⑥ 确认服务对象具有重构其生活故事和建构替代性叙事的特权；⑦ 分享故事[1]。

左侧边注：问题是人正在遭遇的挑战，不代表人本身就是问题。问题是问题，人是人，应区分看待。

---

[1] E. M. Freeman, G. Couchonnal, "Narrative and Culturally Based Approaches in Practice With Families", *Families in Society: the Journal of Contemporary Human Services,* 2006, Vol. 87, No. 2.

3. 干预技术

（1）倾听

社会工作者是服务对象故事的听众，社会工作者倾听的技术非常重要。社会工作者要以他们的语言来了解服务对象为什么寻求帮助，注意服务对象在描述过程中自己所不知道的事情，即"隐喻"。社会工作者在倾听的过程中需要将自己的"专家角色"放在一边，悬置判断。例如，可以尝试说，"你说'生病后家里像打仗'一样，可以讲得更具体一点吗？""我很想听你讲讲你的故事"等。

（2）外在化

"外在化"是叙事治疗的一个特殊手段。问题是在人的外部而非内部。常见的手段如对叙事过程中情节的命名，通过命名故事这一社会建构的过程，社会工作者与服务对象一起发现问题运作的策略和方法。例如，社会工作者询问患者："每天晚上失眠，这个敌人是如何把你打败的？"或"你有没有发现，自己一直在抱怨，并好像还乐在其中呢？"

（3）寻找例外

谈论问题出现或问题成功应对的时刻，即寻找例外。探讨独特的成功的结果可以促使服务对象看到改变的可能。社会工作者可以对服务对象的故事进行提问，如"因为面部烧烫伤留下的疤痕，你在初中没有交到好朋友，那么你之前在小学阶段交过好朋友吗？你是怎么做到的？"

（4）治疗文件

治疗文件包括录音、笔记、录像和信件等。治疗文件有助于治疗过程，强化或持续故事。有研究表明，一封信件的评价价值约等于3.2次会谈。治疗文件不仅能够起到强化故事的作用，而且让社会工作者更加彻底地参与共同协作的过程，从而有机会思考自己使用的语言，也可以拓展治疗会谈中引发的想法或故事，或者更为简单的就是对会谈内容进行总结。

（5）仪式与见证

仪式与见证是叙事治疗理论中常用的一项临床方法。见证的成员主要是服务对象支持系统中的重要他人，如服务对象的父母、子女、家人、朋友等。另外，社会工作者可以在治疗结束时为服务对象举办仪式，帮助服务对象巩固和纪念服务的成效。

八、社会工作理论的应用、挑战与展望

（一）选择理论的原则与常见误区

1. 常见的三种错误的理论倾向

在社会工作理论的应用中常出现三种错误的理论倾向，因为这三种倾向都忽视了理论与实践之间的辩证关系，从而影响了理论的选择与应用①。

（1）抛弃理论

认为理论无用，与社会工作实务无关，因此应该抛弃理论。

（2）理论教条主义

认为特定的理论是万能的，这样的盲从无疑忽视了理论的局限性。因为理论是现实的简化的，而现实是繁杂的，难以将服务对象的问题和情景囊括在理论中。

（3）无原则的折中主义

社会工作者可能认识到了理论的重要性，却没能很好地掌握不同的理论，随意将不同理论的不同元素叠加在一起，但特定的理论存在适用问题，某一理论显然是不适合所有人群的。

2. 理论选择的原则

有三条最基本的理论选择的标准：

（1）符合社会工作的价值和伦理

社会工作是一个以价值为本的专业，选的理论必须符合社会工作的核心价值观，遵守伦理守则。

（2）寻求科学验证

注重证据为本，社会工作在科学理论指导下为不同人群提供

如何选择理论和运用理论，需要医务社会工作者通过综合能力进行把握。不断尝试理论与实践相结合、不断反思和学习，是提高医务社会工作者能力的重要方式。

---

① 何雪松：《社会工作理论》（第二版），格致出版社 2017 年版。

服务，进行科学的评估、诊断与鉴定。理论的选取最好有科学的依据，被经验检验过。

（3）无伤害性

这一标准源自社会工作伦理守则和价值体系，因此，社会工作者要特别谨慎地看到运用某些理论可能存在的潜在伤害性，依据最少伤害原则选择相关理论。

3. 理论与实践的整合

巴伯（Barber）指出，社会工作者对理论和实践的整合有三种不同的模式：① 渗透式（seeping-in），即掌握一般的观念与方法，但知其然不知其所以然；②"混合"（amalgam），即将特定的理论混杂在一起应用于适当的地方；③"个性方式"（personal style），即社会工作者以自己的方式整合理论知识，形成一个系统的整体[①]。理论与实践结合的最终目的是解决问题，推动社会的发展与进步。理论与实践的结合不是机械地运用，也不是简单地混杂，而是理论与实践的相互融合，使理论系统而科学地指引实践，而实践又能反馈于理论，促进理论更贴近实际，得到更好地发展。

（二）理论的挑战与未来展望

1. 理论面临的挑战

美国社会工作与社会福利学会提出了社会工作面对的十二项挑战，基于此，有学者尝试对社会工作理论内部的争论尝试进行概括，认为当前社会工作理论界存在四大理论争论[②]。

（1）问题为本与优势视角的争论

优势视角认为问题视角是一种消极的视角，忽视了服务对象的潜能，创造了不平等的专业关系，将服务对象看作有问题的人，对服务对象产生伤害。问题视角则批评优势视角实践定义不清，介入成效缺少有效的证据。

---

① Barbra Teater：《社会工作理论与方法》，余潇等译，华东理工大学出版社 2013 年版。

② 郭伟和：《迈向反身性实践的社会工作实务理论——当前社会工作理论界的若干争论及其超越》，《学海》2018 年第 1 期。

（2）技术性治疗策略与社会性干预策略的争论

社会工作面临着市场化背景下新公共管理运动带来的挑战。社会工作服务出现项目化运作的趋势，追求展现"短平快"的成效。社会工作迅速转向了对社会问题的个人诊断和技术治疗，对社会工作的社会面向产生冲击，而对形成问题背后的社会结构的忽视，使得社会工作丢失了其更开阔的宏观性视野。

（3）实证主义与建构主义的争论

实证主义认为，社会工作应该遵循自然科学的研究方法，通过实验设计等严格的方法来验证有效性，发展证据为本的社会工作服务。建构主义则认为社会工作不属于自然科学，不适用自然科学的研究方法，服务成效应该以服务对象的主观表达，而非客观的外在指标进行测量。

（4）专业主义与本土经验的争论

社会工作起源于西方，社会工作专业内部的知识体系、方法技术等诞生、发展和呈现虽与西方社会文化传统、福利体系等相关，但社会工作的发展又有明确的社会属性，忽略具体的本土发展情境，与当时当地的社会文化割裂的社会工作，既无法呈现专业性，也无法解决现实问题。

以上四个方面的争论目前依然存在，在理论的运用过程中，毫无疑问需要对上述的争论进行深刻探索与反思，并结合实践创造性地整合运用理论，以便更有利于问题的解决，以及社会进步。

2. 未来的展望

社会工作在西方国家的发展过程中，经历了一个从没有理论指导到自觉采用理论，从指导理论的单一化到理论的多元化的过程。在理论来源上，经历了从主要借用心理学的理论到多元学科（如心理学、社会学、人类学等多学科理论）整合的发展过程。社会工作专业在我国的发展历史还很短，其理论发展面临诸多挑战，也面临诸多机遇。

推动社会工作本土理论的发展。社会工作的理论和模式引入我国时，面临社会工作在中国文化、社会结构等方面的调试问题。发展和推动我国社会工作本土化可以从理论和实务两个方面入手：第一，将西方社会工作理论应用于中国的社会工作实务中，在实践中检验真理，检验和发现理论的适应性问题，经修正和完善后完成西方社会工作理论本土化的过程。第二，促进我国社会工作理论的研究，依据本土经验，在本土理论的基础上，建立适合我国国情的本土化的社会工作理论体系。

社会工作理论与实务整合发展。在未来的一段时间内，社会工作仍然会面临理论与实践的割裂问题[①]。中国的社会工作发展是"教育先行"的，高校教师的理论研究和对国外理论的介绍引进曾一度推动了中国社会工作的快速发展，但三十年后的今天来看，实务已经先行，有些领域的研究已经无法回应现实的发展需求，医务社会工作领域亦是如此。在此背景下，尤其期待理论与实务再次合作，理论联系实践，有更多的本土化、能解决现实问题的"知识生产"，推动理论进一步发展。

本章小结

社会工作理论是关于社会工作各种知识架构的总称，具有实务取向，是一种实践理论。有学者把实证传统、人本传统、激进传统和社会建构传统总结为社会工作理论建立的哲学基础。按照不同的分析视角，社会工作理论分类也不同，常见的分类如"为社会工作的理论"和"社会工作的理论"、"正式理论"和"非正式理论"，以及"反思-治疗型""社会主义-集体主义型"和"个人主义-改革主义型"。社会工作理论对于社会工作学科建立和社会工作实务开展等具有重要意义。

---

① 王思斌：《走向社会工作理论与实践互相促进发展的新阶段》，《中国社会工作》2018 年第 31 期。

社会工作理论纷繁复杂。本章节选取在社会工作中较为常见的理论进行介绍。在每个理论的介绍中，由于不同的理论看待问题和需求的视角不同，故首先就理论假设进行梳理，随后将理论的内涵进行框架性解释，最后对理论在实践中所运用的模式、原则、技术或方法等加以概述。

"人在情境中"是心理社会治疗理论的核心概念。在环境层面，改善环境，修补或维系社会系统以恢复个人社会功能；在个人层面，降低服务对象的焦虑不安及功能失调情况；在人环关系层面，促进个人与环境适应及生活功能等。社会工作者可以采用直接介入技巧和非直接介入技巧实现服务目标。

认知行为治疗理论认为不合理的认知发展出消极和有问题的结果，因此，从认知过程上进行介入，用理性认知代替非理性认知是关键。在干预技巧上通常使用认知重构、厌恶疗法、系统脱敏法、强化（代币矫正法）、模仿和角色扮演等进行。

危机干预是对处于危机状态的人在有限的时间内提供的治疗方法和过程，主要目的是降低危机的危险性，协助服务对象重新恢复心理平衡和社会功能，培养服务对象应对危机的能力。

社会支持理论认为服务对象的问题并非由个体因素造成，而是由社会支持的断裂和不足引起，因此，社会工作者关注如何重新建构并积极维护服务对象所依赖的社会支持网络，并且可以通过在正式支持网络和非正式支持网络方面的介入实现这一目的。

赋权理论从权能的视角理解服务对象的需求和问题，立足于服务对象个体、人际以及环境层面的赋权，并通过参与、合作、倡导等方式实现。

叙事理论主要是在社会建构主义的基础上提出，现实经由语言、叙事构成和维持。社会工作者通过聚焦服务对象生活叙事，将个人与问题分离，重构叙事等方式开展实践，并发展出外在化、寻找例外、使用治疗文件等特色技巧。

面对纷繁复杂的问题和服务情境，社会工作者将理论运用于实践并非易事。在选择和运用理论时需要遵循理论选择的基本原则，避免抛弃理论、教条主义、无原则折中主义等错误倾向，将理论与实践进行整合，实现理论与实践的双向促进。社会工作理论发展面临诸多的挑战，一方面需要意识到这是发展过程中的必然阶段，另一方面也要把握社会工作发展的机遇，积极推动社会工作本土理论的整合性发展。

思考题

1. 什么是社会工作理论？社会工作理论有哪些分类？

2. 社会工作理论的价值与意义是什么？

3. 简述常见的社会工作理论的基本特点、干预方法和技巧。

4. 在社会工作实务中，如何选择合适的社会工作理论？

5. 尝试在 1—2 个社会工作理论的指导下，开展一次社会工作实务（个案工作、小组工作或社区工作），谈谈你在将社会工作理论应用于实务过程中的反思。

推荐阅读

童敏：《社会工作理论》，社会科学文献出版社 2019 年版。

何雪松：《社会工作理论》（第二版），格致出版社 2017 年版。

莫藜藜：《医务社会工作：理论与技术》，华东理工大学出版社 2018 年版。

Barbra Teater：《社会工作理论与方法》，余潇等译，华东理工大学出版社 2013 年版。

Robert Adams：《赋权、参与和社会工作》，汪冬冬译，华东理工大学出版社 2013 年版。

主要参考文献

陈禹、徐明静等：《突发公共事件中医务社会工作介入机制研究》，《中国社会工作》2020年第18期。

何雪松：《叙事治疗：社会工作实践的新范式》，《华东理工大学学报（社会科学版）》2006年第3期。

黄雷晶：《社会支持理论研究初探》，《心理月刊》2020年第16期。

焦剑、Lane Timothy：《患者赋权问题及其解决思路——国外患者赋权理论文献综述》，《医学与哲学》2019年第6期。

梁莉、杨海洁、孙丽红：《从技术至上走向人文关怀——现代医学模式在实践中转化的必要条件》，《医学与社会》2002年第1期。

李昀鋆：《中国社会工作情境下叙事治疗的理论技术应用及其可推广性研究》，《社会工作》2014年第4期。

刘继同：《医务社会工作导论》，高等教育出版社2008年版。

莫藜藜：《医务社会工作：理论与技术》，华东理工大学出版社2018年版。

倪赤丹：《社会支持理论：社会工作研究的新"范式"》，《广东工业大学学报（社会科学版）》2013年第3期。

聂祝兵、刘伟：《叙事治疗理论及其社会工作实践》，《社会工作下半月（理论）》2009年第11期。

全国社会工作者职业水平考试教材编委会：《社会工作综合能力（中级）》，中国社会出版社2010年版。

宋丽玉：《社会工作理论：处遇模式与案例分析》，洪叶文化事业有限公司2005年版。

童敏：《个案辅导》，社会科学文献出版社2007年版。

文军、何威：《从"反理论"到理论自觉：重构社会工作理论与实践的关系》，《社会科学》2014年第7期。

卫小将、何芸:《"叙事治疗"在青少年社会工作中的应用》,《华东理工大学学报（社会科学版)》2008 年第 2 期。

肖水源:《〈社会支持评定量表〉的理论基础与研究应用》,《临床精神医学杂志》1994 年第 2 期。

詹文倩、张馨等:《生命故事方法介入癌症患者的实践研究》,《中国社会工作》2018 年第 34 期。

张青、任小平:《论社会工作理论在医务社会工作实务中的应用》,《医学与哲学》2014 年第 2 期。

周爱华、廖绪:《叙事疗法在老年社会工作的应用——以香港慢性病患老年人为例》,《社会工作》2019 年第 3 期。

周林刚、冯建华:《社会支持理论——一个文献的回顾》,《广西师范学院学报（哲学社会科学版)》2005 年第 3 期。

周秀莲、周媛婷:《心理社会因素对慢性乙肝病毒携带者心理健康影响的调查》,《中国健康教育》2006 年第 10 期。

Jill Freedman 等:《叙事治疗:解构并重写生活的故事》,易知心译,张老师文化事业股份有限公司 2000 年版。

Payne:《现代社会工作理论》（第三版),何雪松译,华东理工大学出版社 2005 年版。

Robert Adams:《赋权、参与和社会工作》,汪冬冬译,华东理工大学出版社 2013 年版。

Michael White, David Epston, *Narrative Means to Therapeutic Ends*, W. W. Norton & Company, 1990.

第五章

社会工作的实务方法

案 例：

一、背景资料

在医护人员的转介下，医务社会工作者接触到服务对象阿花（化名）。阿花30岁，与丈夫一同生活，现因生活不便由婆婆照顾。阿花有两个未成年的孩子，但孩子由于从小寄养在农村老家，与阿花的感情有些疏离。阿花与丈夫感情很好，多年来共同打理废品回收站，日子过得平静幸福。可生活却总是有一些突如其来的意外——阿花因为不慎扭伤导致左胫骨远端、左外踝骨折，进入医院骨科授受治疗。手术后阿花的伤口引发感染，一个月内做了3次手术，频繁的手术及术后疼痛让阿花对治疗失去了信心，悲观、消极和埋怨等负面情绪积累，使阿花身心受到极大影响。

社会工作者初次接触到阿花时，了解到手术后阿花一直没有休息和进食，烦躁、焦虑、绝望是她当时的心理写照。医务社会工作者经过综合评估，发现阿花主要面临以下几个问题和需要。

一是心理状况堪忧。因感染她在一个月内做了3次手术，且仍需一次手术才可出院，术后疼痛使其产生巨大的心理阴影，经常做出过激举动。例如，让丈夫去买安眠药给自己、绝食、拒绝进行手术等。身体带来的疼痛还令阿花觉得没有人能理解她，会一直哭喊着抓打自己的丈夫。

二是身体康复期望不足。手术后感染及多次手术让阿花对康复失去了信心，觉得自己的腿治不好了，对医生产生不信任感。

三是身体疼痛难忍。由于阿花情绪紧张，内心恐惧，无法准确评估疼痛的程度，导致医务人员无法进行针对性镇痛。

四是夫妻关系紧张。丈夫由于工作原因无法一直陪伴，阿花便会问婆婆"老公不会不要我了吧？"之类的问题。由于受伤，案主自信心下降，没有安全感。

二、服务理论及目标

社会支持理论可以分为有形支持和无形支持，其中有形支持包括物质或金钱的支持和援助，而无形支持多属于心理、精神上的，如鼓励、安慰、嘘寒问暖、爱及情绪上的支持等。可以通过增加案主支持网络，使案主获得心理、情绪方面的支持。个案服务目标主要是减轻案主的疼痛压力，链接资源，引导案主积极地面对康复问题，提升案主康复的信心。

经过分析，订立了如下的服务目标：
一是减轻案主疼痛，缓解案主的焦虑情绪，促使案主形成积极平和的心态；
二是解决案主对治疗缺乏信心的问题，提升案主对治疗和康复的信心；
三是促进医患之间的交流，重新建立双方之间的信任感，改善医患关系；
四是增加家庭支持，促进案主家人积极正向地与案主沟通。

三、服务介入

第一阶段：宣泄不良情绪，维护案主自决权利。

案主表示不愿意再进行手术，社会工作者鼓励案主向医生了解是否有其他治疗方案，将每个方案的利弊了解清楚，鼓励由案主自己作决定。同时鼓励案主宣泄自己的情绪，如果哭出来能舒服一点就哭出来。在社会工作者的同理和陪伴下，案主痛快地哭了一场，说出心里话："大家都让我坚强，其实我真的很痛苦。"案主家人从医生那里了解到，可以考虑通过换药逐渐康复，只是恢复时间比较长。案主表示仍然不愿意接受，觉得没有办法出院了。她期望能早点下床活动，但是又接受不了再次手术，害怕手术的疼痛。阿花陷入自己的矛盾中，非常痛苦，难以抉择。但是阿花已经清楚，她可以有不手术的选择，而且她有权利对自己的治疗进行选择，医生只是协助她作好决定。

第二阶段：辨别疼痛指数，促进医患信任。

平时换药、复健时案主表现出特别疼痛，这让医护人员的压力也很大，觉得案主已经不能理性地描述自己的疼痛。社会工作者努力教会案主用疼痛指数来描述自己的疼痛级别，让医护人员清楚案主的疼痛程度，重新建立医患信任关系。同时，社会工作者了解到阿花喜欢做手工，于是给她带去丝带，鼓励她做一些平时喜欢的手工编花，帮助她转移轻微疼痛时的注意力。

第三阶段：引荐同类病友，完善同辈支持网络。

案主较担心身体不能康复，对治疗缺乏信心。因此，社会工作者引荐给阿花一个病情相似的病友，案主与家人积极主动地向病友了解手术、康复及术后疼痛的状况，并获得了较多的心理、情绪上的支持。病友也经常到案主病房探望、鼓励、支持，相互交流病情。通过病友的支持，案主开始积极面对治疗，最终确定了治疗方案，脸上逐渐露出笑容。

第四阶段：管理不良情绪，促进家庭正向沟通。

阿花丈夫为人比较内向，不善言辞，只是默默地陪伴在病床边，属于"打不还手，骂不还口"的状态。这样的"爱在心里口难开"着实让案主十分焦虑无助，常常担心丈夫不爱她。因而，社会工作者与其丈夫沟通，通过阿花丈夫手工制作相册，协助夫妻两人回顾他们相识、相恋、生育子女等经历，相册表达了丈夫对阿花的深切关爱与支持。案主收到后非常感动，表示要积极治疗，持续康复锻炼。其次，在社会工作者的提醒下，案主丈夫经常让孩子们与阿花通电话，提升她治疗的动力。在治疗过程中，阿花的悲观情绪会反复，经常会对家人发脾气，发脾气的时候不吃东西，也不跟任何人说话。为了改善阿花的情绪状况，社会工作者陪阿花一起学习认识情绪、发现情绪和管理自己的情绪。通过学习，阿花开始试着控制和合理发泄自己的情绪，也更多地理解家人，感恩家人对她的照顾。

经过社会工作者与阿花的多次面谈，阿花在后期的治疗过程中，情绪不再焦虑，积极配合医生治疗，并主动与家人、医护人员沟通，了解自己的病情，作出自己的选择。现在阿花已经顺利出院，她特别感谢在她悲观绝望的时候帮助过她的病友、家属、社会工作者及医护人员。

四、结案评估

案主与医护人员之间从相互不信任，到后来相互理解，重新建立了信任关系。在这段时期，阿花与家人也加强了交流与沟通，关系亲近了很多。通过多方努力，阿花顺利地度过了那一段情绪焦虑、悲观绝望的时期，现在面对康复充满了信心，每天都在努力实现康复锻炼的目标。

在具体的社会工作服务过程中，每个阶段都有其目标、任务和不同的方法与技巧，学习与探索这一过程的每一步，不仅可以为社会工作者建立良好的知识结构，促进社会工作者有效、成功地帮助案主解决问题，同时也可以用在中观和宏观的更高层次的研究中。

一、社会工作的一般过程

社会工作的一般过程，是指不同层次、不同领域的社会工作助人的基本程序，它吸收了各种助人过程所具有的普遍性和共同性因素，代表了对助人过程一般规律的认识，也是社会工作助人活动的基本指引。社会工作的一般过程包括接案期、预估期、计划期、介入期、评估期和结案期。

（一）接案期

接案是助人过程的开始，它是社会工作者和求助者接触、交流与沟通，并签署一起工作以解决问题的协议的过程。案主可以是个人、家庭、小组、组织或者社区。在接案阶段，社会工作者的主要任务包括了解案主的求助过程、初步评估案主的问题、建立专业关系、决定是否服务、订立初步合约等方面。本节将重点探讨接案前的准备、接案的过程以及一些相关的基本技巧。

1.接案前的准备

"接案"是社会工作者与案主接触的第一步工作，通过这一过程，社会工作者与潜在的案主进行接触，了解其需要，帮助其成为案主并接受服务。这个过程也是社会工作者与潜在案主通过沟通达成共同解决问题初步协议的整个助人过程的开始。成功接案是专业助人活动的前提。

社会工作者在接触案主前必须做好以下几方面的工作：

（1）对案主相关信息的收集

① 了解案主的来源和类型。

一般来说，案主通常有以下三种来源：其一，主动求助者。所谓主动求助的案主，是指一个人、家庭或团体、组织、社区，他们带着超出他们能力之外、不能解决的问题主动前来寻求帮助。其二，他人转介者。这种案主是由他人转介而来的，他们可能是由社区内的相关机构（如街道办事处、居委会）或邻居发现，从而要求社会工作者介入来帮助他们解决问题。其三，由社会工作者主动接触而成为案主者。对于由社会工作者认定为案主的人来说，没有主动求助或者说没有求助动机并不等于他们就不需要服务或者不想得到服务。此时，社会工作者的重要工作和任务是，消除他们对机构和社会工作者的不信任甚至怀疑，引导他们接受服务。

根据来源不同，可以将案主按寻求服务时的意愿分为以下三种类型：其一，自愿型的案主。指认识到需要协助而主动求助的，以及由他人介绍而接触社会工作服务机构并愿意成为其案主的人。其二，非自愿型的案主。指那些由他人（包括父母、老师等）将需要协助的案主转介给社会工作服务机构以协助其解决问题的案主。这些案主不必依法接受服务，也不情愿接受服务。其三，被强制接受服务的案主。指那些由政府、法院或其他被授权的部门转介而来的、依法必须接受社会工作服务机构服务的人。这些案主如果不接受服务将依法受到相应的"制裁"，这种特性使得他们在接受服务时通常会存在或表现出某些抗拒情绪和行为。

② 案主相关资料的收集。

在对案主的来源和类型了解后，接下来需要通过回顾、探查和咨询等方式对案主资料进行收集整理。

首先，事先研读案主资料，记下不清楚的地方，以便在面谈时进一步了解情况。了解其是否接受过服务，如果是其他机构转介来的案主，则要阅读以前服务机构的记录，以便在会谈时有的放矢地与他们沟通交流。

外展社会工作就是社会工作者主动寻找服务对象，使其由潜在的案主变为现实的案主的一个很好的例子，在我国的香港与台湾地区经常有这样的服务，即社会工作者走出服务中心或办公地点，来到服务对象经常出现的场所（如青少年社会工作者来到青少年经常会出现的游艺机房、社区篮球场，老年社会工作者来到新村健身广场等），主动与服务对象建立关系并提供相应服务。

同时，了解案主是否有特殊事项需要谨慎小心地处理。例如，是否有精神健康方面的问题，并为此做好预防工作，必要时可以邀请相关专业的专家一起与案主见面。

另外，社会工作者可以通过案主的社会网络来了解其社会功能及社会处境方面的情况，包括向案主的家人、老师、医护人员、司法人员等接触咨询，通过他们了解案主的相关情况。这样做的目的是通过较全面地了解案主的情况，更好地帮助案主解决问题，而非刺探案主的隐私，更不能因此戴上有色眼镜去看待案主。

（2）面谈前的准备

① 安排面谈的时间、场所。

面谈是为了实现助人目标而进行的，是一种特殊的沟通形式和谈话方式，其主要目的在于双方借此交换经验和看法、表达态度和意愿。因此，不仅要在内容的选择方面注重助人目标的实现，而且要在面谈场所的安排方面进行精细设计和准备，以便为面谈顺利进行创造条件。面谈的时间和地点安排应征询案主的意见，充分考虑他们的需要，使其感受到被重视和被尊重。在地点安排方面，一般情况下是在接案社会工作者的办公室或者机构专门的会谈室，以方便遇到问题时联络其他资源和得到机构相关部门的配合；如果案主的需要和问题有特殊性，可以将面谈安排在不同场所，如案主家里、学校、医院等，但无论在什么场所，应该尽可能保证面谈环境安全、舒适、温馨。

② 面谈前的心理准备。

面谈前，除了对面谈的时间、地点进行安排外，社会工作者自身心理上的充分准备也十分重要。准备的内容包括：社会工作者应运用同理心来感受案主的处境，事先设想案主在面谈时可能会有的感受和想法；社会工作者对自我的反思和探索。社会工作者应时常反思：面对某个特殊案主有什么特殊感受吗？自身的成长和经历与案主有相似之处吗？自己期望与案主有怎样的互动？自己的性格、情绪、思维方式和行为模式可能对案主产生怎样的影响？社会工作者对自己应有清醒的反思，了解这些因素是否正在影响自己。如果

社会工作者也需要做好被案主拒绝或敌意对待的心理准备。在我国，除了禁毒社会工作和矫正社会工作有明确的法律强制性外，其他领域均无法律规定服务对象一定要接受社会工作者的服务，所以，当社会工作者面对服务对象拒绝、不配合、不合作等情形时，必须心里清楚这是案主的权利。

能作出及时的调整和自我控制，就可以避免或减少不必要的影响，保证服务的专业品质。

③ 拟定初次见面的提纲。

在每次面谈前，社会工作者应事先有明确的计划，拟定初次面谈的纲要，从而在面谈时能更有序、稳定地与案主探讨他们的问题，收集更全面的信息。初次面谈的大纲一般包括以下几个要素：介绍自己和自己的专长；简要说明本次面谈的目的和内容，以及双方的角色和责任；介绍机构的功能和服务、相关政策（如保密原则）和工作过程；征求案主面谈安排的意见，了解对机构和社会工作者的期望；询问案主是否有需要紧急处理的事情，以便提供及时的协助；等等。当然，在面谈时，需要根据与案主的互动情况灵活调整上述要素。

2. 面谈

面谈是接案阶段的第二项重要工作，是社会工作者与案主之间面对面地讨论问题以确定是否建立专业协助关系的过程，同时也是一种有意识、有目标的人际互动。通过接案期间社会工作者与案主面对面的会谈，要完成以下工作：澄清角色期望和义务，激励案主并促进案主进入角色，促进和引导案主的改变。

（1）面谈的任务

① 界定案主的需要和问题。

案主问题的界定是通过面谈来进行的。任何人都不可能是解决各种问题的通才，因此，在使用沟通技巧与案主面谈时，要以案主为中心。社会工作者要了解案主的求助愿望，了解他们希望从与社会工作者的接触中获得什么、解决什么问题、产生什么结果。

界定问题是社会工作者与案主不断沟通信息的一个持续的过程。面谈初期，案主与社会工作者对问题的看法可能并不一致，需要双方经过一系列的讨论、磋商来形成对问题的共同看法。问题清楚了，才能形成具体的工作目标。这是社会工作的重要起点。

② 澄清双方的期望和应尽的责任。

面谈的一个重要任务是澄清社会工作者与案主对各自的期望，通过协商减少差异，同时，要互相讨论并澄清双方对对方的角色期望。

③ 激励并帮助案主进入受助角色。

面谈是社会工作者与案主建立专业关系的开始。此时，社会工作者要帮助及引导案主逐渐接受自己的案主角色，以便双方能够相互配合，展开工作。

④ 促进和引导案主态度和行为的改变。

面谈时，双方的良性沟通会成为激励案主改变的动力。当社会工作者和案主为改变态度和行为所进行的努力出现效果时，案主解决问题的动机也会得到强化。

⑤ 达成初步协议。

经过以上的初步接触阶段，社会工作者与案主相互之间已有了基本的了解，此时社会工作者与案主就可以达成一个初步的协议。协议的内容包括：机构和社会工作者可以提供的服务；案主问题的初步界定；相互的角色期望及暂定的工作时间长度。协议的形式可以是书面的，也可以是口头的，主要目的在于双方有一个目标与约束，以便使后续工作富有成效。

⑥ 决定工作进程。

在接触和初步面谈后，双方要决定下一步需要采取的步骤。决定有几种可能：a. 终结服务。在完成对问题界定的任务后，社会工作者需要作出一项决定，即终结服务还是继续服务。这要考虑机构的功能是否能满足案主的需要。当存在如下情况时，即可终结服务：第一，机构缺乏合适的工作人员；缺乏具有必要技能的工作人员；案主或其问题不在机构的职责、使命或功能之内；社会工作者认为其他机构的资源、素质更优越；其他机构具有处理特定案主或问题的特权（如社区矫正服务的专门机构）。第二，案主不愿接受服务、机构功能不符合案主需要或问题已经得到解决。第三，案主对问题的看法和期望与社会工作者所能提供的服务不相符，社会工作者所能提供的服务不能解决问题，案主没有充分的动机投入必要的时间、力量和资源。社会工作者在作出终结服务的决定时，有责任帮助案主去获得其他服务的机会。b. 转介其他服务。转介可以是正式的，也可以是非正式的。c. 进入下一个助人阶段。如果案主与社会工作者对问题已达成共识，案主又愿意由机构和社会工作者提供协助，那么接下来就要对问题的轻重缓急与先后顺序进行讨论，开始进入下一阶段的工作。

（2）在面谈时注意资料收集的方向

① 资料收集与保密原则。

在面谈正式开始前，社会工作者还必须告知案主保密是有限制的，即社会工作者对于案主的信息会遵守保密原则，但在不得已或者特殊情况下，可以披露案主信息。

② 收集资料的内容。

在收集案主的资料时，应该主要围绕"问题、人、环境"三个方面，即案主存在的问题、案主自身的特点和案主与环境系统的互动情况。

③ 资料的记录。

社会工作者需要将介入的过程、案主的情况及时地记录下来，资料的记录要贯穿于整个服务过程。

（3）面谈时的基本技巧

初次面谈时社会工作者常常需要用到的技巧有自我介绍、沟通和倾听等。其中，沟通又称人际沟通，是人与人之间借助语言或非语言符号彼此交换观念、信息、态度感受和情感等内容的动态过程。社会工作者在接案阶段通过面谈与案主进行沟通的内容包括：了解案主的问题和需要，交流双方对案主的问题和社会工作机构的功能以及社会工作者的角色的看法与期望。社会工作者除了与案主沟通上述"事实性"内容之外，还要有意识地与案主进行治疗性沟通。所谓治疗性沟通（或具有治疗效果的沟通），是指通过人与人的交往，达到一个人对其他人进行帮助的目的的人际沟通。在接案面谈时，社会工作者有意识地与案主进行的治疗性沟通往往能达到以下功能：a. 提供支持；b. 减轻案主因求助而带来的内心焦虑；c. 协助案主建立对自己和解决问题的正确想法；d. 促成案主为解决问题采取有效的行动。

（二）预估期

预估是社会工作实务过程中的关键环节，它是在接案的基础上收集案主的相关资料，并对案主的问题、案主系统的功能、案主和环境的互动等方面进行综合分析判断，最终形成暂时性的评估结论的过程。

1.预估的目的、内容与特点

（1）预估的目的与内容

预估是一个认识案主的过程，目的是达成对案主的问题、案主自身以及他们与所处的环境互动情况的了解，并对其形成概念化的认识。预估期的最终目的是要对计划期中针对性计划的制定作出贡献。具体来说，预估的目标和内容主要有以下五点：

第一，识别案主问题中的客观因素。求助者是带着问题来寻求社会工作者帮助的，工作者的第一步工作就是收集案主问题或者与案主问题有关的客观因素，包括案主的背景资料、围绕案主运行的重要系统、问题持续存在的时间、案主处理问题的方法等。

第二，识别案主问题中的主观因素。所谓主观因素，是指案主对问题的个人感受。识别问题的主观因素即要认识案主是如何看待自己的问题的，站在案主的角度理解这些问题对他的意义，案主为什么会有如此的主观理解，这些问题对案主现在的社会心理有什么影响。理解案主问题的主观因素是评估问题的重要方面。

第三，识别造成与延续案主问题的因素。如果社会工作者不满足于解决案主的现有问题或表面问题，则会探究问题的成因及使问题延续的因素，以此由表及里地研究案主的问题，深入挖掘问题的根源所在。

第四，识别案主与其环境中积极的一面。因通常要暴露案主的问题，社会工作者通常会将注意力放在案主的弱点上，但案主系统内外的积极因素也是解决问题的重要资源。这样，在社会工作的评估中，识别案主及其环境系统中的资源、长处、动机、能力等就十分必要。

第五，决定合适的服务类型。从判断案主问题的不同视角与不同流派的介入方法看，可以使用不同的方法帮助案主克服问题。相应地，在预估中社会工作者应该提出解决问题的建议，并明确指出选用什么方法来处理案主的问题更合适。

（2）预估的特点

每个案主、案主存在的问题及他们所处的情境都是特殊的、独一无二的，且社会工作服务的整个过程的情况时时变动。这些社会工作服务的特点决定了预估期的特点。

首先，预估是一个社会工作者和案主共同参与并进行互动的过程。其次，预估是一个持续性的动态过程。随着时间的推移、社会工作服务不断深入和推进，案主的情况、服务过程的进度会时时变化，社会工作者需要针对变化的情况随时调整工作服务的步调与目标。再次，预估是一个多面向的过程。从案主的角度来说，由于人类问题本身的多样化及其成因的复杂性，要求社会工作者在预估的过程中进行全方位的分析。从社会工作者的角度来说，社会工作者的价值观和采用的理论架构不同，导致社会工作者的切入点也不同。所以，社会工作者应该掌握各种理论框架的优劣，并注意综合运用各种理论，对案主的问题进行多方位、全面性的综合性分析，这样有利于后续制订计划的进行。最后，预估是一个分析与行动并重的过程。

2. 预估的步骤

（1）收集资料

能否对案主的问题有正确的认识和判断，在一定程度上取决于社会工作者所能得到的资料所提供的信息。因此，收集资料就成为预估的第一步工作。

① 个人资料的收集。

a. 个人的基本资料，如年龄、主要经历、社会经济地位、生活中重要的人物、相关的社会系统等。

b. 个人的主观经验，如案主如何看待自己的问题，自己觉得问题出在什么地方，原因是什么，问题持续的时间、频率和强度，问题的后果，为解决问题所做的努力、使用的方法等。

c. 解决问题的动机，如案主是否有不适感、案主对解决问题的期望等。

d. 生理、情感和智力方面的功能发挥。生理方面包括健康状况、活力水平；情感方面包括处理情绪、挫折和愤怒的能力；智力方面包括认知能力、抽象思考能力、作决定的能力。

② 环境资料的收集。

a. 家庭状况。包括：家庭成员的基本情况；家庭的基本情况，包括家庭收入状况、居住环境、家庭成员的健康状况等；家庭成员的角色和互动情况，包括夫妻、父母、兄弟姐妹、父母与子女等角色；家庭规则，包括如何解决分歧、冲突以及处理家庭的权威关系；家庭成员的沟通方式，包括如何表达期望、需要、情感等；家庭关系，包括家庭内的次系统；家庭的决策和分工方式等。

b. 社会环境。包括：社会支持系统及其功能发挥；物理环境及其对案主需要满足的程度；案主对环境资源的主观认知；案主的社会网络环境；社会体制和组织环境等。

③ 收集资料的方法。

收集预估所需资料的方法有很多，社会工作者要根据实际情况灵活运用，以便全面地了解案主和他们所处的社会环境。具体来说可以采取以下方法：

a. 询问。可以直接向案主询问，预估案主的需要和问题，最好的资料来自案主本人。除了向案主本人询问外，还可以向与案主有关的系统查询，如从家庭成员、案主的工作单位、与案主关系密切的同事及朋友那里获得有关案主的资料。当直接询问不能得到相关资料时，还可以使用间接询问探查的方法，即通过让案主进行角色扮演和完成句子等方式来帮助案主表达自己，以此获得资料。这种方法能够揭示案主的感受、想法或者动机，是收集案主主观性资料的有效方法。进行间接探询时，既可以采用口头询问方式，也可以采用书面方式。

b. 咨询。为了作出准确的预估，社会工作者也常常向其他专业人士征询意见，以求对案主的问题有全面、正确、科学的认识。

另外一些专业的方法是将收集资料与评估对象的情况结合在一起，如社会历史法、家庭结构图和生态图等。

c. 观察。通过实地观察，可以增加社会工作者对案主及其社会环境的了解，增强对问题的实地感受，使收集的资料更丰富、更准确。

d. 家访。家访是社会工作者收集资料时常用的方法。在家访中，社会工作者有机会观察案主在自然的家庭生活环境中与其家庭和相关社区系统的互动形态，从而了解到更多在会谈中未能发现的信息。

e. 利用已有资料。主要是指利用机构已有的案主资料、机构转介资料、工作报告、调查研究报告及政府机构所提供的有关问题与政策的资料等。

（2）分析和解释案主的资料与问题

资料本身并不会说话，它们在很多时候甚至是支离破碎的。要使资料具有意义，就要对它们进行整理，找出它们之间的逻辑关系并进行分析和解释。所谓分析，就是把整体分解为部分，以发现整体的性质、目的和作用；而解释则是阐明事件的含义，使之能够被理解。

（3）认定问题

在掌握了丰富的资料后，社会工作者下一步的任务便是要探究案主的情况、问题与需要，形成问题阐述。这需要从以下六个方面来进行：

① 描述案主的问题与需要。包括问题是什么，问题的范围、原因、严重程度及持续时间等。

② 描述问题发生的过程及原因。包括：问题是在什么情况下产生的；产生的时间与先后次序；案主和其他重要系统的反应及应对措施。

③ 描述案主的处境及其社会系统的情况。案主所处的环境包括家庭、学校、工作单位、同辈团体、社会机构、社区等。了解这些环境对案主的影响，以及他们在社会系统中得到哪些支持，有利于社会工作者全面了解案主的问题及成因，并找到环境因素中对于问题解决的有利因素和不利因素。

④ 探究案主问题得不到解决的原因。作为社会工作者，要知道案主问题得不到解决的原因非常复杂。首先，案主对问题的看法很可能是影响他们解决问题的原因；其次，对问题的处理方法会影响问题的解决；再次，与资源系统的联系和关系形态会影响问题的解决；最后，政府对资源系统的政策协调是影响问题解决的重要因素。

⑤ 描述案主系统的发展阶段。无论案主系统是个人还是家庭，他们都有其"生命周期"，也有与"生命周期"对应的发展阶段。同样，一个小组或社区在为某项工作而运作时也有其发展的不同阶段。了解案主系统所处的发展阶段与状况，能够帮助社会工作者加深对问题与需要的认识和理解。

⑥ 描述并鉴定案主系统的资源状况。包括预估案主参与解决问题的动机强度、学习能力、资源和时间等情况。

（4）撰写预估报告

问题认定之后是预估报告的撰写。预估报告要清楚地表达对问题的认识，为社会工作者自己和案主、社会工作机构、法庭，以及那些与案主有关的系统提供关于案主需要和问题的准确、详细的信息，作为制定介入计划的依据（如表5-1）。

① 撰写预估报告应注意的事项。

确定报告的读者和目的，即报告给谁看，以及要达到什么目的；确定报告应使用的资料；将事实与判断分开；语言见解要精练。

② 预估报告的结构。

第一部分：资料和事实。

这部分主要是对问题的呈现，包括问题形成的时间及涉及的人和系统，以及案主问题的背景——家庭背景、教育背景和学业、就业历史等。

第二部分：专业判断。

这部分要阐述的内容包括：对资料的理解；对案主问题的评估；对形成问题原因的分析，以及对问题原因的理解和解释；判断改变的可能性和改变的益处。

表 5-1　预估陈述报告的示例

XX（机构名称）		
预估表		
案主姓名：	性别：	年龄：
接案日期：		
联系电话：		邮编：
家庭住址：		
案主基本情况 （包括案主的基本信息与特点、性格等）		
预估陈述 （包括案主的问题与需要、案主的家庭系统与社会环境、案主与周围环境的互动情况、问题的目标及先后次序等）		
填表日期：		社会工作者签名：

（三）计划期

计划是在预估的基础上为解决案主的问题而进行的一系列解决方案的思考和决策过程。计划阶段的重点在于设定介入目标、设计实现这些目标的可能方案、选择最合适有效的方案、与案主达成服务协议以便共同努力去实现这些目标。从某种意义上讲，好的计划是成功介入的必要前提。

1. 服务目标设定

① 确定案主的需要和问题。

在具体实践中，服务目标又可以划分为总目标和具体目标。前者是指服务案主想要达到的境界的宽泛的和总体的陈述，是一种服务的理想境界；后者则是指案主在其行为与情境方面希望发生的具体变化的清楚表述，它是可观察的、可测量的。

在制定计划阶段，社会工作者要与案主再次确认双方对问题和需要的理解与认识，以便制定的目标是案主认可并已作好准备的。因此，这一步的工作是一个不断深化问题以使计划有的放矢、增加案主行动决心的过程。社会工作者可以通过征询案主对问题的认识和理解来确认问题。比如，"我们已经对影响问题的具体因素和问题本身进行了分析，这些问题包括……你觉得这些问题是否就是我们下一步需要解决的？"

②向案主解释设定目标的目的。

社会工作的实践经验显示，当案主了解设定目标的意义并明确自己在目标制定中的角色时，他们会认同目标并产生正向的行动反应。社会工作者要向案主解释设定目标的意义。比如，"我们对目前存在的问题已经有了很多讨论，为了达到解决问题的目的，现在需要制定明确的目标来督促你的行动，也让我知道应该怎样帮助你。下面，我们一起来讨论一下，看看你认为什么是你觉得最重要的目标，我们应该怎样具体行动来一步步达到这个目标，你看怎么样？"

③共同选择适当的目标。

目标选择包括两个步骤：一是筛选目标。这步工作是指社会工作者与案主一同找出期望达到的初步目标并对各个目标进行讨论，以选择和决定具体的目标。社会工作者可以与案主一起将所有可能的目标写出来，然后逐个对目标进行筛选。当不能确定目标时，可以使用从1—10的量变给每个待定的目标打分，经过比较挑选出案主最希望和最迫切的改变目标。二是定义目标。在目标筛选出来后将目标界定清楚，以具体、可操作的指标定义目标，有利于目标的执行。

④与案主讨论目标的可行性和可能的利弊。

在制定目标时，与案主讨论目标的可行性非常重要。目标过高或过低，都会对案主的下一步行动带来不利影响。社会工作者可以与案主通过讨论来帮助他们思考目标的可行性和利弊。比如，"如果按照现在你选择的目标去做，你觉得对你会有什么影响？有哪些因素能够帮助你实现这个目标？有没有什么障碍？"

⑤确定目标并决定目标的先后次序。

为确保通过努力可以实现目标，社会工作者要与案主讨论决定执行目标的先后次序，使目标真正成为案主的目标，而不是社会工作者一厢情愿，同时，避免出现由社会工作者包办代替案主应作的

在社会工作服务中，社会工作者是和案主一起工作而不是为案主工作，所以，设定目标的过程是社会工作者和案主共同合作、达成共识的过程。这些目标是可操作的，与案主问题紧密相连，且获得社会工作者和案主双方的认可。

努力的现象。

2. 服务方案 / 行动策略拟定

在与案主共同设定了目标后，社会工作者需要进一步确认具体的行动步骤，建构行动计划，让之后的社会工作服务能够有计划、有步骤地实施。在制定计划时必须遵守以下原则：计划的制定要有案主的参与；要尊重案主的意愿；计划要详细具体；计划要与工作的总目标、具体目标相符合；计划要能够总结与度量，方便评估。

① 选择介入策略。

社会工作者应根据案主的需要与案主一起决定，选择一个解决问题的办法和切入角度。选择的介入系统可以是个案、团体、社区、家庭或者宏观的社会系统。

② 发展工作途径。

在计划过程中，一旦确定了目标和介入的策略，社会工作者就需要考虑可以运用的方法和途径，并发展可能的工作途径。社会工作者应该尽可能周密地、审慎地抉择计划中的每一个步骤与相关因素，与案主共同找出可能发展的工作途径并确认行动步骤。

③ 责任与义务的明确。

在整个计划中，社会工作者、案主、案主相关系统的人和其他相关人员需要明确责任与义务，包括他们在计划中需要什么时间完成什么任务、担当什么角色、作哪些努力等。只有当社会工作者、案主、案主相关系统的人和其他相关人员都明确了自己的责任与义务，才更有利于工作服务的实施与目标的实现。

3. 服务协议 / 计划书签订

① 服务协议的含义。

服务协议也称为服务合同、工作契约等，是社会工作者与案主经过讨论协商所达成的满足案主需要并解决案主问题的工作方案，是社会工作者与案主对解决问题的承诺，也是双方之间的合作计划，体现了双方的伙伴关系。服务协议具体地标明了社会工作者和案主对问题的认识与界定、工作的目标及相互责任。

②社会工作服务协议的特点与制定原则。

社会工作服务协议的本质是一种契约，目的在于约束双方、促进合作、保证介入目标的实现，因此它的最大特点是可操作性。操作性服务协议的制定原则主要有明确、得到认可、弹性、实用等。

③服务协议的内容。

服务协议的内容包括：a. 计划的目的与目标；b. 双方各自的角色与任务；c. 为达目的与目标所采取的步骤、方法与技巧；d. 期望达到的结果，以及总结、测量和评估的方法。

④服务协议的形式。

社会工作服务协议可以是书面协议，也可以是口头协议。书面协议要列明各项工作目标及双方的义务和责任，这样的协议对于改变过程有积极帮助。所以，一般来说最好能够签订书面协议，使其起到督促双方的作用。在实际工作中，口头协议也很常见。口头协议在效用上与书面协议没有明显的不同，一般用于专业关系建立的初期，是案主还不习惯签订协议时的变通形式。

（四）介入期

介入也称社会工作的实施、行动、执行和改变，是社会工作者和案主采取行动，按照服务协议落实社会工作方案的目标，帮助案主改变，解决预估中确认的问题，从而实现助人计划的重要环节；也是社会工作者运用专业知识、方法和技巧，协助案主系统达到服务方案目标的过程。

1. 介入期的服务类型

从社会工作的助人过程角度看，介入期的行动策略可以分为三类：直接介入、间接介入和综合服务。为了将计划变成行动，社会工作者不仅需要不断增强案主的力量，利用好案主及环境系统的各种资源，而且需要运用自己的知识、经验与技巧来推进计划的实施，适时地改进计划，更好地服务于案主。以下重点介绍三种类型的介入服务技巧。

（1）直接介入

直接介入是社会工作者和案主运用多种方式，为达成目标而一起进行的介入行动。直接介入包括资源利用介入、危机介入、调解介入、活动介入等。

① 资源利用介入。

在资源利用介入的行动中，社会工作者的主要工作是促使案主运用现有资源，以满足案主需求，解决问题，消除危机。一般来讲，案主在面临问题和困难的同时，常伴随着他们缺乏解决问题的资源，或者不知道、不善于利用这些资源的情形。因此，社会工作者要采取介入行动，促使案主妥善利用现有的资源，包括内在资源和外在资源。

社会工作者帮助案主利用内在资源的主要任务是：帮助案主面对问题，端正态度，并能运用正确的方法分析问题；帮助案主明确其不同社会角色的定位，并改进履行角色的技巧；挖掘案主的特长与潜能，增强自身能力。社会工作者帮助案主利用外在资源的主要任务是运用多种方式，将案主的各类系统（包括正式资源系统，如各类服务机构；非正式资源系统，如家庭、邻里、朋友等）进行有效链接，增强案主利用资源的能力和效果。

② 危机介入。

危机是由于在生活中的压力爆发或突发性事件，使个人原有的平衡状态发生改变，骤然出现的不平衡、不稳定的状态。每个人在一生中都可能出现危机，危机是一种正常的个人事实，而非反常的甚至病态的个人事实。危机介入是指案主遭遇压力或突发性事件时，如自杀、突发公共事件、地震等问题，社会工作者实施的相关介入服务。

危机具有突发性，因此危机介入是一种强调时效、目的集中的特殊介入。其主要目标在于帮助案主缓解或解除当前情绪上的紧张与失衡，恢复常态与正常的社会功能。社会工作者要帮助案主通过宣泄、转移等方式平衡心理、明了现状，将工作的焦点放在帮助案主恢复能力以应对危机上。当案主逐步恢复正常社会功能时即可结束介入行动，无需将介入目标设定过高。可见，社会工作者在危机介入中主要提供保护、接纳、鼓励及指导的服务。

西方学者对于危机进行了分类，卡普兰(Caplan)将其分为发展性危机和意外性危机。布瑞姆(Brammer)则将其分为发展性危机、意外性危机（又称情境性危机）和存在性危机。针对各类危机进行有效的干预而形成的"危机介入模式"，是社会工作专业服务领域中一个重要的理论模式。

③ 调解介入。

调解介入是指社会工作者帮助案主缓解与环境中系统的或个人的尖锐矛盾冲突，退一步来寻找矛盾双方的共同利益，从而缓解或解决现实问题的介入策略。调解介入虽然可能涉及案主和其他个人的冲突，但大多是关于案主与环境系统中的矛盾冲突，因此社会工作者调解的重点在于通过案主与环境系统的联系互动，促成双方相互理解、满足共同需要。例如，我国城镇化进程中出现的拆迁问题，居民与开发方在拆迁补偿方案上有矛盾，僵持下去双方利益都会受损，社会工作者可以就他们的意见协调沟通，互陈利弊，经协商提出双方都能接受的折中调解方案，达到化解矛盾冲突的目的。

在调解介入的过程中，社会工作者的主要任务是帮助案主与环境系统进行接触，协助环境系统回应案主的问题，并为双方协商实现共同目标创造有利条件。在此过程中，社会工作者务必保持中立原则，不偏不倚，如此才能取得双方的信任，以客观立场帮助他们找到利益共同点。

④ 活动介入。

在直接介入过程中，社会工作者主要运用活动来帮助案主，达到解决问题的目的，这里的"活动"是指针对特定目标的社会工作任务行动。例如，运用小组活动设计角色扮演学校老师如何与"问题学生"打交道，使束手无策的老师通过扮演与练习获得与"问题学生"进行沟通、获取信任的要点技巧，帮助他们在现实生活中顺利开展工作。这种社会工作者通过活动介入提升案主能力的方法，比单纯的一对一辅导案主提升能力的方法效果更好。

在活动介入的过程中，社会工作者要设定介入目标，了解案主的能力和需求，并落实资金、设备等资源。活动介入的目的和任务，在于帮助案主树立信心，增强自决能力，提高处理问题的能力和技巧，发展兴趣，改变行为，适应环境，在活动中提升自我并建立与外部环境的关系。

⑤ 运用影响力。

为了有效帮助案主，社会工作者要有意识地运用各种影响案主改变的因素和力量，包括：诱导——奖励与处罚；劝导——运用有说服力的观点改变案主的观念；关系——运用人际关系去影响目标系统的行为；环境——运用外部资源，使外部社会环境有利于案主的改变。

（2）间接介入

间接介入是指在案主不具备行动条件的情况下，由社会工作者代表案主采取行动、争取资源，以满足需要或解决问题。社会工作者采取的行动包括：

协调各种服务资源与系统，将它们联结起来，以达到服务的目标。在一个地区内能够为案主提供服务的常常不止一个机构或者组织，社会工作者需要将这些资源协调起来。

制定计划，创新资源，满足案主的需要。当发现社会有新的需要却缺乏有效的服务资源时，社会工作者就要考虑筹划发展新资源。创新资源是发展资源的一个重要的和有效满足需要的方法，只要有创造性，就能发展出一些成本不高，却富有创新精神且有用的资源，如发展互助小组、发展志愿服务等。

改变环境。改变环境的工作也称环境介入、环境改变术，其目的在于改变案主周围的环境，以促成案主的改变，达到服务的目标。环境介入中的"环境"一词意指环绕着案主的整个外部世界。环境被视为具有多元的特质，其包含的层次有知觉环境、物理环境、社会/互动环境、社会体制和组织环境、文化和社会政治环境。环境介入不仅包括改变环境的意图和努力，同时也包含通过对环境状态的影响进行分析，而改变个人和集体观念的过程。社会工作者要了解到环境不仅充满了挑战也充满了机会，需要对环境、个人和集体福利的影响进行分析和行动介入。

改变组织与机构。每个社会工作机构都有自己清楚的目标、政策、组织架构和工作程序来服务人与社会的需要。当组织或机构不能满足案主需要、妨碍案主社会功能发挥时，就要尝试去改变组织的结构与功能来满足案主系统的需要。

（3）综合服务

从"人与环境"互动的视角出发，将社会工作服务的焦点放在以下两个方面：一方面，增强个人的生活适应能力；另一方面，增加社会和物理环境对个人需要的回应。这种从人与环境两个方面介入服务的策略构成了直接服务与间接服务相结合的综合服务。

2. 介入期运用的技巧

（1）提供信息与建议

在提供直接服务介入的过程中，针对不同的案主、不同的情况以及案主的需要，社会工作者需要提供合适的信息、劝告与建议，推动计划的实施。

当社会工作者向案主提供信息时，社会工作者应考虑到信息应该是案主容易明白和接受的，提供信息的过程应该循序渐进，多考虑案主的理解与接受程度。此外，提供信息时不应该带有任何影响案主作决定的企图，社会工作者只是为案主提供一种解决问题的工具与途径，应该充分遵守案主自觉的原则。在某些特殊的情况下，如案主年幼、案主精神失常等案主无能力作出适当决定的情况下，社会工作者可以承担相应的责任与角色。

另外，在面对一些需要社会工作者提供劝告与建议的案主时，社会工作者应该慎重地提供适当的劝告和建议，态度不应过于强硬，更不能取代案主自身的行为和责任。过多、过强硬的建议与劝告可能会引起案主的反感或者造成案主对社会工作者的过分依赖，这都有碍于案主的增能和问题的解决。

示例：

案主：我平日里工作繁忙，每天早出晚归，早上出门的时候孩子还未醒，晚上回家时孩子早已睡着，所以根本无法与孩子交流，也不知道他在想什么和做什么。这是我最苦恼的事情。

社会工作者：从你的话中我听出你很想和孩子有所沟通，既然如此，我建议你每个星期要抽出一次到两次的固定时间与孩子进行交流。另外，你也可以准备一本笔记本，把你要说的话写在上面，也请孩子写上他想要说的话，以弥补你们俩面谈机会不多的缺憾，你认为如何？

（2）鼓励与安慰

在对案主提供直接服务的过程中，社会工作者可以通过一些正面的、积极的方法来推进计划的实施，促进案主解决问题能力的提高。

鼓励是最基本的一种技巧。当案主的某些行为有改善或者进步时，哪怕极其微小，社会工作者也应该及时地鼓励和赞许，以此对案主取得的进步给予肯定和认同，为案主提供一种正面、积极的支持。

此外，安慰也是一种比较常用的技巧。对一些经历了苦痛和沮丧的案主，社会工作者可以针对他们特定的事情或者情感体验给予一定的安慰，这可以使案主重拾信心；同时提供支持，使案主转变消极的思想和情绪。

（3）行为预演

在介入的初期，部分案主虽然已经承诺会承担相应的责任与义务，会认真按照计划配合社会工作者，但常常会因为缺乏动力或者信心而在原地踏步，甚至倒退。所以，社会工作者可以运用一些行为预演的技巧来促使案主进入状态。即使是虚拟的排演，成功的经验在一定程度上也能够帮助案主增强自信，使其相信自己能够解决问题、完成任务。行为预演中角色扮演与想象是比较常用的技巧。

角色扮演是指社会工作者通过与案主一起承担和再现相应角色的过程及活动，帮助案主直面问题，不断提升信心与勇气，重塑行为并发挥潜能，同时也可以帮助社会工作者更深刻地认识和了解案主所面临的困境。根据不同案主的情况，社会工作者可以采取不同的方式。首先，可以让案主先确定对角色的期望或他人对角色的期望；其次，让案主对角色进行领悟与实践扮演；再次，社会工作者可以与案主互换角色，进行角色扮演；最后由社会工作者与案主共同分享扮演时的体会与经验。

运用启发想象的方式和角色扮演一样，在一定的情况下，也可以帮助社会工作者了解案主潜在障碍的不利面和支持性的有利面。社会工作者需要在确定案主有能力创造出心理图像的基础上，运用相关的专业技巧，引导案主逐步深入地想象，最终达到成功。

（4）反馈

介入期中，当社会工作者和案主进行面谈时，社会工作者应该懂得及时运用反馈的技巧，给予案主支持和肯定，同时发掘案主存在的其他问题和情况。应该注意的是，反馈不是对案主的言行举止加以评判和否定，而是用认可性、建设性、激励性的语言表达，并且要请案主对反馈发表自己的看法。有效的反馈有助于案主行为的矫正，有利于社会工作者引导作用的发挥。

示例：

案主：我觉得我对自己还是缺乏信心，打开电脑看到游戏我就控制不住，管他呢，只要我开心就好。所以，我一直玩到体力熬不住为止。

社会工作者：当你开始按我们制定的计划实施的那几天，我看你的感觉非常不错。看起来你还是有动机要戒除游戏瘾的。但是，首先，你忘了在刚刚开始实施这个计划的时候，做得好要及时奖励自己。其次，可能你思考得很对，有时要控制自己的冲动，打开电脑不要不由自主地在桌面上点击游戏的图标。或许可以像我们前两次谈到过的，好习惯需要慢慢培养，你如何能够把我们已经探讨过的计划在以后的几周里真正地去实施呢？

（5）改善自我对话

自我对话是个体在真实的世界中与自己进行的谈话，具有动态多维性，对个体的活动有指导和激励作用。在现实生活中，一些案主由于情感失调或者受挫等原因，会对真实的世界或任意推理，或无限夸大，或扭曲理解，导致他们的自我对话具有消极性。

此时，社会工作者需要通过介入帮助案主修正他们扭曲的自我对话方式。社会工作者可以运用以下技巧：第一，使案主认识到他们正在进行的自我对话，包括情感和想法；第二，使案主检视他们的自我对话，特别关注自己的想法，最好能够大声地说出来；第三，引导案主重新审视他们所处的客观情境，发现客观的事实，让他们将事实和曲解区分，并大声给予肯定和加强；第四，社会工作者应该详细地了解案主的情况，根据案主的特殊情况帮助案主，并能够及时地发现案主的进步和改变，给予肯定和鼓励。

（6）"空椅子"技术

"空椅子"技术是家庭治疗中常用的一种技术，是使案主的内射外显的方式之一。这种技术常常运用两张椅子，要求案主坐在其中的一张，扮演其中一个角色，然后再换坐到另一张椅子上，扮演相对的角色，以此让案主对所扮演的两方持续进行对话。通过这种方法，可使案主充分地体验冲突，通过两部分的对话，使案主内在的对立与冲突获得解决。

心理学上，将"空椅子"技术分为三种形式：第一种是"倾诉宣泄式"。这种形式一般只需要一张椅子，把这张椅子放在案主的面前，假定某人坐在这张椅子上。案主把自己内心想要对他说却没来得及说的话表达出来，从而使内心趋于平和。第二种是"自我对话式"。这种形式就是在案主内心存在冲突又不知道如何解决时，放两张空椅子在案主面前，坐在不同的椅子上就分别代表自己冲突的两部分，让案主自己与自己展开对话，澄清自己的价值观，分析各种选择的利弊，从而找到解决问题的途径。第三种是"他人对话式"。这种形式用于自己与他人之间的对话，操作时可放两张椅子在案主面前，坐在一张椅子上时，就扮演自己，坐在另一张椅子上时，就扮演别人。两者展开对话，从而可以站在别人的角度考虑问题，然后去理解别人。"空椅子"技术模拟了人际交往的场景，让案主在这种类似真实的情境中减轻恐惧和焦虑，学会或者掌握与人交往的技巧。

（7）重新建构

重新建构这种介入技巧常用于家庭和团体工作。主要是指社会工作者帮助案主用一种全新的、肯定的视角去看待自己与他人的行为，或者帮助案主在不好的情境里看到积极的一面。这样做有利于案主打破原有的思维定式，走出思维怪圈，重新用多角度去看待问题，从而促进案主的改变与问题的解决。

示例：

案主：我的妻子总是想办法控制我，她把我盯得死死的，每次我出去的时候都要问我跟谁在一起、去做什么等，而且还规定晚上9点以前一定得回家。我已经是快四十岁的人了，她还把我当作小孩子，你说烦不烦人？每次稍微晚几分钟到家，她就守在门口，非得问清楚为什么晚了，她简直快要把我逼疯了。

社会工作者：听上去你的感觉是要被你的妻子管得快要窒息了，但从我的角度听上去她非常关心你呀，如果她不是真的在乎你的一切，她也就不会对你干什么都感兴趣。或许她并不把她的行为看成对你的控制，反而倒是觉得要做一个好妻子就应该尽量让你远离各种麻烦。你说对吗？

（8）集中焦点

在介入的过程中，社会工作者应该帮助案主将逐渐偏离的话题或注意力重新集中在问题上。案主很可能由于情绪激动、思绪混乱等情况而注意力分散，甚至有的案主可能将问题的关注点投放在比较片面或者错误的地方，这时候社会工作者需要引导案主重回正轨，以利于对问题进行深入探讨。

（9）学习新的因应方式和应对技巧（解决问题的技巧）

能否学习到新的因应方式和应对技巧，即解决问题的技巧，关乎案主解决问题的成效好坏。只有当案主掌握了新的因应方式和应对技巧，才能在今后的生活中提升解决问题的能力。

帮助案主学习新的因应方式和应对技巧时，社会工作者应该循序渐进，有步骤地进行。

首先，社会工作者应使案主自身有学习的愿望，能够以合作的态度来学习，否则效果很难显现。在此过程中，社会工作者可以引导案主看到自身问题的存在，使得案主产生想要改变的想法；之后进一步鼓励案主，帮助案主掌握解决问题的技巧，并产生对问题解决的信心与决心。

其次，将案主一些负面的、毁灭性的互动转变为正面的、积极的互动。这就要求社会工作者全面细致地观察案主的想法与行为，找出其不合理的一面和有利的一面，更多地引导案主进行正面的互动。

最后，当案主以一种主动、合作的态度参与到学习中时，社会工作者可以具体地介绍解决问题的步骤：承认问题的存在；分析问题及辨认各成员的要求；提供可能的解决方案；根据问题涉及的每个人的需求对可能的方案进行评估；实施可执行的最佳方案；评估解决问题的成果与案主的努力。

（10）压力处理

在现实生活中，案主可能面临各种各样的压力，由于不能对压力作适当的处理，导致情感容易崩溃。社会工作者需要帮助案主提高处理压力的能力，促使案主在面对各种压力时，能够进行适当的自我释放与管理。

首先，社会工作者需要引起案主学习的兴趣，使得案主能够主动投入学习，了解提升压力处理能力的重要性。

其次，社会工作者在深入了解案主具体情况的基础上，帮助案主从认知上进行反思与再认识。

再次，帮助案主进行认知的重新建构，以正面的、建设性的思考方式取代负面的、毁灭性的思考方式。

最后，帮助案主进行行为预演，通过练习进一步巩固案主的进步。

（五）评估期

评估是指运用科学的研究方法和技术，系统地评价社会工作的介入结果，总结整个介入过程，考查社会工作的介入是否有效、是否达到预期目标的过程。

1. 评估的目的、分类与内容

（1）评估的目的

一是考查社会工作介入效果、案主进步情况及介入目标的实现程度。社会工作实践是一种有计划、有方向的助人活动，评估的目的就在于考查社会工作者提供的服务是否实现了计划的目标，测量案主是否发生了改变以及改变的程度。

二是总结工作经验，改善工作技巧，提升服务水平。评估的目的是发现工作中存在的问题，以利于总结经验，改进工作方法和技巧，促进社会工作服务质量的提高。

三是验证社会工作方法的有效性。通过评估验证，在验证的基础上修改和完善社会工作方法是评估的主要目的。此即"证据为本"的社会工作实践。

四是进行社会工作研究。通过评估过程系统地汇集资料，积累实践知识和经验，是发展本土社会工作理论和方法的有效途径。

（2）评估的分类和内容

按照评估的内容，评估一般可以分为两大类：一是实务评估，即评估对特定案主进行介入的效果和效率；二是项目评估，即对向大量案主提供服务以满足社区需求的项目进行效果和效率评估。

按照评估的过程可以将评估分为两种形式：一是过程评估。过程评估是对整个介入过程的监测评估，它对工作过程的每一步骤、每一阶段分别作出评估。过程评估关心的重点是各种步骤和程序怎样促成了最终的介入结果；方法是通过了解和描述介入活动的内容，回答服务过程中发生了什么以及为什么发生。二是结果评估。结果评估是在工作过程的最终阶段作出的评估，包括目标结果和理想结果两部分。结果评估是检视计划介入的结果以及这些结果实现的程度和影响。

评估的内容大致有三个方面：第一，服务是否有效地达到了既定目标；第二，服务方法与技巧是否运用得当；第三，工作者所扮演的角色是否适当。

2. 评估的方法与技巧

进行评估的方法大体分为两类，即质性方法和量化方法。社会工作评估的目的在于找出问题，总结经验。所以，选择评估方法的原则应是简单、可行和实用。

（1）基线测量方法与技巧

基线测量方法是在介入开始时对案主的状况进行测量，建立一条基线，作为对介入行动效果进行衡量的标准，以评估介入前后的变化，并以此判断介入目标实现的程度。

基线测量方法可以应用于对个人、家庭、小组或者社区的工作介入评估，通过对案主介入前、介入中和介入后的观察与研究，比较服务提供前后案主发生的变化。

基线测量的操作程序是：

① 建立基线。

建立基线的方法是：首先，确定介入的目标，如案主的行为、思想、感觉、社会关系或社会环境的变化及指标；其次，选择测量工具，包括直接观察或使用标准化问卷及量表；最后，对目标行为进行测量，并记录目标行为（或思想、感觉、社会关系、社会环境）的情况。这个过程建立的是基线数据，此过程也称基线期。

② 进入介入期测量。

建立基线后就开始对案主实施介入，并对基线调查中所测量的各项目标行为和指标进行再测量，以作数据比较之用。这个过程称为介入期。

③ 分析和比较。

将基线期和介入期的数据按测量时间及顺序制成图表，将每个时期的数据资料进行连接，呈现数据的变化轨迹和变化趋势，并将基线期和介入期的数据进行对比。如果两组数据不同，一般可以认为是介入本身作用的结果。

（2）任务完成情况的测量方法与技巧

在实际工作中，案主的目标被分解成许多具体的行动和任务，因此，通过探究案主和社会工作者完成了哪些既定的介入任务也能确定介入的影响。

一般来说，可以运用五个等级尺度来测量任务的完成情况：一是没有进展；二是极少实现；三是部分实现；四是大体实现；五是全部实现。将每项任务的最后得分加到一起，除以可以获得的最高分数，就能确定完成或者介入行动成功的百分比。

（3）目标实现程度的测量方法与技巧

这种评估方法是对介入目标的评估，包括：

① 目标核对表。

在有些情况下，社会工作的目标行为比较难以清楚界定，此时社会工作者和案主可以共同协商，选择一些目标来指示介入的方向，并将它们罗列出来。在社会工作介入过程中和介入结束时都用一些等级尺度来衡量介入后的行为，并作记录，将介入后的行为与介入前的行为进行核对，从而发现介入后有哪些行为是介入前没有、介入后才出现的，并讨论这些行为对案主的意义是什么。这样，就可以发现介入前后案主的行为变化。

② 个人目标尺度测量。

社会工作的案主千差万别，因此社会工作者和案主可以制订非常个人化的测量尺度来评估他们的改变情况。一般做法是：按照案主的具体情况，分出轻重缓急，制定出几个目标，然后使用一个大家认可的等级尺度（如五级制），测量和计算出案主实现个人化目标的情况。

（4）介入影响的测量方法与技巧

这种评估方法包括：

① 案主满意度测量。

其做法是由案主用口头或书面形式，包括填写问卷来表达对介入的看法。这是一种评估介入影响的方法，特点是操作简单，不需要花费太多时间。但这种方法的局限在于测量比较粗糙，有时案主会倾向于对介入给予积极的评价，导致评估有可能不准确。

② 差别影响评分。

这是更为结构性的评估方法。首先由案主对介入影响进行自我陈述，报告自己有哪些变化，然后分析出哪些是介入本身带来的变化，哪些是其他因素带来的变化。与满意度测量一样，社会工作者也要注意这种方法有可能带有案主的主观色彩。

此外，要做好评估还要注意：注重社会工作者的自我评估与反思；调动案主的积极性，让其积极参与；评估的方法要与社会工作的价值相吻合，并注意保密；切合实际需要。

（六）结案期

当社会工作已经成功地达到预期目的，或者当案主认为已经达到足够的改变而要求终止工作，或者案主与社会工作者由于某种原因而不能继续一起工作时，社会工作的过程就要结束了。此时，就进入社会工作的最后一个环节，即结案阶段。

1. 结案的类型与任务

（1）结案的类型

结案标志着社会工作者与案主终止接触，此时经过有计划地实施各项步骤，介入工作的目标已经实现。换句话说，结案时最理想的状况是，在案主实现了改变目标的情况下结束与社会工作者的关系。然而，成功地实现介入目标只是众多结案的原因之一，还有其他情况也要结案。概括地说，结案有如下类型：

第一，目标达成的结案。经过总结评估，社会工作者和案主都认为问题已经基本解决、目标已经基本实现时，根据协议，社会工作者提议结案，案主也接受，由此就进入结案阶段。这种结案是有计划、按程序进行的结案。

第二，因案主不愿继续接受服务而必须终止专业关系的结案。在开展工作中常常会遇到这种情况：案主强烈抗拒服务，社会工作者就没有理由再继续维持与他们的工作关系，在这种情况下，案主没有意愿和动机接受服务，双方的关系已经没有意义。

第三，存在不能实现目标的客观和实际原因的结案。当社会工作者发现案主的需要超出了自己和机构的能力时，就要结案。这种情况下，结案的形式可以是将案主转往其他机构接受服务，也可以是转由其他社会工作者继续提供帮助。

第四，社会工作者或案主身份发生变化时的结案。当社会工作者和案主的身份发生变化时，即使目标没有实现也要结案。例如，案主由于搬迁而离开机构所服务的地区，或者社会工作者由于工作调动而离开时，都应结案。

（2）结案的任务

结案阶段的工作主要集中在对整个助人过程的回顾和总结方面。借着结案，社会工作者要帮助案主巩固已有的改变和取得的成果，增强他们独立自主的能力和对解决自己问题的信心，将工作成果转化为案主的实际行动。具体而言，这一阶段的主要任务有：决定结案的时间；总结社会工作的介入；巩固案主已有的进步并促进案主不断成长；解决好结案期社会工作者和案主可能的情绪反应；解除专业关系，并进行适当的转介；撰写结案报告记录；跟进服务；等等。

2. 结案期案主的可能反应

结案是一个转折性事件，意味着一种状况的结束和另一种新经验的开始。案主在这个阶段可能会出现两极情感反应：一方面对即将到来的分离产生失落、难过等负面情绪，另一方面也会产生兴奋、希望和成就感等正面情绪。

（1）案主的正面反应

接受社会工作者的协助对案主来说是特别的人生体验，多数人都能在与社会工作者的合作中获益，因而在结案时有正面情绪反应，包括对获得成长与成功的欣喜，对整个工作过程带给他们新认识的肯定，对社会工作者的帮助充满感激，对未来充满信心等。结案时社会工作者要对这些正面反应给予肯定，以增强案主面对未来的信心。

（2）案主的负面反应

结案意味着社会工作专业关系的终止，意味着案主要回到各自的生活世界中，也意味着其后社会工作者与案主就要停止接触，不再有社会工作者的陪伴。因此，终止关系可能给他们带来"分离焦虑"等感受，表现为对这种即将到来的结案产生负面反应。常见的负面反应有以下几种：

否认：不愿承认已到结案期，避免讨论关于结案的话题。表现为不准时参与社会工作者的工作会谈、会谈时心不在焉等。

① 倒退。回到以前的状态，以此拖延结案的到来。

② 依赖。对社会工作者过分依赖。

③ 抱怨。对社会工作者不满意。

④ 愤怒。表现为对社会工作者不满，攻击和挑战其他人。

⑤ 讨价还价。当发现没有可能阻止结案时，有些案主会寻找理由延长服务期限，有时还表现出倒退行为，很多已经解决的问题可能再次出现等。

⑥ 忧郁。当所有延长结案时间的努力都无效时，有些案主会表现得无精打采、失落而无助，对结束关系充满焦虑。

⑦ 提出新问题。为了阻止结案，有些案主会提出自己又出现的新问题和压力。

3. 结案期运用的技巧

（1）提前准备

社会工作者应该提前让案主知道结案的时间、早点做好心理准备，且与案主共同讨论他们对结案的准备情况。

（2）减少接触

在结案阶段，社会工作者应该逐渐减少与案主的接触，提醒案主要独立，给案主心理支持，告诉他们在需要时社会工作者将继续提供帮助。

（3）回顾

在此过程中，一方面，社会工作者帮助案主回顾自己的问题、解决问题所采取的行动和步骤。通过这样的回顾，社会工作者能够帮助案主形成对解决问题过程的认知，进一步巩固他们解决问题的能力。另一方面，社会工作者通过指明和强调案主自己取得的成绩来增强他们的自信。一个对自己有了信心的案主，今后遇到问题时其应对行动和表现都会更好。因此，结案期社会工作者的工作重点是让案主认识到他们自己所拥有的力量，以及他们在解决问题的过程中所发挥的作用。社会工作者要尽力协助案主探索和巩固已取得的这些成绩。

（4）分享

社会工作者引导案主分享他们的收获，或者在团体工作中，组织成员互相分享他们的感受与收获，以具有个人特色的方式表达感受，互相鼓励，面向未来。必要时，可以安排正式的结案活动，在仪式上提醒案主专业关系的结束。

（5）结案报告记录

在结案期，社会工作者必须进行详细的记录，撰写结案报告。这份报告应该包含对社会工作介入的回顾，与案主互相分享后的感受，对社会工作者的评估以及对未来计划和目标的探讨结果。主要内容有：一是最后见面的时间、地点；二是社会工作者与案主的相关基本资料（如姓名、职称、联系电话、联系地址等）；三是服务开始的时间；四是案主问题；五是服务过程；六是服务过程评估（包括介入目标与达成目标的评估等）；七是持续评估；八是现状评估；九是结束过程评述；十是社会工作者的反思与建议。

二、个案社会工作实务方法

案例：

背景资料：45 岁的陶虹于半年前被诊断为宫颈癌，随即进行手术，经过化疗、放疗后出院。半年后，在医院体检时发现有复发迹象，再次入院诊断、治疗。患病后陶虹非常小心，严格遵守医嘱，积极参与锻炼，学习养生知识。然而，复发的事实让陶虹感到十分沮丧和无助，一直失眠，认为"再怎么治疗也没有用了""很倒霉，上天对我不公平"。她认为第一次住院时的同病房其他病友术后并无复发，唯独她复发了，究其原因是只有她既要放疗又要化疗，而其他病友只需要化疗，医生不合理的治疗方案也是导致复发的原因之一。

问题：

情绪问题：情绪波动大，沮丧，无助，一直失眠，认为自己倒霉，所以病情才会复发。

沟通问题：与医生的沟通不当，对于自身的情况不了解，过度依赖医生。

介入模式：

运用任务中心模式。任务中心模式认为个人有解决问题的能力。社会工作者可通过专业服务过程，增强受助者解决问题的能力。任务是服务对象为解决自己的问题而需要做的工作，是服务介入工作的核心。目标是解决问题，任务是实现问题解决的手段。受助者是解决问题及改变的主要媒介，社会工作者只是扮演资源提供者及链接者的角色。

介入过程：

① 提供情绪支持，帮助其缓解害怕焦虑的情绪。

② 建立专业关系，了解陶虹与医护人员发生冲突的原因。

③ 社会工作者与陶虹共同讨论出几个陶虹可以改变的目标，如增进医患之间对疾病治疗方案的理解。社会工作者再根据陶虹可以改变的目标，与陶虹达成共识，列出要完成的任务，即能够与医疗团队讨论对疾病本身与术后效果的看法。

④ 与医生沟通，了解陶虹的身体状况与治疗方案等，使医生理解之前冲突的背后是患者的无助与焦虑。

⑤ 鼓励陶虹主动与医生约时间面谈，增加对自身情况的了解。

⑥ 完成目标，带领陶虹回顾整个过程，结束个案。

（一）个案社会工作与心理咨询

布里尔利（Brearley）从技巧、知识与价值观等方面探讨了社会工作与心理咨询之间在过去与现在彼此交织、影响与互动的情况，并讨论这两门学科是如何发展出不一样的认同与训练取向的。她在评价社会工作所使用的心理咨询技巧时写道："《巴克利报告》（*Barclay Report*）指出，心理咨询是社会工作者最主要的两项活动之一，另一个活动则是社会照顾的规划。报告也指出了这两项活动之间的联系和性质。社会工作者所要面对的独特挑战是：在与案主工作时，如何在访谈中提供心理咨询服务，并使该咨询服务和该工作中的其他服务取向实现适当整合。"[①]

心理咨询与个案社会工作的最大不同在于被服务者的主动性。心理咨询是被服务者主动寻求帮助，获得心理压力的释放；而接受社会工作者服务的人，基本是迫于社会法规接受，或者是因为处于社会最弱势、最无助的状态而不得不寄希望于社会工作者，接受帮助，期待改变。心理咨询师是针对个人的心理提供服务，缓解个人压力；而社会工作者需要运用心理咨询的技巧，深入被服务者所处的社会环境，了解其真实处境，为其链接正式和非正式资源，协助

---

① J. Brearley, *Counselling and Social Work*, Buckingham: Open University Press, 1995.

他们缓解在真实社会环境中所面临的困境。因此，社会工作者在做实务时，可以学习心理咨询方面的知识，更好地与案主进行互动交流，更深入地了解案主内心的真实需求，实现社会工作的目标。

（二）个案社会工作与专业关系建立

在社会工作实践中，服务对象与社会工作者之间情绪和态度上的动态的相互作用称为专业关系。建立专业关系的目的是完成工作任务，满足案主的需要或解决案主的问题。良好的专业关系在助人过程中十分重要。一方面，服务对象能通过这种关系更好地调整自己和适应环境；另一方面，社会工作者也能在这种良好的关系中不断地朝着既定的助人目标迈进。

1. 关系的定义

"关系"指我们在社会互动过程中与他人建立的相互关联，在心理层面上，关系指我们在与他人发生互动时所产生的情绪感受。由于个体发展的不同，在与他人互动的过程中也会产生不同的情绪反应，不论关系的性质如何，它都是我们在与他人互动的过程中的情绪表现以及感情依托。受不同因素的影响，人的情绪感受多变，因此这种关系具有动态性。

2. 专业关系的性质

个案社会工作的关系是由于特定的目的建立起来的关系，因此在目的达成后，双方的关系随之解除。当服务对象再次寻求帮助时，他们之间的专业关系再次被建立。在个案社会工作的过程中，要紧紧围绕工作目标开展工作。在这一过程中，个案社会工作者要运用专业的知识和技能，遵循专业价值观和价值理念的基础，协助服务对象探寻问题、调整态度、挖掘潜能、链接资源，促进问题的解决，增强服务对象处理问题的能力。

3. 建立专业关系的原则

研究个案工作的学者对于助人关系有很深入的探讨及多元描述。贝斯提克（Biestek）就曾提出建立专业关系的七大原则。

（1）个别化

意识到案主的权利和需要，能够把案主视为独立的个体，每个

社会工作专业关系是社会工作领域中的一个重要议题。这是一种建立在服务对象同意的基础上、有服务对象赞同的目标和有具体的时间框架的关系。在这过程中，社会工作者为服务对象的利益而工作，具有专门的知识，同时具有专业的伦理守则和特殊技能。此外，这种专业关系是受控制的关系，社会工作者在其中力求保持工作的客观性，能意识到并控制自己的感受、反应和冲动。这种专业助人关系具有目标性、以服务对象为本、有时间限制和权威性等特征。

人都因为生活背景和个性等有所差异，社会工作者应该根据案主的个别化和不同需要进行介入。

（2）有目的的情感表达

承认受助者有自由表达情感尤其是负面情绪的需求；能专注倾听而不加责难或批判；以尊重、温暖及接纳的态度引导受助者将积压许久且未被允许或未能充分表达的情绪抒发出来，因为这些情绪可能是问题症结所在。

（3）适度的感情介入

对受助者抒发的情绪给予适度支持及同理心，以增强其安全感，从而使受助者愿意向社会工作者表露情绪；同时，社会工作者要有足够的敏锐度，能掌握整个会谈过程，适时适地地回应受助者，必要时可做适度的自我表露。在个案社会工作专业关系中，社会工作者必须保持一种十分微妙的平衡，一方面要保持理智客观，以益于分析情况和计划行动、解决问题；另一方面则要投入与受助者建立的关系中，对受助者有所承担，要有感情的投入和流露，使对方感受到温暖与支持，因而有动力改变现状。

（4）接纳

将每位受助者视为有价值，有独特的性格、气质、特征、思想、观念和背景的独立个体。接纳不等于赞同：接纳是承认其独特性，不能有任何批判性；赞同则是有价值的判断。

（5）非批判态度

必须以非批判态度了解受助者的处境。社会工作者需要暂时搁置自己的参考架构，把自己放在受助者的处境内，投入其内心世界，并从对方的观点与角度设身处地体味和了解其主观感受。同时，也不能迷失自我和过分认同受助者，社会工作者须保持客观理智，协助受助者分析情况和解决问题。

（6）案主自决

应尊重受助者有自我选择和自我决定的权利与需要。不少受助者会依赖社会工作者提供答案甚至期待代其作决定。社会工作者应理解受助者的心理，协助其从新角度来看事物，让其发现更多的资

"案主自决"无疑是社会工作中一项非常重要的原则，但是，它在实施过程中

源与机会。真正的"选择"就是让受助者能在被接纳和理解的气氛下，自由畅谈，表达感受和看法，并与社会工作者进行讨论。社会工作者尽量从旁提议、支持，在适当时机施以援手，让受助者学习自我抉择，做自己的主人，并学着解决问题，为自己的人生肩负起责任。

（7）保密

个案社会工作中的机密是信托秘密，也是团体秘密，社会工作者必须保密。有时候，为了给受助者更多更适当的服务，社会工作者会向督导咨询或通过个案研讨会来探讨如何提供有效服务，它就成为一种专业的团体咨询，社会工作者绝不能向不相干者提及或外泄案主资料。

（三）个案社会工作运用的基本技巧

1.支持性技巧

支持性技巧是指社会工作者通过身体及口头语言的表达，令案主感到被尊重、被接纳，从而建立信心的一系列技术。支持性技巧主要有专注、倾听、同理心、鼓励等。

支持性技巧可以用语言和非语言的方式呈现出来。在语言方面，可以用"对对……"等语言语调来让案主知道社会工作者在专注地倾听；也可以用话语来引导，鼓励对方，如"你想谈些什么？""你是否愿意多告诉我一些关于你妈妈的事情？"等。非语言就是指肢体语言，它往往也透露出一些重要信息，表达出社会工作者是不是专注地在与案主沟通。

倾听不仅仅是听案主说了什么，也要努力地去听案主没有说什么。在与案主的交谈过程中，要敏锐地捕捉案主的语言和非语言信息。

同理心是指社会工作者能够设身处地为他人着想，真正站在对方的立场，从对方的角度来看待事情，并且能够表达出对对方感受与需要的理解。

鼓励是指运用口头和身体语言肯定服务对象的一些积极表现。如点头、微笑、手势示意、眼神肯定等。

也会受到限制：第一，会导致监禁的犯罪行为不容许案主自决；第二，会危及他人和自身生命的行为不容许案主自决；第三，虐儿，包括生理上的和情绪上的疏忽，以致丧失对被抚养者的监护权的行为不容许案主自决；第四，与身份相抵触的行为，诸如需要法庭干预的离家出走或习惯性逃学等行为不容许案主自决；第五，导致丧失从事个人所在专业的工作权利的不道德的行为不容许案主自决；第六，案主在生理上或心理上缺乏作决定的能力的情形不容许案主自决。总之，对案主自决的基本限制，是案主的行动不能侵犯另一个人的权利，或是社会工作者确定案主的身心状态不适合作一个特殊的决定。

2. 引领性技巧

引领性技巧是指社会工作者引导案主具体、深入地探索自己的经验、处境、问题、观念等技巧。运用引领性技巧的目的是促进案主在相关主题上较为具体、深入、有组织性地表达和探讨，增进工作者对案主的认识和了解。引领性技巧主要有澄清、对焦、摘要等。

澄清是指社会工作者引领案主对模糊不清的陈述作更详细、清楚的解说，使之成为更清晰、具体的信息。同时，也包括社会工作者解释自己表达得不甚清楚的信息，如服务的目的、理念等，还包括对产生的误会进行必要的解释。

示例：

案主：我从家里搬出去租房子住了，我和我母亲已经好几个月没有联系了，我和她的关系令人难以忍受。

社会工作者：当你说"你和你的母亲关系令人难以忍受"时，你具体指的是什么？

对焦是指社会工作者将游离的话题、过大的谈论范围或同时出现的多个话题收窄，找出重心，并顺其讨论。

摘要是指社会工作者把过长的谈话或不同部分所表达的内容进行整理、归纳和概括，并作简要重点的概述。

3. 影响性技巧

影响性技巧是指社会工作者通过影响案主，使其从新的角度或层面理解问题或采取方法解决问题的技巧。影响性技巧主要有提供信息、自我披露、建议、忠告和对质。

提供信息是指社会工作者为案主提供知识和技术等。

自我披露是指社会工作者选择性地向案主披露自己的亲身经验、处事方法和态度等，从而使案主能够借鉴他人的经验作为处理自己问题的参考。

示例：

案主：我离婚后孩子由我带着，我那个孩子太不省心、太不听话了，老是在学校里闯祸，结果就是我被老师叫去训话，话里就有"单亲的孩子没人管、有问题"之类的意思，老师虽然没有明说，

自我披露的目的在于增加案主对社会工作者的信任，让案主在安全的氛围中学习更有效地开放自己，以及引导案主对自己的经历与行为结果进行探查和反思。社会工作者的自我披露要做到：第一，完全是为了案主的利益而非为了满足社会工作者的个人需要；第二，披露的内容必须与案主有关且时机恰当；第三，社会工作者谈论自己及经历应该简洁明了。

但我听得懂其中的意思，这让我心里非常不好受。

社会工作者：我很能体会你那种不愉快的感受，我也有类似的经历。我刚从农村来这个大城市工作时，孩子在工作单位附近的小学里读书，也非常顽皮。他在农村散漫惯了，所以常常在学校里闹出事情来，我也经常被学校老师叫去沟通，老师也会说出"孩子教养不够"之类的意思，让人听了特别难过。

建议是指根据案主的具体情况提供有利于其改善生活的建设性意见。要避免使用"必须""一定"等词语，尊重案主的自决权。

忠告是指工作者向案主指出案主行为的危害性或案主必须采取的行动。

对质是指社会工作者发觉案主的行为、经验、情感等有不一致的情况时直接发问或提出异议的技术。对质应建立在信任关系的基础上，同时需营造接纳、尊重、评价客观、真诚的情感环境。

三、小组社会工作实务方法

小组社会工作，又称团体社会工作，是社会工作的一种专业方法，它是 20 世纪 50 年代兴起的，主要以小组互动、小组情境的形式开展社会工作。

（一）小组的功能与限度

1. 小组的功能

社会工作者在工作中，应当使个人、家庭、小组和社区能够更有效地在个人所处的环境中发挥功能，与社会良好地互动，共同成长，减少社会中的破坏性因素，共同创建一个正义温暖的社会。小组的功能主要有：① 给予组员希望。社会工作者相信案主有能力互助和自助。② 普及性。小组参与者会因接触众多与自己条件相同或相近的成员而感到"安全"，可以更愉快地接纳自己。③ 人际学习。小组参与者在一种双向的学习过程中，一方面输出知识，一方面接受信息，可以不断提高自己。④ 利他性。小组参与者认定自己虽是一个个体，但有时对他人很重要，这有助于组员自信心的建立。⑤ 小组有时候是一种家庭团体的缩影。⑥ 社会化的技巧。个人遭遇的严重困难或障碍（如疾病）常常使个人疏离其家人，小组能够提供一种社会化的安全场所。⑦ 影响个人发生转变。当个人出现生存能力方面的问题或心理行为有偏差时，通过小组过程，可以恢复组员原有的能力，帮助组员社会化；小组过程可以促使个人的价值观念、态度及行为发生转变，使其成为家庭和社会中负责任的积极角色；在小组中通过不同的经验分享活动，可以丰富经验、增长见识，改善人际关系；小组工作可以促使其成员提高面对问题与解决问题的能力，学习适应危机情境，促进个人成长。⑧ 澄清。小组是一个安全的环境，通过小组的支持，可以消除成员的恐惧和悲哀。⑨ 重塑社会角色，解决人际冲突。⑩ 符合经济效益原则。

2. 小组的限度

小组社会工作的实施虽具有上述的功能和优点，但也有它的基本限度。小组社会工作的限度列举如下：① 小组一致性压力的形成；② 过度自我坦露的困扰；③ "替代羔羊现象"的产生；④ "社会性闲散"效果的衍生；⑤ 人多口杂，解决问题时耗时费力；⑥ 过度保护成员或成员过度依赖团体。

（二）小组动力

"小组动力"一词是由勒温（K. Lewin）在 20 世纪 30 年代最早提出的概念，主要目的在于说明团体成员在团体内的一切互动历程与行为现象。小组动力意味着团体本身就是一种动态和发展的过程。小组是具有社会互动并遵循共同规范的组织，因此，小组的发展是动态的过程，具有目标性。消解小组的冲突，促进小组凝聚力的提升，进而形成小组的动力，将有助于小组达成有效的目标。

1. 小组的沟通

沟通指成员间接触、传递与交换信息的过程。通过此过程，小组和个人得以分享信息（事实、观念、意见、态度和情感），满足个人需求及建立共识，进而达成小组的目标。沟通分为语言沟通和非语言沟通。沟通的媒介主要是符号，人们日常生活中使用的沟通媒介大约 80% 是语言，非语言沟通如身体、动作、表情、手势等

台湾学者林万亿认为下列情形容易出现"替代羔羊现象"：当团体（小组）在处理紧张情况时；当团体的角色分化有偏见时；当团体与社会中的外团体发生冲突时；当成员与团体领导者发生冲突和矛盾时；当团体的凝聚力不强时；当团体目标不能达成或不尽如人意时。

也是经常使用的沟通媒介。在小组社会工作中，社会工作者必须对沟通组件是否出现障碍保持敏感度。互动的前提是沟通。有效的沟通即双方准确地理解对方的信息，才能使小组的互动得以发生。

2. 小组凝聚力

小组凝聚力是指小组对其成员的吸引力和小组成员之间的吸引力，以及小组成员的满意度。社会心理学家弗斯廷格（L. Festinger）指出，小组凝聚力是为使小组成员留在小组内而施加影响的全部力量的总和。一个小组的凝聚力对于小组活动和小组目标的实现具有重要影响。如果小组凝聚力高，会使得小组成员紧密地结合在一起，互相之间的支持程度较高，而且会提高整个小组的士气和工作效率。

3. 小组的冲突

在决策形成的过程中，一个小组内的关系并不是对等的，成员的个性与需求不同，意见难免会不一致，甚至由于无法统一意见而发生矛盾和冲突，认识和处理小组冲突使其趋于平衡，是小组社会工作者必备的专业技能。

冲突是一个过程，起始于一方感觉到另一方对自己关心的事情产生消极影响或即将产生消极影响。冲突基本上是由两个以上的成员因意见不同而起，进而形成紧张状况，彼此不相让或一方想压倒对方。它普遍存在于人的日常生活中。在小组中，没有冲突并不等于健全；相反，有冲突而又不至于解散才是健全的小组关系，因为冲突有时会成为小组发展的动力。但过于激烈的冲突以至于小组成员无法忍受时，小组就会面临着解体的危险，成员也会由此增加心理压力，失去对他人的信任。

（三）小组社会工作的基本技巧

社会工作者在带领小组时，为达到团体目标，发展小组动力，促进成员互动而采取的方法、态度、策略和手段，均可视为"技巧"的运用。

1. 同理

所谓同理，就是指一种设身处地的态度，是一种能够站在别人的立场来理解他人行为与感受的能力。按照分类，同理至少可以划分两个层次：初层次同理和高层次同理。初层次同理是指社会工作者让服务对象知道他了解其感受，以及这些感受之下的经验与行为，但社会工作者并没有进一步采取挖掘探讨的方法。高层次同理是指社会工作者不仅了解服务对象的陈述，同时也了解服务对象隐含的或是没有完全表达出来的意思的能力。这种同理在于处理了服务对象的经验与行为中被忽视的正面以及被忽视的隐蔽面。同理心表达由低到高可以形成五个层次的度量（如表5-2）。

表5-2　同理心表达层次度量

第一层次	社会工作者与服务对象沟通时，没有留心聆听，也毫不注意他所表达出来的感受与用词
第二层次	社会工作者对服务对象所表达出来的感受只有微弱或局部的回应
第三层次	社会工作者对服务对象表达出来的所有感受基本上作出了回应，表达了他与服务对象有同样的关切
第四层次	社会工作者对服务对象所表达出来的感受及其含义表示理解，并协助服务对象把先前深藏心底的感受也表达出来
第五层次	社会工作者明显地深入挖掘出了服务对象的感受和意思，能完全感知和回应服务对象

资料来源：秦炳杰、陈沃聪：《社会工作实践：基础理论》，香港理工大学应用社会科学系2002年版。

2. 真诚

真诚指的是诚实与开放的心胸。"真诚"技巧的运用是指在工作中社会工作者要适度地将负面情绪表达出来，也要把温暖表达出来，同时还要适度地披露自己。

3. 温暖

温暖通常是指一种"非占有的温馨"，它包括积极重视与尊重。积极重视表现在小组社会工作者对小组成员有兴趣且关心他们，因而具有接纳的意味。尊重表示小组社会工作者尊重成员的努力，即使努力失败了，也要在表示遗憾的同时尊重成员曾经努力去克服困难的事实。

4.示范

在小组初次聚会期间，成员无疑希望能够感受到友善、安全并消除紧张，所以小组社会工作者要协助成员感受到满足、接纳、欢迎和包容等氛围，以及协助成员把焦点放在个人与小组的需要上。因此，社会工作者就要以示范作为引导，尝试表现一些行为让成员去模仿，如感受满足感、提问的技巧以及给予回馈的方式等。

5.连接

所谓连接，就是指将成员沟通中的相同要件连在一起的技巧，用以降低成员之间分离的感觉，帮助成员彼此有更紧密的认同，以增强小组的凝聚力。运用这个技巧要着重注意的是成员之间的相似性而非差异性，通过将成员连接在一起以增加他们之间的互动，而非小组社会工作者与成员的互动。

6.阻止

所谓阻止，就是指小组社会工作者通过干预的方式以保持小组正常的互动，以及避免小组或某些成员做出不好的或不适当行为的一种技巧。这种不好或不适当的行为包括侵犯别人的生活、讲话拖延、一直向别人提问、攻击别人等。阻止也可以是一种保护成员的引导互动的技巧。它经常被用于保护成员，避免其被不适当地批评或被其他成员伤害。

示例：

组员：我是不太愿意参加这个小组的，老师让我来我没有办法，特别是看到晓芸也在就更来气，你有什么资格来这里，我……

社会工作者：呃，停一下，停一下，这位组员，我不知道你和晓芸究竟有什么问题，但是在我们小组中大家都是同学，是平等的，要尊重每一个人，请所有人都记住这一点，这是我们的小组规范。

7.设限

所谓设限，就是指小组社会工作者在关键时刻设定好界限，使得小组在互动中有框架并避免成员互动偏离小组的目标。

示例：

社会工作者：刚才在第一节小组活动中大家都做得很好，讨论也非常热烈，但我发现在大家谈论的时候有一些不妥的地方，所以经过大家讨论我们小组补充以下规定：第一，不能进行人身攻击；第二，每位组员都有发表观点和意见的权利与机会；第三，既然我们这个小组是讨论"'双减'政策对孩子及家庭的影响"这个议题，那么，我们在小组里的所有讨论和行为都不要偏离这个主题；第四，如果有必要邀请其他相关人员如老师等参加我们的讨论，需要我们全体组员一致同意。大家看怎么样？

8. 总结

总结是经常使用的沟通技巧，它是集所有互动重要维度之大成的技巧。在讨论中，会产生各种观点和意见，它们可能是支离破碎的，甚至是有冲突的，所以对社会工作者而言，重要的是不断总结讨论的内容，使小组成员对他们所说的和所赞同的事物有一个清晰的印象。

社会工作者可以用总结来检查是否已经得到小组成员传达的信息并作正确的解释；也可以利用总结去处理难题或问题，把它拆成不同的部分，使讨论更容易和更深入。最后，总结能帮助小组集中注意力，带领小组成员把精力放在特别重要的讨论议题上。

9. 保证公平参与

公平参与并不等于相同参与。公平参与以小组成员期望的参与为标准，它必须在小组成员的能力范围中，包括知识、信息和其他对讨论有贡献的参与或他在小组中的角色。例如，如果一个成员在某一方面有特殊专长，小组就可以期待这个成员在这方面为小组提供更多的信息，而对另一个在这方面所知甚少的成员的期望就要低一些。如果一个成员是讨论的领导者，其他成员可以期待他更多参与；而对一个新成员，他仍然需要时间加以定位，其他人就不能期待他有太多参与。在小组互动中，社会工作者必须有技巧地保证每一个人能按照他的能力与角色进行参与和发挥作用。

10. 质询

质询是一种用来告诉一个小组成员所存在的言行不一致之处的

技巧。这是一种特别的传递信息的方法，用来影响一个成员改变他的行为。

11. 回应感觉

回应感觉是指，在小组互动中，社会工作者因应小组成员的感受向小组成员表达同理，以便培养信任，鼓励他们作更深层的理解和探索。

12. 沉默

社会工作者在发现成员沉默、思考和过度依赖时，运用沉默来回应小组，使得成员对于自身的反应进行觉察，促进信息的整合，调动成员利用自身的资源。

13. 评估

社会工作者在自己衡量小组的进展和方向的同时，协助成员评估个人及小组的进程，借以增进小组成员更深入的自我了解，发展建设性的行为，促进小组过程的发展。

（四）小组社会工作实务方法案例

1. 案例介绍

医务社会工作者在医院提供服务的过程中，发现护士们的工作较为辛苦和琐碎。而且最近医院新进来较多20多岁的女护士，提供服务本来就不是一件易事，而长期与病人处在一起，更是增加了她们心理的疲惫和对职业的倦怠。因此，社会工作者决定针对该院的年轻护士开展一次减压小组活动。

2. 减压小组服务方案

（1）理论概念

美国心理学家艾里斯（A. Ellis）认为，每个人都既有理性的一面，又有非理性的一面；人生来都具有以理性信念对抗非理性信念的潜能，但又常为非理性信念所干扰。也就是说，每个人都拥有不同程度的非理性信念，只不过有心理障碍的人所持有的非理性信念更严重而已。情绪是伴随人的思维而产生的，不合理的、不合逻辑的思维导致心理上的困扰。人的思维是借助于语言进行的，内化语言的重复能产生固化不合理认知的作用。

（2）小组背景资料

小组名称：减压小组

小组性质：教育性小组

成员：年轻护士

人数：8人

地点：××医院

（3）目标

协助成员倾诉、宣泄自己的压力和情绪。

协助成员正确认识自己的压力和情绪。

协助成员学习处理压力和情绪的技巧。

协助成员拟订工作中的减压计划，提升工作热情和投入度。

（4）小组活动安排

表5-3　××医院减压小组活动安排

阶段	目　的	内容及形式	社会工作者角色/责任	器　材
认识压力，寻找压力源	澄清及了解小组的规范，建立互助互信的契约精神	1. 小组规范，包括守时、保密； 2. 分享自己情绪的象征物； 3. 填写压力评估表，分享自己的压力； 4. 填写压力圈圈表，寻找压力源； 5. 音乐冥想	1. 带领小组交流，寻找压力源； 2. 澄清者：澄清彼此的期望和小组的规范	1. 音乐播放器； 2. 白纸，笔； 3. 评估表
压力管理	1. 认识压力源； 2. 探寻支持系统	1. 回顾上次的压力，认识压力源； 2. 写出面对压力时的社会支持系统； 3. 解压PPT讲解、放松疗法	引导小组认识压力源，学会自我调节	1. 投影仪； 2. 白纸，笔
电影解压法及讨论	了解如何处理工作以及压力带来的不良影响	1. 观看一小时与压力相关的影片； 2. 分享观后感； 3. 反思工作	组织者：组织小组观看、讨论，促进成长	投影仪

（续表）

阶段	目　的	内容及形式	社会工作者角色/责任	器　材
认识和宣泄情绪	如何看待负向情绪	1. 欣赏音乐（The day I lost）画面、描述主题故事； 2. 适当倾诉，"情绪转盘"； 3. 放松情绪	1. 促进及鼓励成员投入小组的历程； 2. 评估小组目标成效	投影仪
情绪管理	掌握调解情绪的方法	1. 学习 ABC 理论、非理性情绪处理方法； 2. 学会积极地处理自身的消极情绪	教育者	
跟进工作	强化年轻护士处理情绪的能力	与每一位成员订立服务目标及鼓励实践	支持者	

四、社区社会工作实务方法

（一）社区社会工作概念与要素

1. 社区社会工作概念的界定

社区（社群）社会工作是个案社会工作、小组社会工作之后被认可的第三种社会工作方法。社区社会工作以社区及其居民为服务对象，通过组织居民参与集体行动，增强居民对于社区的责任意识，引导他们解决社区问题，满足社区需要；在参与活动的过程中，增加居民对于社区的归属感，提升居民解决问题的能力，培养居民自助、互助和自决的精神，增强社区的凝聚力，构建和谐友好的社区环境。

2. 社区社会工作的目标

一是促进社区居民参与解决自己的问题，提高社区居民的社会意识。要鼓励社区成员参与解决社会问题的过程，并且让居民有机会表达意见。

二是调整或改善关系，改善权力分配，减少社会冲突。

三是发挥人的潜能，发掘并培养社区的领导人才。社区社会工

不同的社区工作目标会采用不同的社区工作模式，由此也会采用相应的实务方法与技巧。在这里，罗夫曼（Rothman）提炼的社区工作模式分类最为著名，他将社区工作划分为三种模式，即地区发展模式、社会策划模式和社会行动模式。

作是通过居民的集体行动，解决日常生活的问题，从而发挥居民的潜能。同时，又可以加强居民的自决及自立的能力。

四是培养互相关怀、互助互济的美德。社区社会工作可以促进互相关怀氛围的形成，达到社区照顾的目的，在增加居民之间彼此交往的同时，减少工业化和城市化中人与人之间的疏离感，加强社区的归属感。

五是追求权力和资源的公平分配。

六是促进社区需要与社会资源的有效配合，以满足社区需要，解决或预防社会问题，改善社区生活环境，提高生活质量，促进社区进步。

3. 社区工作的原则

（1）以人为本

以人为本是社区社会工作的重要原则。美国社会工作协会对社会工作者的工作实践提出十项基本原则，特别强调人是最重要的。在社区中，人的发展是社区发展的前提和基础，因此社区社会工作者必须要重视人的发展。社区社会工作者需要把居民的利益放在首位，在协助居民解决社区问题的同时，注意培养居民自觉参与社区事务的意识。

（2）以社区发展为目标

促进社区的发展既是社区社会工作的目标之一，也是社区社会工作的基本原则之一。在社区工作实践中，需要通过直接和间接的方式帮助社区成员解决他们遇到的实际困难，促进社区的健康发展。同时，社区发展需要对社区的经济、文化、环境和教育等方面进行综合衡量，调动一切可以利用的资源协助社区居民解决问题，提升居民主动参与的意识。

（3）社区民主和参与

社区民主和参与是社区发展的重要推动力。社区社会工作的主旨是发展社区，整合社区的资源，强化社区功能，增强社区活力，培育社区归属感，使居民与社区之间建立起协调发展、和谐有序的平衡关系。这一目标的实现离不开社区成员积极而富有成效的参与。

4.社区社会工作的要素

社区社会工作的要素主要包括社区、社区工作者、社区工作组织与机构、社区居民、社区工作资源与设施、社区工作方案或计划等。

（二）社区发展与居民参与

1.社区发展

社区发展是一种过程，也是一种方法，具体来说就是一种促进社区进步的方法。在社区发展过程中，通过社区工作者的协助使居民组织起来，参与社区活动，通过研究社区的共同需要，协调社区各种力量，动员社区内外的资源，采取互动和自治行动等，以达到解决社区问题、发展社区精神、提高居民生活水平和促进社会协调发展的目标。

2.社区发展的一般原则

（1）制定社区发展规划或方案

社区发展是一个过程，在全面了解社区资源与社区发展需要的基础上，制定较为详尽的发展规划，特别是聚焦于社区社会工作密切相关的方面，如社区成员困难的解决、社区公共设施的建立和维护等要有具体的落实方案。

（2）充分利用社区资源，提高社区成员参与积极性

无论是城市社区还是农村社区，社区工作中都要解决社区资源利用和发动群众参与的问题，为此，社区发展要在政府部门的协调下，把各方面的力量团结起来，充分利用社区资源，强调社区成员的主体性，调动他们的参与积极性，形成社区发展的巨大推动力。

（3）经济发展和社会发展相结合，重视社区成员的社会福利

社区发展是一个系统工程，涉及经济、社会、文化、政治等多方面的内容。作为社区社会工作的方法，社区发展在综合发展的同时，必须重视社区成员的社会福利，解决他们在社会生活中遇到的困难，采取措施调适他们的心理，使社区成员能以积极健康的心态参与社区建设。

（4）强调社区成员的互助精神

助人自助互助精神的培养是社区工作的重要方法。社区发展社会工作提倡发扬"我为人人，人人为我"的理念，通过自助互助活动的开展，提升社区工作的水平。

（5）重视社区工作者组织人才的培养和选拔

社区社会工作的开展在很大程度上要取决于社区工作组织人才和领导人才的培养和管理，这也是社区发展中的重要内容，为此，在实行民主管理的基础上，要善于培养人才并发挥他们的作用。

3. 居民参与

社区工作十分重视居民的参与，它的目标并不是为居民提供全盘服务，而是鼓励居民参与，合力解决社区问题，为社区作出贡献。通过参与，让居民明白自己的责任，行使自己的权利和减少无权力的心态。社区工作与其他工作的不同之处在于，社区工作更多地运用集体行动的方式解决问题。社区工作认为社区问题不是个人的问题，而是集体的问题；个人的力量有限，只有通过动员群众，大家组织起来，才能增强能力。

（三）社区社会工作的基本技巧

社会工作者在开展社区工作时，需要快速了解和认识社区，对社区有一个较全面的分析，并能够很快与社区每个层面的人建立关系且维系下去，高效率地组织社区进行活动等，这些都要求社会工作者需要具备一些基本技巧。

1. 社区分析的技巧

认识、分析社区是制定社区计划的基础，它既是社区工作的一个重要步骤，也是必经的过程。通过认识社区可以探索社区的发展历史、社区需要，评估社区资源，同时确定社区的问题。只有如此，才能制定社区行动方案，有效达成工作目标。接下来将介绍一些社区分析的方法和内容。

（1）社区分析的方法

社区分析的方法主要包括：文献分析法、参与观察法、访问法、社区普查法。

① 文献分析法。

文献分析主要可以从以下几个渠道进行资料收集与分析，主要资料包括：

地方志及其政府相关资料：从地方志、地图、资料手册、政府资料中获得对社区的了解。

社区机构原始记录资料：社区前任领导的工作记录、讲话、工作计划和总结等。

媒体报道、个人或小组资料：报纸报道、个案访谈、小组座谈等形成的资料，都是我们进行社区分析时常用的资料。

② 参与观察法。

社会工作者可以主动参与社区内的一些活动与互动，体会社区的文化和生活习惯等，或者以旁观者的身份对社区整体作一个观察评估。

③ 访问法。

以口头方式，针对社区中部分代表性人物收集资料。这种方法的适用对象主要是较大型、较难进行家庭普查的社区。其优点在于：面对面谈话，能比较深入地了解社区的需求（运用访问的方法容易与受访者建立关系）。其缺点在于：需要花费大量时间；需要对数据和信息进行整理；访问对象太少或是代表性不足，会导致数据没有价值，结论不科学、不全面。

具体操作方法是：可以从自己熟悉的人开始，然后请他 / 她再推荐几位。罗列访问名单时要注意被访者的年龄、性别、社会经济地位以及职业的分布，要涵盖各个层次的不同群体。让被访者知道所代表的群体，引发被访者思考该群体对于社区的看法和意见。

④ 社区普查法。

通过问卷或访问对社区中的每一户进行调查，了解他们对社区需要的想法。适用对象为较小型的社区。

这种方法的优点在于：可以系统全面了解居民对社区的要求和期望，以及对社区问题的切身感受，并且通过调查与社区居民建立关系，为以后的工作奠定基础。其缺点在于：需要社会调查的专业知识；需要处理许多数据和问卷；需要较多的人力和物力支持。

社会工作者要多渠道地认识社区，包括家访、街头漫步、拜访社区领袖、参与居民大会、访问特定的工作团体、进行社区调查等。

（2）社区分析的内容

① 社区背景分析。

社区背景分析包括三个方面的分析。一是社区的基本情况，包括：社区居民的人口及其构成、住房、就业、社区的地理环境及交通、社区的基础设施及资源、社会服务、社区的历史、经济、政治、文化传统及价值观念等状况。二是社区居民及团体的关系与权力结构，包括：社区机构与组织、社区权力分配及领导等。三是社区问题和社区需要。利用前述社区分析方法了解社区需要、界定社区问题。

② 探索社区工作的方向。

在社会工作者掌握了社区的背景问题以及需求之后，接下来的工作就是探索工作的方向，包括社区问题解决的优先级排序、采用何种方案、使用什么方法等。

③ 社区的动力分析。

社区动力主要是指可以对社区发展起积极推进作用的力量。社区动力分析是指对社区内个人、团体之间的互动，以及由此延伸出来的关系的分析。有效运用社区动力可以推动社区变迁，解决社区问题；也可以帮助工作者和机构决定在社区中如何自处、如何定位，以及如何与不同团体和组织保持关系。在分析时，可以将注意力放在以下几个方面：一是目标，包括成文的或不成文的目标；二是包含的信念、组织背后的取向和指导思想，如政治上的取向、对社会福利的观点；三是构成，社区主要包括哪些人或组织，他们的背景、动机、阶层、投入程度、能力如何；四是资源及来源，包括直接或间接的权力、影响力、金钱、人力、资讯、网络关系、调动能力等；五是期望，即在某些问题或事件上社区期望得到什么结果、获得什么益处；六是其他一些方面，包括组织在社区工作及活动中的活跃程度、发展阶段、组织风格、领袖威望等。

2.建立关系和维系技巧

社会工作者在社区内的专业关系建立对象主要分两个方面：一是社区居民；二是地区团体和政府部门。在建立关系与维系关系时，社会工作者应该掌握一些技巧。

（1）建立关系的原则

社会工作者在与居民建立专业关系时，需要遵守一些原则：了解分析群众参与的动机，有针对性地进行动员；让群众感受到参与带来的社区问题解决的成效；为参与者带来个人的改变；让参与者有成就感；减少参与者付出的代价；注意社会工作者自身素质对居民参与的影响。

（2）与居民接触

在与居民接触中，社会工作者应该具备良好的素质，运用一些专业的技巧，包括尊重、同理、积极倾听、反映等。在与居民谈话中，以下一些方式可能会对社会工作者有所帮助：说一些你相信他们感兴趣的事物；在房间内找可以谈及的东西以引起话题；用他们可以听得懂的语言进行沟通；了解你自己；知道何时聆听及何时说话；在同一时间内只说一件事；倾听他们表达；感知他们的感受；让他们知道，他们对你和这个社区都是重要的；用提问引发他们的思考；肯定和表扬他们；不要与他们争辩；不要强迫他们用你的方法思考；聆听多于说话；多提问，像你和他商讨一件事一样（平等）而非搜集资料式或盘问式提问；不要答应一些你不能遵守的承诺；如果你不知道答案，交回给他们（讨论）或迟些告诉他们，（结果）或者让他们迟些再接触你；运用电话做跟进工作；知道自己的局限；忠于自己；知道怎样将责任交托出去；安排好下次探望的时间。

（3）与地区团体和政府部门接触

社会工作者在协助服务对象走出困境时，需要链接资源，与不同的组织和政府部门建立关系。社会工作者需要协助服务对象从各种组织与政府部门获取资源，如金钱和物资；或者协助他们申请政府所提供的服务。在某种程度上，社会工作者需要根据服务对象的需求，进行政策倡导，期待政府部门能够协调政策的运作，使得其更符合服务对象的需求。

3. 组织技巧

对于如何高效地进行社区组织，我们主要从社区宣传、社区领袖培训、社会行动和制定社区发展计划四个方面论述其中的技巧。

（1）社区宣传技巧

社区宣传教育是指社区工作者通过对居民进行相关事项或知识的教育及传播等有效的方法，以提升居民的意识和能力，争取自身环境的改善。社区宣传的技巧有很多，如表5-4罗列了其中常用的部分，以供参考。

表 5-4　社区教育的手法和技巧

社区教育手法	技　　巧
家庭探访	个别培训教授，争取家人支持
居民代表大会	邻舍网络，动员，推广信息
居委会合作活动	公共关系，争取居民领袖认同
团体联合	组织联合，争取社区资源
领袖培训	导师教练，培训内容设计
社会行动	行动中学习，行动反思
政策倡导	政策分析，法律倡议

资料来源：甘炳光等：《社区工作技巧》，香港中文大学出版社1997年版。

为了发挥最大的宣传作用，社会工作者常常会邀请或联合传媒机构合作举办宣传活动，以此将信息传达到社区居民家庭。这些合作的方式有：新闻报道；电视特辑；独家报道；市民参与性节目；召开记者招待会；合作举办活动；等等。与传媒合作开展宣传需要注意以下事项：能够打动记者、编辑和编导的心，引起他们的兴趣；动员家庭及个案接受访问；主动与记者建立联系。

（2）社区领袖培训技巧

社区领袖是指能够抓住团体希望和要求的实质，代表团体意愿，为团体行动提供意见和方向的核心人物。一个好的社区领袖通常拥有以下的特点：热爱人群；易交朋友；善于聆听；易与别人建立良好的人际关系；勤奋工作；乐于助人；表达能力佳；思想开放，不故步自封；勇敢面对困难；严于律己；自我认同感强；协助别人建立自信；有广阔的视野，具有历史感和前瞻性；善于处理压力等。

在培训社区领袖时，可以从以下方面进行：人际关系技巧；开会技巧；演讲技巧；组织技巧；谈判技巧；游说技巧；政治技巧；与传媒接触技巧；资源动员技巧；沟通技巧；管理技巧；战略及战术技巧；检讨技巧；小组带领技巧等。

（3）社会行动技巧

社区社会工作的一个重要目标是组织居民参与集体行动，合力解决社区问题，争取所需资源，改善社区环境及生活质量。社会行动的主要形式有记者招待会、群众大会、游说、请愿等，工作目标能否实现依赖于这些方面的技巧能否有效运用。

（4）制定社区发展计划技巧

"计划"与"方案"是大同小异的，主要区分在于：计划通常较大型，持续时间较长，涵盖较广；方案通常较小型，持续时间较短，设定目标较短程明确。通常，方案也是达成计划的具体行动。

制定社区发展计划应该遵循一定的步骤：① 掌握活动的基本目标；② 衡量服务对象的特点、需要、兴趣；③ 配合机构的宗旨、赞助团体的期望；④ 评估本身拥有的资源及可以动员的资源；⑤ 制定初步计划；⑥ 评估可行性；⑦ 确立详细计划；⑧ 预想可能出现的困难及解决方法。

（四）社区社会工作实务方法案例

医务社会工作作为一个外来的概念，在国内生根发芽需要时间和实践的积累。在其融入中国医疗卫生环境的过程中，医务社会工作者们要积极实践和积累。当前，中国医患之间的关系紧张，医务社会工作可以以社区为平台，组织一系列的活动，增加医生与居民之间的互动，促进双方之间的了解，推动医患关系和谐发展。

　　以"社工进社区，义诊送健康"活动为例。社会工作者在策划活动时，为了增加居民的体验感，更高程度上普及医生和医务社会工作者的工作，可分不同板块进行宣传。

　　① 展览摊位——心理科康复者现场制作展示。

　　② 游戏摊位——宣传医务社会工作者日常在科室开展的服务。

　　③ 义卖摊位——义卖摊位由心理科康复者、心理科护士长和社会工作者共同合作。社会工作者为康复者开展的日常活动，一方面能够缓解康复者住院时单一生活的枯燥之感，另一方面能够提升康复者的自主能力以及发掘其潜能。社会工作者作为一个使能者的角色，提供一个平台给康复者展现自我，激发生活动力，使康复者彰显自身的风采，增添自信心。

　　④ 健康咨询区——特邀专家坐诊，为在场居民免费义诊，给他们测量血压、把脉、咨询、开处方，排队就诊，井然有序；社会工作者在活动区周围分发宣传单，向居民详细介绍医务社会工作的服务领域、服务内容、驻点医院，鼓励居民前来咨询。此类社区活动不仅宣传了医务社会工作知识，还能增进居民对于社会工作者的接纳与认可。

本章小结

　　根据助人过程所具有的普遍性和共性因素，在不同层次、不同领域的社会工作助人过程也会遵循基本程序。这些基本程序就构成了社会工作的一般过程及模式，它代表了对助人过程一般规律的认识，也是社会工作助人活动的基本指引。社会工作的一般过程包括：接案期、预估期、计划期、介入期、评估期和结案期。在此过程中，每个阶段都有其目标、任务和阶段服务的特点，也需要据此就服务对象的具体状况与问题解决的程度，采用不同的方法与技巧。科学与灵活运用这一过程模式，不仅可以建立良好的知识结构，协助助人者有效、成功地帮助案主解决问题，而且可以有效地运用于中观和宏观等更高层次的研究之中。

作为一门科学的专业和职业，社会工作在长期发展过程中已经形成了一套比较完整的知识体系，其中方法是重要的组成部分。社会工作直接的服务方法包括个案社会工作、小组社会工作、社区（社群）社会工作等；间接服务方法包括社会工作行政、社会工作研究、个案管理等。个案社会工作在具体实施过程中需要运用支持性技巧、引领性技巧和影响性技巧。小组社会工作是主要以小组互动、小组情境的形式开展的社会工作，其服务技巧包括同理、真诚、示范、连接、阻止、设限、质询、总结等。社区社会工作以社区及其居民为服务对象，通过组织居民参与集体行动，增强居民对于社区的责任意识，引导他们解决社区问题，满足社区需要。在此过程中，需要运用的实务技巧有：社区分析技巧，包括社区背景分析、社区区位分析、社区动力分析等；建立关系和维系技巧，包括组织、倡导、领袖培养、计划订立等；社区居民动员技巧等。

思考题

1. 什么是社会工作实务的接案期？在此阶段社会工作者主要有哪些工作？

2. 社会工作实务的计划期主要有哪些特点？就其中一点谈谈你的看法。

3. 从助人的普遍规律，简述你对社会工作一般过程模式的理解。

4. 个案社会工作和心理咨询有什么不同？它们在助人服务过程中各有什么作用？

5. 小组社会工作是基于小组的哪些重要因素而开展的专业服务？

6. 根据社区社会工作的一般知识，谈谈你对在中国开展本土化的社区社会工作的看法。

推荐阅读

范斌：《增能与重构：医务社会工作案例研究》，华东理工大学出版社 2018 年版。

罗伯特·施奈德、洛丽·莱斯特：《社会工作倡导——一个新的行动框架》，韩晓燕、柴定红、魏伟译，格致出版社 2011 年版。

范明林、林德立：《社会工作实务：过程、方法和技巧》，社会科学文献出版社 2018 年版。

黄惠惠：《助人历程与技巧》，张老师文化事业股份有限公司 1995 年版。

顾东辉：《社会工作概论》（第 2 版），复旦大学出版社 2020 年版。

周永新：《社会工作学新论》，香港商务印书馆 1994 年版。

王思斌：《社会工作导论》，高等教育出版社 2004 年版。

朱眉华：《社会工作实务》，上海社会科学院出版社 2003 年版。

主要参考文献

范明林、林德立：《社会工作实务：过程、方法和技巧》，社会科学文献出版社 2018 年版。

珍妮特·塞登：《社会工作实务中的咨询技巧》，沈黎、周琳琳、谢倩译，格致出版社 2011 年版。

顾东辉：《社会工作概论》（第 2 版），复旦大学出版社 2020 年版。

陈钟林：《社区工作方法与技巧》，机械工业出版社 2005 年版。

玛丽安娜·伍德赛德、特里西亚·麦克拉：《社会工作个案管理》，隋玉杰、范燕宇等译，中国人民大学出版社 2014 年版。

许爱花:《社会工作导论》,浙江大学出版社 2013 年版。

周沛:《社区社会工作》,社会科学文献出版社 2002 年版。

王思斌、史柏年等:《社会工作实务（中级)》,中国社会出版社 2017 年版。

王思斌、马凤芝:《社会工作导论》,北京大学出版社 2011 年版。

吕青、王金元等:《社会工作实务》,华东理工大学出版社 2010 年版。

第六章

医务社会工作导论

案例:某天，小王接到大学毕业多年未见的同学小张的电话，电话里小张泣不成声，说自己确诊乳腺癌住院了，在网上查了各种资料后，想到自己要经历化疗、手术这些痛苦，想放弃治疗，而且她刚新婚两个月，不想拖累丈夫。小王听后十分着急，一直跟小张说不要怕，要相信医学，要坚持治疗，最后小张直接挂了电话。小王放心不下，第二天到医院探望小张，到了病房发现小张正和丈夫聊后续治疗的事情，小王心生疑虑，看起来小王不像不想治疗的样子。原来小王昨天挂了电话后，医院里有名医务社会工作者来病房探望她，告诉她，她现在的一些情绪、想法和行为是很多刚刚知道自己患病的人都会有的反应，还跟她谈了很多生病对生活、工作的改变，以及她后续的打算，然后鼓励她可以跟隔壁床的病友了解一些自己担心和关心的事情。谈完之后，小张发现事情不像她想的那么可怕，而且治疗效果也不错，丈夫也很支持自己，所以她觉得无论怎样都要先配合治疗。

医务社会工作是社会工作的重要分支，也是社会工作专业化程度最高的领域之一。医务社会工作缘起于西方，最早萌芽于英国。在中国，医务社会工作与西方现代医院和医学几乎同时传入，医务社会工作发展至今已逾百年。1921 年，北京协和医院成立社会服务部，提供医务社会工作临床服务，之后上海、南京、山东、重庆等不同地区的医院陆续设立社会工作部，开展医务社会工作服务。

当前，医学模式正由"生物医学模式"向"生物–心理–社会模式"转变，医疗不仅关注治疗生理层面的疾病，也关注社会心理因素对疾病的作用和影响。换言之，对患者及其家庭来说，不仅需要应对身体上的病痛，也需要应对心理、社会乃至灵性层面的困境和挑战。医务社会工作的发展顺应医学发展的需要，回应患者及其家庭的需求，在医疗健康领域成为越来越不可或缺的重要的专业力量。

一、人类健康需求与医务社会工作发展的意义

健康需求是人类最根本的共同需求，从古至今，人类一直在与疾病斗争，对疾病的探索和对健康的追求从未停歇。随着社会的进步和医学的发展，医务社会工作在人类追求全人健康的过程中应需而生。

（一）健康观念与医学模式的转变

人们对健康的理解受到社会文化变迁的影响。1946 年，世界卫生组织明确界定"健康"不仅是没有疾病或身体不虚弱，而且是身体、精神和社会适应的完好状态。全人健康的概念被广泛接受和认可，健康成为一个涉及生理–心理–社会–灵性等多层面的议题。

1946年，世界卫生组织对"健康"概念进行定义，不同学科也从自己学科的角度加以阐释，从生物、心理、社会、精神等不同方面全面理解健康。社会工作在健康领域从微观、中观、宏观的不同维度承担着多种角色，并发挥着至关重要的作用。

生物-心理-社会模式（Biopsychosocial Model）由乔治·恩格尔（George Engel）于1977年提出，强调了疾病的生物、社会、环境、心理和行为方面的问题，对主要关注疾病生物学原因的传统医疗模式下的医疗保健进行了拓展，将疾病的非医学决定因素与纯生物因素结合起来考虑。

值得注意的是，人类面临的健康风险和挑战也在不断变化。20世纪初，传染病是威胁人类生命的主要原因，到了21世纪，心脑血管疾病、癌症等慢性疾病成为造成人类死亡的首要原因。人类带病生存的时间延长，疾病治疗不单纯是处理生理问题，也不单纯是医学单一学科的问题。人类希望战胜疾病，其根本是在追求全人健康的生活状态。全人健康的实现需要生理、心理、社会等多个学科和专业共同参与和努力，医务社会工作在此过程中也发挥重要作用。

在原始社会，人类认为疾病是由恶灵引起的，将疾病归因于恶灵、邪气等不干净的东西侵入，祛除它们就能治疗疾病，恢复健康。我们在诸多文献中都能看到依靠巫术、仪式来驱散恶灵。古代西方曾有记载，通过在颅骨上钻孔，释放寄居人体内恶灵的方式来治疗疾病。中国古代神农尝百草，通过草药来治疗病症的故事广为流传，原始社会的人类也早早意识到他们所做的某些事情与疾病症状的缓解、改善有关。可见，人类如何理解疾病，与疾病治疗手段息息相关，疾病在人类发展之初就不单纯是生理层面的问题。

随着科学技术的发展和进步，现代医学得以建立和发展，人类对疾病的理解和认识日趋理性、客观，医学越来越专科化，医生越来越关注"病"或者"患病的器官"，而非对"人"的关注和理解。现代社会的疾病谱正在发生变化，多数疾病不单纯是生物因素的作用，还受心理和社会诸因素的制约，许多疾病的生物因素也通过心理与社会的因素起作用。医学发展过程中越来越关注到心理、社会、环境等多方面因素对疾病发生和健康风险的影响。例如，长期的压力被证明与胃病有关，抑郁情绪会导致心脏疾病的风险，社会支持的缺乏会导致更多的健康问题和影响疾病康复。因此，现代医学由"生物医学模式"向"生物-心理-社会医学模式"的转变是医学发展的必然趋势。

同时，对疾病的理解也由单因、单果向多因、多果发展。随着科学日益精进，医疗服务细分和专业化，医疗服务方式也跟着复杂起来。显而易见，如果不从心理和社会因素考虑疾病的诊断、治疗和预防，就难以达到满意的效果。社会工作关注个体与环境的良性互动，协助个体更好地适应环境，促进社会福祉的提升。医务社会工作能回应全人健康观念和医学模式转变后人们对医疗健康服务的新需求，这一转变也为医务社会工作参与到医疗卫生和健康照顾服务领域提供了契机。

（二）社会发展与医疗服务体系的建立

随着科学技术与社会发展，现代健康医疗服务体系逐步建立，为医务社会工作的萌芽和发展提供了空间。中世纪以后，宗教改革，科学发展日益脱离宗教的影响。19 世纪，自然科学迅速发展和兴起，医学科学取得巨大成就。资本主义发展和工业革命在推动社会经济快速发展的同时，也带来了环境污染、健康不平等、贫困等社会问题。在这样的社会背景下，医务社会工作萌芽于中世纪天主教会开展的慈善服务和医疗救助。到 16 世纪，英国的"施赈者"开始在医院里做救济贫困患者的工作。现代意义的社会工作起源于 19 世纪末期，1895 年，英国伦敦皇家免费医院（Royal Free Hospital）运用个案的工作方法为患者解决因病而产生的社会问题。1905 年，美国马萨诸塞州总医院正式成立医院社会服务部，聘用首位社会工作者。从此，社会工作就成为医疗卫生系统中一个重要组成部分，这也标志着医务社会工作专业服务正式诞生。医务社会工作此后经历了从慈善救助到专业服务的发展过程，以及在发展过程中完成专业人才的累积，并通过专业服务有效降低医疗成本、提高服务品质和患者满意度，为专业发展奠定了基础。医务社会工作在医疗服务领域的作用和功能日趋凸显。

社会发展变迁和生物-心理-社会医学模式的发展，让医务社会工作得以在慈善救助，更重要的是在社会、心理层面发现患者的需求，从而促进患者和医护团队之间的沟通，提高医疗服务的品质。

二、我国医务社会工作发展的背景

医务社会工作是在健康照顾领域中为有需要的人群提供专业的社会工作服务。在国际上，医务社会工作已在医疗卫生、精神健康、公共卫生、康复、长期照顾、舒缓安宁疗护等多个领域获得长足发展。我国的健康观念自古就强调身心灵的整体性和系统性，即全人健康的观念。在我国开展医务社会工作，既契合中国传统健康观念，也符合《健康中国 2030 规划纲要》中"健康入万家"的要求。因此，我国医务社会工作的发展，应当嵌入国家健康社会政策和福利制度，同时，我国发展医务社会工作也势在必行。

（一）因应社会发展与转型

人民健康是社会文明进步的基础，也被放在优先发展的战略地位，因此，我国发展医务社会工作具有内生性动力，也是社会工作参与健康领域社会治理的重要方式。

发展医务社会工作是我国社会发展转型历史阶段下人民健康的普遍需求。改革开放四十多年来，中国社会经历剧烈变革，从一个农业国家迅速跃身为社会主义现代化国家。中国在此过程中推进或实现了经济发展方式、社会分工模式、社会交往模式、社会治理模式、社会价值规范系统等方面的巨大转变。社会发展转型带来大量新问题、新现象和新挑战，医疗卫生领域不仅需要应对生理问题，同样需要应对心理社会因素带来的健康问题。同时，社会体制改革让原本由单位负担的社会福利转移为由社会负担，"单位人"向"社会人"的转变，需要新的社会治理方式加以回应。社会工作以服务型治理的方式参与建构社会治理共同体、推进共建共治共享的社会治理制度，其中，医务社会工作在健康领域社会治理中具有不可替代的作用。

同时，在社会发展转型过程中，人民健康需求日益增长，对医疗卫生服务品质提出了更高的要求。党的十九届四中全会提出，"强化提高人民健康水平的制度保障"。党的二十大报告提出，"把保障人民健康放在优先发展的战略位置，完善人民健康促进政策"。医疗卫生服务不断回应人民需求和期待，逐步从疾病治疗向疾病预防拓展，服务场域从医院向社区延伸、从单一生理维度向生理、心理、社会多维度的整合性服务转变，医务社会工作在社会心理层面的专业性成为医疗卫生服务中不可或缺的重要专业力量。因此，我国本土医务社会工作具有根本内生性动力。

（二）回应"健康中国"国家战略

"健康中国"是国家战略，健康是人民群众的基本需求和根本福祉，覆盖全人群、全生命周期，更全面、整合的健康服务是广大

人民群众的期待与需求。《健康中国 2030 规划纲要》指出："健康
是促进人的全面发展的必然要求，是经济社会发展的基础条件。实
现国民健康长寿，是国家富强、民族振兴的重要标志，也是全国各
族人民的共同愿望。"社会工作是创新服务、协调社会关系、修复
社会功能、化解社会矛盾、维护社会秩序、促进社会发展的重要途
径，也是体现人文关怀、提升社会治理能力、改善社会服务水平与
质量的重要力量。社会工作专业以促进社会福祉为使命，医务社会
工作是衡量医疗卫生服务体系现代化、服务质量和健康公平程度的
重要方面，对于转变医学模式、改善医疗服务具有重要的意义。医
务社会工作在医疗卫生服务领域中运用专业理论和方法，服务患者
及其家庭、服务医院、服务社区，是建设健康中国的重要专业力
量，其发展能有效回应民众对健康的期待与需求。

　　医务社会工作的发展同样回应了医疗卫生改革、医疗保障制度
改革、公立医院高质量发展等一系列健康医疗领域改革的需求。同
时，国家层面在社会工作人才建设、医务社会工作发展方面提供了
有力的政策保障，医务社会工作逐步纳入政策体系。2006 年召开
的十六届六中全会提出："建设宏大社会工作人才队伍"；2009 年
发布的《中共中央、国务院关于深化医药卫生体制改革的意见》明
确提出发展医务社会工作；2010 年发布的《国家中长期人才发展
规划纲要》将社会工作人才队伍建设作为六大类人才队伍建设中
的重要一支，以适应建构社会主义和谐社会的需要；2011 年中组
部等十八部委联合发文《关于加强社会工作专业人才队伍建设的意
见》，明确要求加强社会工作专业人才队伍建设，明确社会工作人
才在精神卫生、残障康复、人口计生等与医疗卫生直接相关的领域
提供专业服务，对解决社会问题、应对社会风险、促进社会和谐、
推动社会发展具有重要的基础性作用；2015 年、2017 年国家卫计
委联合国家中医药局两次发布《进一步改善医疗服务行动计划》，
明确从"逐步完善社工和志愿者服务"到"建立医务社工和志愿者
制度"，提出医疗机构需设立医务社会工作岗位或部门，有专职医
务社会工作者提供服务，统筹协调解决患者相关需求，为患者提供

国家政策在制度
层面保障了我国医务
社会工作的健康、有
序发展。

支持服务；2023 年 3 月，中共中央、国务院印发了《党和国家机构改革方案》，组建中央社会工作部，其职能包括指导社会工作人才队伍建设、拟订社会工作政策等。在国家层面出台的有关医疗服务、社会工作的相关文件中，明确了医务社会工作在医疗健康服务体系中的重要意义和作用。因此，建设和发展医务社会工作是全人健康理念落实、医疗卫生系统改革和健康中国建设的重要专业力量，也是创新健康领域社会治理的重要途径。

三、医务社会工作的含义和基本服务框架

社会工作强调"人在情境中"，关注患者在社会心理层面的问题和需求，及其与医疗卫生系统的互动。在全人健康的理念下，社会工作成为医疗卫生服务中不可替代的专业存在，并逐步得到认可和发展。医疗卫生机构提供社会工作服务成为社会所需，时势所趋。

（一）医务社会工作的含义

对医务社会工作的理解在不同国家和地区、不同历史阶段略有不同。医务社会工作起源于西方，在发展初期被理解为在医院或医疗机构中所开展的社会工作，即医院社会工作。在英美国家，随着社会保障、医疗健保制度、贫困医疗救助制度等一系列社会政策和制度的改革，进一步增加了社会工作服务的需求，社会工作服务也超越了医院范围，医务社会工作被理解为在医疗情境下的社会工作（social work in medical setting），为因疾病困扰的服务对象提供社会心理服务。传统的医务社会工作更强调在医疗卫生机构，围绕患者疾病诊疗所提供的社会心理服务。近年来，医务社会工作服务逐步向健康领域拓展，向社区延伸，关注疾病预防、健康促进等健康议题。随着健康观念的转变，医务社会工作也开始向健康社会工作发展。不同地区对医务社会工作的定义略有不同，但内涵基本一致。

美国社会工作者协会在 1999 年出版的《社会工作词典》中指出：医务社会工作是在医疗卫生保健所实施或配合的社会工作，是

医务社会工作在我国已逐步向健康社会工作转型，在医疗卫生、精神健康、公共卫生领域均有本土社会工作的实务探索。尤其是在新冠肺炎疫情防控过程中，医务社会工作在医院、社区均有大量实践探索。

社会工作者运用社会工作知识与技术于医疗卫生机构，从社会心理层面来评估并处理个案的问题，作为医疗团队的一分子，共同协助病人及其家属排除医疗过程中的障碍，不但使疾病早日痊愈，病人达到身心平衡，并使因疾病而产生的各种社会问题得以解决，同时促进社区民众的健康。

我国香港特别行政区社会福利署（2011年）指出：医务社会工作者于公立医院和部分专科门诊诊所，为病人及其家属提供及时心理社会辅导和援助，协助他们处理或解决因疾病、创伤或残疾而引起的情绪及生活上的问题。作为临床小组的成员之一，医务社会工作者担当联系医务和社会服务的重要角色，协助病人达至康复和融入社会。

我国台湾地区相关学者认为：在医疗卫生机构，社会工作者运用社会工作知识和技术，从社会、心理与灵性层面来评估案主的问题和需求，与医疗团队共同合作，共同协助病患及家属处理与疾病、治疗及健康照顾相关的社会、心理问题，促进病患康复和获得身心健康；并使因疾病而产生之各种社会与家庭问题得以解决，同时促进社区民众之健康。

我国大陆地区学者和实务界对医务社会工作的定义是：在医疗健康领域与医疗团队合作，综合运用社会工作的专业价值、理论、方法和技巧，协助服务对象应对和适应因疾病和健康议题引起的社会心理问题，同时，促进社区全面健康。

综上所述，狭义的医务社会工作是：围绕疾病议题，在医疗卫生机构中，协助患者及其家庭解决疾病的诊疗与康复过程中面临的社会、心理乃至灵性层面的困扰和需求，促进其疾病适应和全人健康。广义的医务社会工作是围绕健康议题，不仅在医疗卫生机构，亦在社区，针对影响健康的社会心理因素进行探索和干预，推进疾病预防、社区康复、健康社区建设，从而促进全民健康。

（二）医务社会工作的理论基础

医务社会工作围绕疾病和健康议题开展服务，主要服务于医疗卫生场域，与医疗团队合作，共同为患者及其家庭提供生理、心

医务社会工作从社会、心理的视角看待疾病，有助于医疗团队理解社会心理层面的因素对患者疾病的影响。

理、社会、灵性层面的整合性社会心理服务。作为医疗团队中的专业人员之一，医务社会工作者如何从其专业视角看待和理解疾病以及健康议题，将影响医务社会工作如何开展实务工作。因此，医务社会工作需要基于社会工作的专业视角理解疾病和健康议题，与疾病相关的理论模型成为医务社会工作的理论基础。

1.疾病的概念

随着医学模式转型和全人健康概念的普及，健康和疾病议题成为跨医学、生物、社会、心理、文化等多个学科的综合性议题。英语中有两个词可以表达疾病，即 disease（疾病）和 illness（疾痛），中文均可翻译为疾病，但两个词表述了疾病的不同含义。Disease 侧重生物学上身体机能或器官的损伤、功能失调或障碍，可经由检查进行诊断认定。Illness 强调个体对症状有痛苦和困扰的主观体验，可来自疾病，亦可来自文化观念，主要包括个体如何理解、体验疾病，以及如何应对和解决疾病带来的实际生活问题。因此，疾病包含客观上功能的受损 / 障碍和主观上感知的痛苦 / 困扰两个层面的含义，不同学科在理解疾病时的侧重点和关注点有所不同。

医学认为疾病是生理功能的障碍，表现出症状，导致日常生活中精力和能力减弱，需要医疗处置，让个体恢复健康的状态。医学关注生理疾病的治疗和症状的改善，运用药物、手术、放疗、免疫等多种方式加以应对。

心理学认为疾病是个体在知觉、情绪、认知、行为等方面出现问题或症状，导致其痛苦或失能，影响其正常生活的功能，并且这些问题或症状并非生理因素造成。心理学聚焦于个体层面保持积极的身心状态，以适应生活。

社会学认为疾病是无法达成社会期待的角色及任务，患者角色是一种社会性、文化性习得的反应，偏差行为也是疾病。社会学关注个体能在日常生活中适当地扮演被期待的社会角色，愉快地参与社会生活。

医务社会工作认为疾病是个体与其所在环境互动关系的失衡，影响或干扰正常的社会关系和功能。个体、家庭、社区、社会各系统之间相互影响，医务社会工作关注疾病所导致的个体社会心理层面的困扰和影响个人适应的社会心理等环境因素，从而促进疾病应对和适应，增进个体和社会福祉。

2. 疾病的社会心理影响

社会工作专业发展一直受到"人在情境中"以及生态系统理论的影响，强调社会环境与个体之间的相互影响，个体自身的能力或是社会环境的限制都有可能导致问题的产生，而社会工作服务强调个体与社会环境的双重改变。医务社会工作关注疾病带来的社会心理层面的影响，以及个体、家庭、社区、医疗卫生系统等不同层面应对和适应疾病的过程。

（1）对个体的影响

疾病造成个体生理层面的不适或部分功能的障碍或丧失；影响社会心理状态，导致焦虑、无助、抑郁等负面情绪，以及个体社会功能的衰退或丧失，如无法继续工作或学习。严重疾病或威胁生命的疾病在对个体造成影响的同时，还会减少其对家庭应承担的责任和贡献。

（2）对家庭的影响

疾病打破家庭原有的平衡，使得家庭角色重新调整，并且改变原有的生活方式。疾病会使家庭成员出现焦虑、害怕、担忧等情绪反应，家属可能出现失眠、头痛、疲劳等身体状况。家庭成员的角色可能面临重新分配，如家中父亲生病，母亲需要承担父亲原本的家庭角色和责任。家庭成员根据患者的照顾需求，重新安排工作、学习和生活的时间和优先顺序，如暂时放弃工作在医院照顾患者，以患者的需求为先。同时，在家庭经济方面，医疗费用负担增加，而收入可能减少。

（3）对社区的影响

罹患疾病的通常是个体，但同样会对社区产生影响，尤其是传染性疾病会影响整个社区乃至社会。例如，新冠肺炎不仅是个体层面的疾病，其影响甚至是全球性的，多国多地区采取封城、限制出行、停工、停课等社区性的防疫措施。在此情况下，民众的生命健康受到威胁，医疗卫生系统疲于应对，经济、民生、环境、社会发展等多方面都不同程度受到影响。

3.医务社会工作对疾病的理解

医务社会工作借助社会学、心理学等相关学科关于健康或疾病相关的理论模型来理解疾病，并以此建构实务框架。

（1）压力与应对理论

疾病可以被看作压力事件，而家庭系统在医务社会工作中的意义不仅是环境因素，更是个体应对压力事件（疾病）的重要的基本单位。应对（coping）是个体或家庭为了处理被自己评价为超出自己能力资源范围的、特定的内外环境要求，而作出的不断变化的认知和行为努力的过程。福克曼（Folkman）认为应对有两大作用：一是调节情绪或认知；二是管理导致压力的问题[1]。疾病应对的过程是患者家庭在感到疾病的威胁或压力时，为了保护身心健康、降低不适感、保持或恢复原有功能而采取一系列认识、评价、行动的过程。家庭压力模型、ABC-X 模型、家庭调整适应反应模型（Family Adjustment and Adaptation Response Model）等家庭压力相关理论都为医务社会工作提供了理论基础，强调家庭要作为一个整体应对压力事件（疾病）；应对压力事件（疾病）是家庭需要和家庭资源两者之间再平衡的动态过程，可以通过减少需要、增强资源或是改变情境的意义等方式来应对；家庭对压力事件（疾病）进行评估，识别家庭需求和可以利用的资源，选择合适的应对策略进行调整，促进需求满足和问题解决，从而达到新的平衡，进而实现疾病适应。

医务社会工作的实务过程就是协助患者及其家庭，在面临疾病时去调整并适应疾病，促进家庭理解疾病不同阶段的需求，并协助其发展适当的应对策略，以提高家庭的生活质量。

（2）疾病过程理论

疾病的发展是一个动态过程，症状发展和影响在不同阶段表现不同，患者及其家庭在每个阶段所面对的挑战和社会心理需求不同，

在疾病过程的不同阶段，患者家庭关注的议题和面临的挑战不同。这也意味着医务社会工作需要动态、持续地进行需求评估，以提供更适切的服务。

---

[1]　R. Lazarus, S. Folkman, *Stress, Appraisal, and Coping*, New York: Springer, 1984.

尤其是罹患容易给患者生活造成巨大改变的重大或慢性疾病。罗兰德（Rolland）以疾病发展阶段所面临的不同心理-社会任务，提出疾病发展时间-阶段模型的假设，将疾病阶段划分为危机阶段、慢性阶段和终末阶段，并指出不同阶段患者家庭所面临的不同挑战[①]。

危机阶段包括诊断前的症状期以及诊断和初始治疗方案后的重新适应阶段。这一阶段家庭面临的主要挑战是：接受疾病并创造疾病的意义；家庭成员共同合作，学习如何应对疾病；能够面对疾病可能的各种情况；与医疗卫生系统磨合，并与医疗团队建立和维持关系；重新获得控制感和胜任力。慢性阶段是诊断／重新适应以后的阶段。这一阶段的疾病特征表现为持续性、反复性、进展性或周期性发作。这一阶段家庭在心理和组织管理上作好了长期应对的准备，并且发展了能够持续应对的策略。但在这一阶段家庭会面临疾病发展的不确定性、长期照顾导致的耗竭，影响每个家庭成员和整个家庭追求目标和生命周期的发展。终末阶段意味着疾病无法治疗，死亡不可避免，且在可预期的未来某个时间家庭面临分离、死亡、哀伤和丧失这些议题，同时也要为患者死亡后重新开始家庭生活作准备。家庭成员的心态若能从与疾病斗争转变为接受现实，则有利于家庭更好地适应这个阶段。这一阶段家庭不仅需要处理心理-社会层面的挑战，更有大量事务性的工作要处理，如临终选择、生前遗嘱、未完心愿、后事安排等。医务社会工作用动态的视角看待疾病的发展历程及影响，协助患者及家庭在疾病的不同阶段解决不同问题，从而发展与疾病相适应的应对策略。

总而言之，医务社会工作的实务框架是以疾病健康相关理论模型为基础，受到身心灵全人健康理论、生态系统理论、社会支持理论、优势视角等理论的影响，在实务过程中逐渐形成以患者及其家庭为中心，以需求为导向，覆盖全人、全家、全疾病周期、全生命周期，多团队共同合作的系统性实务框架。在微观层面，医务社会

---

① J. S. Rolland, *Families, Illness, and Disability: An Integrative Treatment Model*, New York: Basic Books, 1994.

工作关注患者及其家庭，为其提供社会心理支持，促进医患沟通，协调医疗资源，促进个体全面健康。在宏观层面，医务社会工作关注影响健康的社会心理和环境因素，以社区健康教育、健康促进、政策倡导等方式，促进健康的公平和平等。在微观层面和宏观层面运用不同实务策略，促进不同系统之间的互动和互补，实现医务社会工作促进社会整体健康福祉的目标。

（三）基本原则

医务社会工作服务于医疗卫生系统，其服务原则既遵循社会工作的基本原则，也与医学的基本伦理和原则相适应。医务社会工作服务的基本原则如下：

1. 保护患者隐私

医务社会工作应当尊重和最大限度地保护患者及其家庭的隐私，在服务过程中，仅向医疗团队中相关的医生、护士、营养师、康复师等共享所搜集和评估到的患者及其家庭的信息，以支持医疗团队制定更合适的医疗服务方案。同时，不在公共场合讨论患者及其家庭隐私，以避免对患者及其家庭产生不良影响。

2. 患者利益优先

医务社会工作应当以患者的利益和需要为优先考量，在服务过程中最大限度地保护患者及其家庭的权益，包括患者的知情权、参与决定权、保密权和申诉权等。保障患者及其家庭能参与其医疗过程，并在获得充分信息的情况下作出选择。

3. 最小伤害

医务社会工作服务应当遵循无伤害或最小伤害的原则，避免服务对象遭受不当待遇或受伤害的风险，尤其应当选择合适的服务方案，尽力避免服务对象遭受重大、不可弥补、不可逆转的伤害。

4. 跨专业合作

医务社会工作者作为医疗团队的专业成员之一，应当与其他专业人员共同合作，促进患者健康福祉。在服务过程中，为医疗团队提供患者及其家庭社会心理层面的信息汇总和评估结果，以促进医疗团队在医疗决策时充分考虑患者疾病的情况，提供更适宜患者的医疗方案。

5.改善生活质量

医务社会工作服务应尽力减少疾病对患者及其家庭的负面影响，协助患者及其家庭应对和适应疾病所带来的生活的改变，保持其社会心理功能，促进患者全人健康，改善生活质量。

6.公平平等参与

医务社会工作服务应当关注社会环境对患者的限制和影响，避免患者因疾病受到歧视，保障患者及其家庭公平平等参与社会的权利和机会。减少疾病污名，倡导更尊重、包容、接纳的社会环境。

（四）服务内容

医务社会工作服务基于生物-心理-社会医学模式和生态系统理论，兼具微观层面改变服务对象、宏观层面推动社会环境改变的双重任务，提供医疗服务中社会心理层面的服务。我国医务社会工作发展至今，以个案社会工作、小组社会工作、社区社会工作、个案管理为主要服务方法，服务对象面向患者及其家庭、医疗卫生机构以及社区，服务场域覆盖综合性医疗卫生机构、精神健康医疗卫生机构，逐步向社区、基层医疗卫生机构、公共卫生医疗机构延伸，从聚焦疾病议题向聚焦健康议题转变。

医务社会工作服务主要分为直接服务和间接服务。直接服务主要面向患者及其家庭，通过社会心理服务，协助其应对疾病，促进个体健康福祉；间接服务面向医疗机构、社区，通过对公益慈善资源的整合，促进社会健康福祉。

1.社会工作直接服务

社会工作直接关注和服务患者及其家庭疾病过程中心理-社会-灵性层面的议题。医务社会工作服务于内科、外科、妇科、儿科、肿瘤、精神、急诊等不同临床专科或科室。在服务对象疾病诊断、治疗、康复、终末等不同阶段提供社会心理服务，聚焦患者及其家庭社会心理层面的需求和困扰。基于社会生态系统、优势视角等理论建立社会心理评估框架，全面评估患者及其家庭的问题、需求和优势。强调以家庭为中心，整合连续性的服务提供，以协助患者及其家庭适应疾病和治疗过程，增进与医疗系统、其他社会支持系统的连结与合作，回应服务对象需求。同时，协助医疗团队了解患者及其家庭社会心理状况和需求，与医疗团队共同合作，促进患者复原，增进健康福祉。面向患者及其家庭或是某类患者群体，医务社会工作直接服务主要依托个案社会工作、小组社会工作、个案管理三大方法。

面对患者及其家庭，通过个案社会工作为其提供社会心理支持服务，评估患者及其家庭在疾病过程中所面临的社会心理困扰和需求，对高风险患者进行筛查。基于评估制定服务计划，提供后续社会心理层面的干预，包括社会心理支持、情绪疏导、疾病应对和适应、促进医患沟通、提供或建立所需的社会支持系统、出院计划、危机干预、舒缓与安宁疗护等，旨在协助患者及其家庭能够处理和应对因疾病、残障或健康议题带来的社会心理问题，促进全面健康。

同时，为社会弱势群体和易受伤害群体提供保护性服务，如虐待、家庭暴力的受害者。该类群体在遭受侵害后，通常被送到医疗卫生机构，医务社会工作者及其他医务人员有责任及时发现和报告，为其提供必要的社会心理支持和保护性服务。随着政策法规的不断完善，社会工作者已成为部分保护性服务中必不可少的专业人员之一。例如，在儿童保护性服务方面，2020 年 5 月九部委联合发布《关于建立侵害未成年人案件强制报告制度的意见（试行）》，要求密切接触未成年人行业的各类组织及其从业人员对侵害未成年人案件有报告的义务。所以，医疗机构及从业人员应当对疑似侵害的行为保持高度警惕，及时发现并报告。2021 年 6 月 1 日实施的《中华人民共和国未成年人保护法》明确规定："社会工作者参与未成年人保护工作，开展家庭教育指导服务，为未成年人的心理辅导、康复救助、监护及收养评估等提供专业服务。"医疗卫生机构是接触受侵害或高风险未成年人的重要机构，医务社会工作者在医疗卫生机构内服务，与医护团队共同合作，及时发现、及时报告、及时提供支持性服务，保护未成年人健康成长。

面对有共同需求或面临相似问题的患者群体，通过小组社会工作的方式开展支持性、成长性或是教育性的患者小组。通过小组动力促进成员在小组中表达情绪，获得情感、信息或实际支持，学习疾病应对技巧和策略，植入希望，促进小组成员理解和适应疾病，以积极的态度去应对疾病的挑战；或是为病友组织的发展提供帮助，促进病友之间的相互理解和支持。

面对有多元需求的服务对象进行个案管理，由医务社会工作者综合评估服务对象及其家庭的需要，安排、协调、整合、倡导建立服务资源网络，以有效解决服务对象的多元需求，从而促进服务的整合性、持续性。有长期医疗或康复需求疾病的患者群体（如脑卒中、精神疾病、认知症等），常因疾病治疗或管理、疾病适应等议题需要医院、社区之间的多重资源或服务来满足其多元需求，提升生活质量和照顾品质。在个案管理过程中，医务社会工作者兼具直接服务和间接服务的双重任务。需要注意，个案管理与个案社会工作最大的不同在于：个案社会工作更多依靠医务社会工作者提供直接服务，协助服务对象需求或问题的解决；个案管理更强调运用资源网络，协助服务对象需求或问题的解决。个案管理的工作重点在于发展或强化一个资源网络，以及增进服务对象运用资源网络的知识、能力和动机，提升服务对象获取资源解决问题的能力。

2. 社会工作间接服务

（1）公益慈善与志愿服务

医务社会工作在医疗卫生机构内的发展初期，通常承担了医疗卫生机构的慈善救助、公益项目运作和志愿服务管理等工作。

在慈善救助方面，医务社会工作拓展、整合、运用和协调各种社会资源（包括志愿者、慈善基金、社会力量等），负责慈善捐赠的募集和管理，协助符合慈善救助条件的患者进行医疗救助的申请，以促进合理及有效运用社会慈善资源，促进国家第三次分配的制度安排，促进社会公平和共同富裕。

在公益项目运作方面，医务社会工作基于医疗卫生机构的实际需求，组织、管理和运作公益服务项目，在医疗卫生机构内或社区开展健康教育、健康倡导、健康理念传播、健康科普等活动，满足社区健康需求，以促进民众健康福祉。

在志愿服务管理方面，医务社会工作负责志愿者/团队招募、

医务社会工作的萌芽阶段均从救助患者开始，随着循证医学的发展，医疗机构中对社会工作者提供更全面的社会心理服务有了更高的期待。

管理和激励，以及志愿服务项目的组织管理，开展如门诊导医、患者陪伴服务及医疗卫生机构品牌志愿服务项目建设等。

（2）公共卫生社会工作

公共卫生关注整体人口的疾病预防、寿命延长、健康促进等工作。公共卫生领域运用三级预防模式，尤其是在社区和基层医疗卫生机构的初级预防，推动促进全人群的健康和健康照顾。医务社会工作者关注影响健康的社会决定因素，运用社会工作知识、技术与方法就公共卫生相关议题，预防或降低社会大众罹患疾病而造成家庭、经济、生活及社会心理等负面影响的可能。同时，促进社会健康平等，改善社会大众健康状况。

在健康促进领域，医务社会工作服务聚焦整体人口、整个社区的健康议题。医务社会工作者通过需求评估了解社区居民的健康问题和需求，以社区教育的方式广泛而有针对性地进行疾病教育、健康教育，提升社区居民健康意识和自我保健的能力，从而实现健康促进。

在医疗机构，医务社会工作者推动医院的医疗服务与基层医疗卫生机构的医疗服务衔接，链接优质医疗资源进社区，发挥资源整合和服务转介的功能，促进医疗服务延伸到社区，贯穿疾病全过程，尤其是协助弱势群体获得基本医疗卫生服务，促进社区有医疗卫生服务需求的民众获得进一步的疾病诊断和治疗。

在社区，医务社会工作者增强社区居民的疾病预防意识，科普预防疾病的知识，参与社区健康促进项目的策划与实施，促进社区居民远离健康风险，倡导健康生活方式，如为老年群体、慢性病患者群体提供证据为本的非药物健康干预服务项目。同时，医务社会工作者评估社区环境、健康需求、医疗卫生服务状况和资源等，掌握社区基本人口结构，尤其是儿童、老年、慢性疾病患者、精神疾病患者、残障人士等特殊群体的医疗卫生和健康需求，及时发现、积极倡导，推动社区医疗卫生相关服务、制度和政策完善，促进社区环境改变，以支持和满足社区民众的健康需求，促进全民健康。

在突发公共卫生事件应对中，医务社会工作者聚焦社会心理层面提供服务，通过提供信息支持和情绪支持、社会心理支持性咨

我国明确人民健康优先发展的战略地位，推动"健康入万策"，坚持预防为主。健康促进是预防和控制疾病的重要措施，需要多部门、多专业共同参与，个人和家庭、社会和国家共同行动，鼓励健康生活方式，增强个体和社会处理健康问题的能力。

询、为事件中的弱势群体倡导、资源链接等方式，减少公共卫生事件对个体、家庭乃至社区的负面影响，维持社会功能，促进复原。

自 2008 年汶川地震后，社会工作频繁参与各类突发公共卫生事件。2020 年新冠肺炎疫情暴发后，国家卫健委和民政部联合印发《关于加强应对新冠肺炎疫情工作中心理援助与社会工作服务的通知》，提出将心理援助和社会工作服务纳入疫情防控的整体部署和统筹安排。从制度上，社会工作参与突发公共卫生事件的合法性得以承任，医务社会工作服务被充分认识和认可。医务社会工作发挥专业优势，运用专业知识和技巧，为受公共卫生事件影响的人群（包括确诊/疑似患者、隔离群体等受害者，以及医护等助人者）提供社会心理支持性服务以及危机干预，缓解情绪和压力；建立社会支持系统，提高应对能力；链接各类正式、非正式资源，保障基本物资和挖掘人力资源，以提供服务的方式参与公共卫生事件的应急治理。

此外，随着相关教育和实务的发展，医务社会工作逐步实现专业化、职业化，社会工作的督导、教学和研究也日渐成为医务社会工作者的重要任务。实证为本的督导、教学和研究，对探索中国特色的医务社会工作理论体系，推动本土医务社会工作实务发展具有重要意义，能更好地满足人民日益增长的健康需求。

（五）角色

医务社会工作者是医疗团队的成员，在医疗卫生机构内，与医生、护士、营养师、理疗师、药剂师、心理专家等共事。在医疗卫生机构外，社会工作者与政府官员、社会组织、公共卫生和健康教育专家等一起合作。医务社会工作者与其他专业人士相互配合，共同为患者及其家庭提供全面的医疗服务。医务社会工作服务内容涉及患者及其家庭心理-社会-灵性等多个层面，服务从医疗卫生机构向社区延伸，这决定了医务社会工作需要承担多重角色。

我国台湾学者基于台湾地区医务社会工作的服务内容，总结了医务社会工作者的角色，即诊断者、咨商者、支持者、协调者、转介者、教育者、倡导者、调解者，并认为诊断者、转介者和协调者是医务社会工作最主要的角色。同样，香港学者在探讨香港地区医

医务社会工作在健康照顾领域承担多种角色：一方面，在微观层面提供直接服务，推动服务对象改变；另一方面，在宏观层面通过资源整合、权益倡导，推动医疗服务体系和政策的改变。

务社会工作者角色时，结合香港医务社会工作的服务内容和西方文献，总结出四种主要角色，即评估或诊断者、资源提供或发掘者、辅导者和组织者。台湾地区和香港地区医护团队都认为医务社会工作者资源整合和发掘的角色最为重要，而其他角色与医疗团队中其他专业人员存在重叠现象。在医疗体系和医疗团队中，医务社会工作者在资源整合、协调以及转介方面承担了重要且不可代替的角色。

社会工作者承担微观与宏观、组织与服务的多元角色：在微观服务领域是评估者、支持者、咨询者、资源管理者、协调者；在宏观服务领域是组织者、社区发动者、倡导／教育者、社区规划与建设者。基于医务社会工作的服务内容，医务社会工作者主要承担以下角色：

1. 评估和干预的角色

医务社会工作的核心工作是与医疗团队合作，为患者及其家庭提供社会心理方面的社会工作服务，以患者及其家庭为中心，以需求为本是社会工作服务的基本原则，评估和干预是医务社会工作者最基本、最基础的角色。换言之，在生态系统的框架下，评估患者及其家庭所处的情境中其所面对的困境、挑战和资源，及时发现其社会心理层面的困扰和需求，并且基于评估制定合适的服务计划，在干预过程中动态评估；对患者及其家庭进行干预，提供社会心理层面的支持，协助发展应对策略和能力，促进其自身解决问题的能力或是改变环境中造成其问题的因素；同时，促进患者及其家庭与医疗团队的沟通，协调医院内外资源，以利于服务目标的达成。

2. 资源整合的角色

医务社会工作是医疗卫生服务中的重要组成部分，当患者及其家庭因疾病面临生理、心理、社会等多层面的压力，并且处于缺乏正式或非正式的社会资源支持的困境中时，医务社会工作者在服务过程中承担了资源发掘、协调和整合的角色。尤其是当服务对象存在复杂而多元的需求时，医务社会工作者需要整合医疗卫生机构内、所在社区乃至社会组织的资源，以协助服务对象解决问题，满足需求。医务社会工作除了直接为患者及其家庭整合资源外，同时在医疗卫生机构层面募集社会资源，如慈善基金、物资捐赠、公益服务等，从而使得医疗卫生机构有资源为有需求的患者及其家庭提供更具支持性、更富有温度的医疗卫生服务。医务社会工作部门涉及整合的资源如图 6-1 所示：

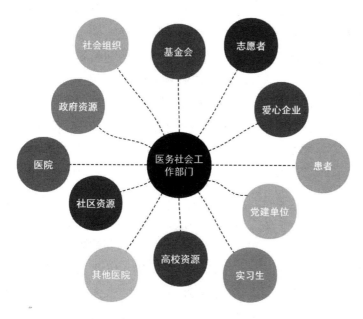

图 6-1　医务社会工作部门涉及的资源整合对象

3. 权益倡导的角色

促进社会公平，提高社会福祉是社会工作的根本任务之一。在医疗卫生机构中，医务社会工作有责任为患者群体尤其是因疾病而处于困境或弱势地位的群体发声，保障其权益不受损害。同时，在社会政策层面积极倡导，促进社会资源、社会公共服务更公平、合理、有效地配置，营造更友好的社会环境。

四、医务社会工作在医疗卫生机构的设置

任何时代的医疗服务均受当时社会、政治、经济、文化发展水平的影响，更需要嵌入国家社会保障体系，符合政策法规要求。医

我国的医务社会工作发展处于初级阶段，目前，无论是医疗机构内成立社会工作部门的普及程度，还是医务社会工作专业从业人员在数量和专业能力上，尚无法满足人民日益增长的健康需求。因此，需要大力培养医务社会工作专业人才队伍，推动医务社会工作制度化、专业化、职业化发展。

务社会工作作为医疗服务的一部分，其在医疗卫生体系中的角色地位，以及在医疗卫生机构中的设置同样需要与医疗服务体系相匹配。

（一）岗位及部门设置

现代医疗服务越来越专精化，医务社会工作作为一门专业，在医疗机构中设立医务社会工作岗位，建立独立的社会工作部门，有独立的年度计划和预算，是必然的发展方向。

社会工作部对医务社会工作者的日常工作进行安排和协调，与医院的其他部门进行合作联动，与医院的整体工作相协调。医务社会工作者将医务社会工作服务嵌入医疗服务系统，处理好与医疗团队其他成员的关系，通过服务取得医护人员和患者的接纳，建立专业权威。世界上多个国家、地区的医务社会工作已被纳入医院评价体系之中，2018年国家卫健委公布的《进一步改善医疗服务行动计划（2018—2020年）考核指标》明确了医疗机构设立医务社会工作岗位作为考核指标，标志着我国医务社会工作成为医疗机构的标准配置。上海、北京等医务社会工作发展较早的地区，已出台地方性政策法规，明确要求医疗卫生机构配置医务社会工作服务，并逐步实现全覆盖。2023年，国家卫生健康委员会、国家中医药管理局印发了《关于开展改善就医感受提升患者体验活动的通知》，提出二级及以上医院应建立医务社会工作制度，鼓励有条件的医疗机构设立医务社会工作部门和岗位，丰富医务社会工作服务内容，推动医务社会工作服务系统化、专业化、规范化。

（二）人员配置

在全国范围内，医务社会工作人员大多分布于大型综合性医院、专科医院和康复医院，而在疾病控制中心、社区卫生中心等相对比较少，且不同地区对具体人员配置要求不同。在人员配置上，可以根据医疗机构不同的性质而决定，如在儿童医院、老人医院、肿瘤医院或精神卫生中心等医疗机构，可以适当提高人员配置比例。

2007年，中共深圳市委、深圳市人民政府推出了关于加强社会工作专业人才队伍建设的意见，在医务社会工作的设置上推出了"一院一社工"的医务社会工作发展目标，推动医务社会工作的大力发展。2012年，上海市出台医务社会工作人才队伍建设意见，明确医务社会工作人员配置，综合性医院按照每 300—500 张床位配备 1 名专职医务社会工作者，儿科、精神卫生、肿瘤、康复等专科医院每 100—300 张床位配备 1 名专职医务社会工作者。全国各地区都在逐步发展和建设医务社会工作者队伍，医务社会工作者一般应具有社会工作或相关专业本科及以上学历，取得社会工作者职业水平证书，并需参加医学相关知识培训。目前，我国从业的具有社会工作专业背景的医务社会工作者基本具备硕士及硕士以上学历。

在我国台湾地区，医院社会工作人员数与医院规模、医院层级成正比，医院评价标准规定社会工作人员与床位比需要达到 1:100，并根据医院收治病人性质的不同而有所提高，如儿童医院、肿瘤医院、精神科医院等。在台湾地区，为了保证社会工作效果，医务社会工作者必须经过良好的专业训练，88% 以上社会工作者学历在大学本科及本科以上。台湾地区 2009 年颁布了《专科社会工作师分科甄审及接受继续教育办法》，其中就包括医务社会工作的专科领域。自 1982 年 10 月始，香港地区政府医院的医务社会工作被纳入社会福利署的管理范围，于 1993 年年底由社会福利署派驻医院的社会工作者有近 300 名。医务社会工作嵌入医疗卫生服务，专业化、专科化成为必然趋势。

目前，我国医务社会工作者主要来源于社会工作专业背景的高校毕业生和转岗后通过社会工作培训取得资格证书的医护人员。两类群体在专业上各有优势，前者掌握社会工作专业技术，后者熟悉医学和医疗环境。由于医务社会工作者主要工作在医疗卫生机构中，旨在解决患者由疾病引起的社会、心理问题，因此，医务社会工作者需要具有良好的社会工作专业训练背景，具备基本的医学临床知识，熟悉医疗机构的运作方式。

本章小结

医务社会工作是社会工作的重要分支，也是社会工作领域专业化程度最高的领域之一。医务社会工作的发展顺应了健康观念和医学模式转变、社会发展转型，以及现代医学和医疗卫生体系建立的需要。

发展医务社会工作，服务"健康中国"国家战略，构建符合"健康中国"发展需求的医务社会工作制度与政策框架，建立符合中国本土情境的高品质医务社会工作服务体系，建设服务中国健康卫生事业的高水平医务社会工作人才队伍，是促进提供全方位、全周期健康服务，促进医疗服务高质量发展和健康领域社会治理创新的迫切需要。

医务社会工作围绕疾病议题，在医疗卫生机构中，协助患者及其家庭解决疾病的诊疗与康复过程中面临的社会、心理乃至灵性层面的困扰和需求，促进疾病适应和全人健康。同时，医务社会工作围绕健康议题，在医疗卫生机构和社区，针对影响健康的社会心理因素进行探索和干预，推进疾病预防、社区康复、健康社区建设，从而促进全民健康。

医务社会工作以生态系统理论的视角去理解疾病和健康问题，关注影响疾病/健康的社会决定因素，强调社会环境与个体之间的相互影响，个体自身的能力或是社会环境的限制都有可能导致疾病或健康问题的产生。医务社会工作服务强调微观个体家庭与宏观社会环境的双重改变。

医务社会工作受到身心灵全人健康理论、生态系统理论、社会支持理论、优势视角、压力与应对、疾病过程等理论的影响，建立以患者及其家庭为中心，以需求为导向，覆盖全人、全家、全疾病周期、全生命周期，多团队共同合作的系统性实务框架。

医务社会工作的服务原则包括：保护患者隐私、患者利益优先、无伤害、跨专业合作、改善生活质量、公平平等参与。服务内容包括：直接服务主要面向患者及其家庭，通过社会心理服务，协助其应对疾病，促进个体健康福祉；间接服务面向医疗机构和社区，通过公益慈善资源整合、健康促进，提升社会健康福祉。医务社会工作者在跨专业的医疗团队中主要承担评估与干预、资源整合、权益倡导的角色。

在国家政策的推动下，医疗卫生机构设置医务社会工作部门，配置医务社会工作者逐步实现制度化。

思考题

1. 医务社会工作顺应时代潮流发展的社会背景是什么？
2. 谈谈你对医务社会工作的理解。
3. 医务社会工作的服务原则有哪些？主要提供的服务有哪些？
4. 试论述医务社会工作在医疗服务体系中发挥哪些作用？承担哪些角色？
5. 你认为医务社会工作的发展前景如何？

推荐阅读

卫生计生委、中医药局：《关于印发进一步改善医疗服务行动计划（2018—2020 年)》，2017 年。

中共中央、国务院：《"健康中国 2030"规划纲要》，2016 年。

刘继同：《医务社会工作导论》，高等教育出版社 2008 年版。

考尔斯：《医疗社会工作：保健的视角》（第二版），刘梦、王献蜜译，中国人民大学出版社 2011 年版。

周永新、陈沃聪：《社会工作学新论》（增订版），商务印书馆（香港）有限公司 2013 年版。

香港社会服务发展研究中心：《医务社会工作实务手册》，中山大学出版社 2013 年版。

范斌：《增能与重构：医务社会工作案例研究》，华东理工大学出版社 2018 年版。

莫藜藜：《医务社会工作：理论与技术》，华东理工大学出版社

2018 年版。

季庆英：《医务社会工作手册》，人民卫生出版社 2020 年版。

NASW., "Standards for Social Work Practice in Health Care Settings", Washington: NASW, 2016.

主要参考文献

Sarah Gehlert, Teri Browne. *Handbook of Health Social Work (Third Edition)*, Hoboken, New Jersey: John Wiley & Sons, Inc., 2019.

顾东辉：《本来与未来：社会工作中国体系及其建设策略》，《中国社会工作》2019 年第 13 期。

向德平、张坤：《社会工作参与疫情防控的角色定位与实践方式》，《社会工作与管理》2021 年第 1 期。

李伟：《社会工作何以走向"去社会变革化"？基于美国百年社会工作史的分析》，《社会》2018 年第 4 期。

李友梅：《当代中国社会治理转型的经验逻辑》，《中国社会科学》2018 年第 11 期。

刘继同：《中国健康社会工作实务体系范围与现代医生人文关怀型社会工作角色》，《人文杂志》2016 年第 4 期。

马凤芝：《社会治理创新与中国医务社会工作的发展》，《中国社会工作》2017 年第 9 期。

王思斌：《中国特色社会工作体系建设的内容、特点与原则》，《中国社会工作》2019 年第 13 期。

温信学：《医务社会工作》（第二版），洪叶文化事业有限公司 2011 年版。

翁毓秀：《医务社会工作》，双叶书廊有限公司 2017 年版。

第七章

医务社会工作的实务领域

案 例：小力曾就读于国内某高校社会工作专业硕士（MSW）项目，毕业后进入一家三级甲等综合性医院从事医务社会工作。该院目前有45个临床科室，涉及内科、外科、妇产科、儿科、中医科等。作为该院招聘的第一位医务社会工作者，小力感到迷茫无助、压力巨大，面对如此众多的临床科室无从下手，也不清楚在不同临床科室开展医务社会工作服务是否有差异等。本章将结合上述问题和一些具体案例向读者详细介绍不同领域服务对象的基本特点以及医务社会工作介入策略。

医务社会工作作为社会工作的重要分支，最早的形态是在医院环境／处境中为有需要的人群提供专业化服务的医院社会工作。随着社会工作服务的专业发展和不断延伸，医务社会工作与健康社会工作概念不断出现，服务环境、服务范围、服务对象和服务方法都已经超越了医院范围。而今，医院、医务和健康社会工作泛指在医院、医疗照顾处境、健康照顾处境中，为有需要的人群提供的专业化服务，或是为有需要的人群提供的医疗照顾或健康照顾性质的社会服务活动。医务或健康社会工作者就是那些为有需要的人群提供医疗照顾或健康照顾社会服务的专业人员。

一、医院社会工作实务

（一）内科社会工作实务

案例：

顾阿姨，78 岁，上海人，因突发脑梗入院。目前左侧肢体瘫痪，口齿不清，听力差，合并有糖尿病、高血压等慢性疾病。医生查房时，发现老人寡言少语，目光呆滞，多次尝试与其沟通未果，全靠一旁的保姆解释。社会工作者进一步了解，发现顾阿姨曾经是某知名小学的语文老师，性格开朗，退休后生活丰富多彩，不仅在社区老年大学教课，还定期和老伴儿外出旅游。自从 8 年前老伴儿患癌去世后，她性格大变，沉默寡言，鲜有外出，身体每况愈下，高血压、糖尿病开始出现，就诊不积极，在国外生活的子女担心母亲，就找了保姆照顾日常起居，每周会打电话询问母亲近况。

上述案例发生在上海 H 医院神经内科病房，面对顾阿姨的实际需求，医务社会工作者该如何回应并给予支持？

本节首先介绍内科疾病概况，其次分析内科疾病患者及其家庭面临的心理社会需求，最后针对内科社会工作实务提出相关建议。

1. 内科疾病概况

内科疾病中，长期慢性疾病最需要社会工作者的协助。内科常见疾病包括糖尿病、尿毒症、肝癌、肝硬化、肝炎、肺癌、慢性阻塞性肺疾病、食道癌、胃癌、直肠癌、大肠癌、膀胱癌、红斑狼疮、类风湿性关节炎、硬皮症、气喘、恶性淋巴瘤、白血病、脑中风、肌无力症、癫痫、老年痴呆、帕金森病以及慢性心衰竭等。内科疾病的特点是：病程较长，疾病常有反复；伴有并发症躯体症状；存在多种内科疾病并存现象；身心疾病增多。下面介绍几种常见的危害程度较大的内科疾病。

缺血性心脏疾病（心绞痛、心肌梗塞、冠状动脉性心脏病）：病因主要是冠状动脉堵塞而造成心肌坏死；冠状动脉硬化、心脏肥大、剧烈运动、情绪不稳、血压过低、严重贫血以及冠状动脉粥瘤病患斑块破裂外加血栓。引起的症状包括突然的胸痛（剧烈的紧张或痉挛），心肌梗塞，长达数小时之久的剧烈胸痛，伴随焦虑感、莫名的死亡恐惧感，还有休克、呼吸困难、出冷汗等症状。

慢性阻塞性肺病：幼儿期一再发生胸部感染。慢性支气管炎及肺气肿数年的影响，造成支气管壁或肺泡扩张、弹性消失，气体交换能力减低。吸烟、空气污染、肺部的老化等都是可能的致病原因。引起的症状包括呼吸短促、困难及疲劳；食欲不振，全身无力，体重减轻，精力减退，不易入眠；呼吸时头静脉膨胀。

肾病症候群：来自弥漫性肾小球的损害原因很多，最常见的是肾小球肾炎，或某些系统性的疾病，如糖尿病、血斑性狼疮。主要症状有蛋白尿、低蛋白血症、水肿、虚弱无力、易受刺激或血尿。严重蛋白尿的患者，尿液呈泡沫状。

脑中风：引发原因包括高血压、身体其他部位有动脉硬化出现、血胆固醇太高、有心脏病史（心绞痛、心肌梗塞、心律不齐）、糖尿病、肥胖症，以及年长者突然有全血量减少、姿势性低血压。引起的症状包括造成阻塞性中风（脑血管阻塞）及出血性中风（脑血管破裂出血），引发运动障碍，如一边的手脚无力（半身不遂）；感觉障碍，对冷热感觉较迟钝或麻木，无法判断距离、速度、空间；语言障碍，喉、舌、唇肌肉协调不好，发不出声音或模糊不清；智力障碍，大脑功能退化；情绪障碍，情绪表现反常，无缘无故大哭大笑；视力障碍、神经障碍、大小便失禁，严重者则呈昏迷状态、意识不清。

2. 内科患者心理社会特点

（1）饮食、居住问题

部分疾病对于饮食和居住有限制或要求。如上述案例中的顾阿姨，因患有糖尿病、高血压，需调整过去的饮食习惯，严格按照低糖、低脂的饮食要求执行。高血压、肾脏病患者须限制用药。

（2）生活适应问题

疾病适应上的困难包括：疾病容易复发，或使用类固醇药物副作用多；身体形象改变、扭曲，患者难以适应；急性时期，患者需卧床而行动受限，常发生患者不遵守医嘱的问题。

（3）出院计划问题

由于对疾病情况的自主判断（认为未好）等原因，患者在治疗结束后不愿意出院；存在出院后续照顾问题。例如，使用呼吸器、需要继续接受治疗的患者有转院的困难；出院后无人照顾；出院后由于家属对疾病不了解，产生家庭护理问题。

（4）经济问题

因治疗导致家庭收入减少，若患者为主要生计者，家庭经济生活受影响较大。

（5）情绪及心理问题

一方面是患者自身的情绪及心理问题。例如，对发病的恐惧，面对残障的惶恐；情绪低落，失去生活的意义感；使用呼吸机、鼻饲管等造成的愤怒、焦虑；长期服药只能控制而不能痊愈导致灰心沮丧。患者过分关注自身机体感受，计较病情变化，一旦受到消极暗示，就会迅速出现抑郁心境，有时可能产生悲观厌世情绪。实际上，由于疾病的影响和心理反应，慢性疾病患者与家庭成员的相处及交往关系也会存在不良互动。

另一方面是家属的情绪及心理问题，如对于患者的情绪低潮、焦虑等感到困扰。

3. 内科社会工作服务建议

（1）患者层面

患者在疾病的冲击下，需要有一连串解决问题与适应问题的活动，例如，需要控制当前的情绪与生活环境，重新界定生活目标。医务社会工作者的工作原则是协助患者家属获得充分且准确的医疗信息，协助患者维持其内在的人格及家庭平衡，以保证正常的生活功能，或在情绪与物质需求方面给予适当协助。例如，了解家属和患者之间的互动，协助其了解病情或医疗情况；鼓励患者治疗，给予患者情绪支持；以支持性小组给予生活及卫生教育；鼓励患者和家属对自我照顾进行了解并持续地实行；协助安排短期住宿与经济辅助；协助医药费的减免及申请相关的社会资源；急性期后，康复重于一切，应强调并鼓励患者；病程结束时，请医生了解病情及治疗，并告知当患者需要时仍可返回医院，增加他们的安全感并提高医院流转率；如病患是末期疾病或者残障情况，需要给予长期跟踪和支持。

（2）家庭层面

医务社会工作者需协助患者家属获得充分且准确的医疗信息，可与家属探讨是否告知患者详细病情；给予情绪支持，疏导焦虑不安、沮丧、愤怒的情绪；提醒家庭关系及家庭角色的调整，并对患者的主要照顾者给予支持；协助患者及家属了解病情及长期服药的重要性等。在患者出院前，可为患者和家庭举办单次小组会议，回应主要照顾者的痛苦与疑惑，并增加有需要的家庭参与社会工作的机会。单次小组会议解决问题的效率更高，且相对于长期干预措施有一定优势。处于压力和危机中的人不愿接受持续的、动态的干预，而需要短暂、集中的支持性、教育性干预。

（3）社区/社会层面

在出院计划中，医务社会工作者需要确定患者有稳定的情绪和适当的可以转介的社区机构。推动双向转诊的改进，改善社区与医院之间的沟通，通过双向转诊实现"小病在社区，大病进医

内科疾病涉及众多慢性疾病，包括脑卒中、糖尿病、慢性阻塞性肺炎等，治疗病程长、见效慢。社会工作者在服务过程中，除了要解决病人医院内的心理情绪问题，还要重视院外的居家健康管理，与多学科团队合作将病人的治疗、康复及疾病管理等方面有效整合，以提升患者的生命质量。在此过程中，要注重给病人赋能，引导其意识到"自己是健康的第一守护人"，同时鼓励家人一同参与到患者的健康管理中。

院，康复回社区"的医疗格局，形成"家庭—相关医院—社区"的就医路径。

总之，内科患者除了生理上的治疗，还需要社会及健康照顾，这使得医务社会工作者成为医疗团队的重要一员，在医院的角色日渐凸显，进而可以提供更广泛、人性化的患者照顾。

（二）外科社会工作实务

案例：

徐女士，55 岁，河南人，因患直肠癌在某医院手术，术后腹壁外装有永久性造口，并需化疗控制癌细胞扩散。某次，医生查房时，发现患者眼角的泪痕，询问缘由未果。后又与家属沟通，得知徐女士因对化疗药物引起的疼痛无法忍受，经常哭泣，尽管两次更换药物，但效果不明显，导致其对生活绝望，常常催促家人与医生沟通，希望放弃治疗……医生和家人陷入两难。

该案例发生在上海 D 医院外科病房，面对徐女士的实际需求，医务社会工作者该如何回应并给予支持？

本节首先介绍外科疾病概况，其次分析外科疾病患者及其家庭面临的心理社会需求，最后针对外科社会工作实务提出相关建议。

1. 外科疾病概况

外科的英文为 surgery，这个词来源于希腊文 chirurgia，由 cheir 和 ergon 两个词根组成，前者是"手"的意思，后者是"工作"的意思。顾名思义，外科是用"手"治疗疾病的专科。外科疾病（surgical diseases）是指那些只有通过手术或手法整复处理才能获得最好治疗效果的疾病。按照病因不同，外科疾病大致分为七类：

第一类，损伤。由暴力或其他致伤因子引起的人体组织破坏，如内脏破裂、骨折、烧伤等，多需要手术或其他外科处理，以修复组织和恢复功能。

第二类，感染。致病的微生物侵入人体，导致组织、器官的损害、破坏，形成局部的感染病灶或脓肿，往往需要手术治疗，如化脓性阑尾炎、肝脓肿等。

第三类，肿瘤。绝大多数良性肿瘤，手术切除后可以达到根治性治疗效果；对于恶性肿瘤，手术能达到根治、延长生存时间或者缓解症状的效果。

第四类，畸形。先天性畸形，如唇腭裂、先天性心脏病、肛管直肠闭锁等，均应施行手术治疗；后天性畸形，如烧伤后瘢痕挛缩，也多需手术整复，以恢复功能和改善外观。

第五类，内分泌功能失调。如甲状腺和甲状旁腺功能亢进等。

第六类，寄生虫病。如肝棘球蚴病和胆道蛔虫病等。

第七类，其他。器官梗阻，如肠梗阻、尿路梗阻等；血液循环障碍，如下肢静脉曲张、门静脉高压症等；结石形成，如胆结石、尿路结石等；以及不同原因引起的大出血等，均需手术治疗。

2. 外科患者的心理社会特点

由于外科疾病治疗的特殊性，患者身体会有严重的损伤，常常要面对一系列问题，包括高昂的医疗费、残障康复问题、照顾品质问题、因手术产生的情绪问题、体相变化造成的自我认同及社会回归问题、家庭照顾问题等。

（1）心理情绪困扰问题

患者情绪的变化不仅仅是对疾病的反应，还可能成为患者必须应对的应急事件的一部分。外科患者可能存在惶恐、失望、沮丧、焦虑甚至抑郁、排斥等情绪，都是常见问题。有些需要动手术的患者可能面临死亡的威胁，使得外科患者及家属出现焦虑、抑郁等情绪。

（2）信息缺乏问题

由于外科运转速率较快，医疗过程中医患间很难达成充分沟通，很多必要的知情同意以及关键信息被忽视了，如果信息不对称在临床中出现，患者也就会失去选择正确信息的机会，且很难主动作出正确的决定。患者的信息不仅包括就诊、治疗、护理与康复的信息，还包括医疗保障、经济援助、就业与再就业和其他医疗相关资讯。

（3）社会支持系统匮乏问题

患者的主要心理支持匮乏，家庭经济支持能力不足，社会支持系统薄弱或者不健全。尤其当前老龄化程度加重，年长者病患的家庭支持系统更是受到挑战。

（4）经济压力问题

外科患者涉及手术以及医疗辅助设备的使用，治疗费用较内科更高，患者花费增加，无形中增大了家庭经济压力。

（5）社会适应／回归问题

类似行乳腺癌切除术、造口、截肢类患者，治疗前后个人的自我形象明显变化，治疗对个体自我形象、自尊、社交产生重大影响，很多患者术后可能会选择自我封闭，甚至自伤、自杀。

3. 外科社会工作服务建议

（1）解除畏惧心理，解释、澄清手术治疗

实际上，患者害怕手术可能有几个原因：担心医疗费的问题；害怕在手术台上的不适；害怕手术后疾病不能痊愈；对截肢手术的恐惧等。医务社会工作者要在评估具体的害怕、担忧、焦虑原因后，给予信息支持、情绪安抚、心理支持，让患者更有信心迎接治疗与康复。

（2）照顾质量与疾病适应，病中、病后的护理和家庭照顾态度

手术后，须注意患者的护理。如：瘫痪患者，家人须常为患者翻身；造口患者，需要学习如何更换造口袋。针对家属如何照顾患者及促进其心理上的接受程度，医务社会工作者需给予引导。

（3）社会康复问题

患者经由手术会影响到身体、社会功能，需要一定程度的康复才能回归社会，这离不开患者本身和周围人的持续努力。对于阻碍康复的情况，医务社会工作者要设法排除或改善，充分利用各类社会资源。

（4）医疗费用的资助

外科手术常花费很大，因此外科患者特别需要经济资助，医务社会工作者可以通过链接有关社会资源帮助患者家庭缓解经济负担。

（三）妇产科社会工作实务

案例：

张阿姨，45 岁，来自河南某地农村，宫颈癌患者，与丈夫离异，家中还有一儿一女。两年前做过一次良性乳腺纤维瘤手术和一

外科病人涉及不少伤口暴露、体相变化、味道异常的情形，医务社会工作者在提供服务时，可能会有不适，出于职业需要，应尽量做到从容、平和应对。这需要服务外科的医务社会工作者早期进行训练，比如定期参与外科查房，了解患者生理特点，直面患者创面、伤口、味道等。医疗机构在培养医务社会工作者的时候，也需要关注此点。

次宫颈糜烂手术。住院期间睡眠质量差，每天有效睡眠时间不足四小时。情绪过度焦虑，容易伤感；患者文化程度低，对自己疾病治疗和未来生活都没有信心，态度消极，治疗的依从性差，同时认为自己患病早衰，自我价值感低。

上述案例讲述的是发生在某医院妇科病房的事情，面对张阿姨的实际需求，医务社会工作者该如何回应并给予支持？

本节首先介绍妇产科疾病概况，其次分析妇产科患者及其家庭面临的心理社会需求，最后针对妇产科社会工作实务提出相关建议。

1.妇产科疾病概况

妇产科包括妇科和产科，主要关注女性生殖系统疾病，以及女性妊娠期间特殊状态下的正常生理和病理。妇产科疾病作为女性常见病、多发病，不仅会影响女性的生活，严重时甚至会危害生命。

（1）妇科

妇科疾病主要包括子宫肌瘤、宫颈囊肿、卵巢囊肿、宫颈癌等妇科肿瘤，以及月经不调、流产、妇科炎症等。

宫颈癌是最常见的妇科恶性肿瘤之一，以外生型鳞状细胞浸润癌最为多见，其发病呈现年轻化趋势。宫颈癌的发病原因与人乳头瘤病毒（HPV）感染、性行为及分娩次数、吸烟、其他生物学因素等有关。

不孕症是指一年以上未采取任何避孕措施，性生活正常而没有成功妊娠。有研究指出，2014年我国女性不孕症患者已超过5 000万，占育龄女性的15%[①]。引起不孕的病因分为两个因素：一是男性因素，包括生精异常、排精障碍等；二是女性因素，包括排卵异常、输卵管异常、子宫内膜异位症等。

（2）产科

产科包括妊娠生理、妊娠诊断、产前保健、正常分娩、胎儿和

---

① 姜璎钊、刘均娥：《女性不孕症患者病耻感的研究进展》，《中华护理杂志》2017年第1期。

早期新生儿等方面。需要注意的是，大部分的产妇是身体健康无原发病的青年妇女，正常状态下的妊娠、分娩不属于疾病。孕妇在妊娠期间的内分泌系统和器官会出现一些特殊的生理变化，如妊娠期恶心、呕吐、呼吸急促、口腔问题等。

宫外孕是妇产科的一种急腹症，由于受精卵在子宫腔外（一般是在输卵管）着床造成的，一般在 24 小时左右就会出现下腹坠痛、阴道出血等临床症状，如果处理不及时会导致急性大出血，严重时甚至危及患者的生命。腹部手术史、流产史、大量酗酒和抽烟、宫内节育器（IUD）使用等因素会导致宫外孕发生。

妊娠期高血压疾病（HDP）是一种妊娠期特有的疾病，我国 HDP 的发生率约为 5%—12%，是导致孕产妇死亡的常见原因[1]。HDP 包括妊娠期高血压、子痫前期-子痫、慢性高血压并发子痫前期、妊娠合并慢性高血压 4 类。滋养细胞侵袭异常、免疫调节功能异常、血管内皮损伤、遗传因素和营养因素等是诱发 HDP 的常见原因。

2. 妇产科患者心理社会特点

（1）妇科患者的心理社会特点

由于女性生殖器官作用特殊，许多患者和家属就诊时会表现出多疑、羞涩、恐惧的特点。

多疑型表现在担心患病后给家庭、工作带来许多困难和损失，牵挂父母和子女的抚养及自己是否成为配偶的累赘等问题。

羞怯型多见于大龄青年或未婚先孕的人工流产者。她们常害怕刮宫手术的疼痛、出血或并发症等，特别是未婚先孕者，担心被熟人发现，通常怀有难为情的心理，不能很好地配合手术。

恐惧型常见于一些妇科急、重症患者。因起病突然、发展迅速，患者缺乏足够的思想准备，生活和工作事宜也尚未安排。这些患者通常会出现极度的焦虑不安与恐惧，迫切渴望得到治疗。

此外，对于病情较严重（如妇科恶性肿瘤）的患者，会有经济

---

① 苟文丽、薛艳：《妊娠期高血压疾病国际指南与中国实践》，《中国实用妇科与产科杂志》2017 年第 6 期。

上的压力；由于妇科疾病的特殊性，患者可能会有对性能力、生育能力的担心，从而对夫妻、家庭之间的感情产生影响。

（2）产科患者的心理社会特点

存在心理情绪压力。孕早期时，部分孕妇开始出现焦虑抑郁情绪，她们担心是否是宫外孕、胎儿有无异常、会不会流产、分娩疼痛等。到孕晚期和产后12个月期间抑郁情绪尤其明显，表现为心情压抑、沮丧、情感淡漠，自我评价较低，对生活时常缺乏信心等。研究表明，内分泌因素、心理与性格因素、家庭与社会支持以及分娩方式与婴儿因素等是产后抑郁的影响因素。

存在医患沟通隐患。一旦在产前保健或者分娩过程中出现意外或诊断出缺陷，产妇及家属往往不能接受并归罪于院方，容易引起医疗纠纷。

家属压力较大。对于没有照顾经验的家属来讲，他们在产妇住院期间因缺乏相关健康教育知识感到茫然无措，对母婴健康及安危感到担忧等。

3. 妇产科社会工作服务建议

医务社会工作者在妇产科开展专业服务时需要注意保护服务对象隐私；善于调动家庭参与；关注服务对象的情绪和心理健康；促进跨学科团队合作等。具体包括：

（1）患者层面

医务社会工作者要帮助妇产科患者了解相关医学知识，减少认知误区，提高自我照护能力；关注患者心理需求，帮助患者缓解就诊、治疗和康复过程中的恐惧、羞怯、焦虑等情绪，克服产前焦虑和产后抑郁等问题，保持积极的心态应对疾病；完善社会支持网络，通过志愿者（包括同伴志愿者）、家庭、医护团队等为患者提供全方位的支持。

（2）家庭层面

医务社会工作者要协助患者家属掌握相关的照护知识和技术，提高家庭照顾能力；关注患者家属的情绪，为患者家属提供情绪疏导和心理支持服务；协助患者家庭内部沟通，鼓励家庭成员（尤其

妇产科患者常常有讳疾忌医、拖延病情的现象，与疾病相关的家庭问题也比较多。性知识的缺乏及误解、生殖器官切除的适应、未婚先孕、强暴怀孕、不孕不育、流产等都是需要面对的问题，所以关于患者的隐私保护和情绪支持，是医务社会工作者在开展工作时需要重点注意的地方。

是丈夫）的参与；协助患者家属与医护人员沟通；整合经济和医疗资源，为贫困患者家庭提供经济支持。

（3）社区/社会层面

医务社会工作者要改善患者就医环境，让患者在舒适的环境中诊疗和康复；加强妇产科疾病健康教育与科普宣传工作，开展妇科疾病去污名化等活动，提高社会大众对妇产科医学知识的认知；倡导建立完善的医疗网络，方便患者就近康复。

（4）政策倡导层面

医务社会工作者要以调查研究等方式发现妇产科患者及其家属的实际需求，向有关部门倡导完善关于妇产科患者权益的政策法规，发展妇产科社会工作等。

（四）儿科社会工作实务

案例：

小丽，女，3岁，2020年4月进入某医院儿科重症监护室接受治疗，入院时诊断为先天性心脏病、重症肺炎和心力衰竭。患儿父母均为一般的城市打工者，家中还有一个正在上学的姐姐，家庭经济收入低，当患儿父母得知手术需要花费十几万元时，感到压力很大，加上患儿病情比较严重，患儿父母情绪不稳定，比较悲观，到护士长处告知没有那么多钱进行治疗，不知道下一步该怎么办。护士长将其转介给医务社会工作者。

上述案例讲述的是发生在某医院儿科的事情，面对小丽家庭的实际需求，医务社会工作者该如何回应并给予支持？

在本节中，首先介绍儿科疾病概况，其次分析患儿及其家庭面临的心理社会需求，最后针对儿科社会工作实务提出相关建议。

1. 儿科疾病概况

随着社会环境和生活方式的变化，儿童疾病谱也在发生变化。以往影响儿童健康最严重的感染性疾病和营养性疾病已经明显下降，而先天性疾病、恶性肿瘤、意外损伤、慢性疾病、心理行为性疾病和环境因素有关的疾病已成为儿童健康新的威胁。主要包括以下几类：

先天性畸形。遗传和环境是先天性疾病的重要原因，近年来先天性畸形发生率有明显的增长趋势，包括唇腭裂、多趾（指）、先天性心脏病、神经管缺陷、先天性脑积水等。

儿童肿瘤。在我国儿童死亡的原因中，儿童肿瘤已经排在前列。白血病、中枢神经系统肿瘤和淋巴瘤是最常见的三种儿童恶性肿瘤。

新生儿疾病。常见的新生儿疾病包括窒息、缺血缺氧性脑病、颅内出血、黄疸等。

儿童营养性疾病。包括营养不良、维生素 D 缺乏性佝偻病、缺铁性贫血、肥胖症等。

儿童肺炎和腹泻。上呼吸道感染、肺炎、腹泻等是最常见的疾病。

儿童神经系统疾病。包括脑性瘫痪、癫痫等。

儿童常见传染病。包括病毒性传染病、细菌性传染病、结核病和寄生虫病等。

儿童意外伤害。包括交通伤害、中毒、烧烫伤、溺水、电击伤、咬伤、自杀、忽视、虐待等。

其他常见疾病。包括免疫缺陷性疾病、五官科疾病、口腔疾病、眼科疾病、皮肤疾病、肾脏病、糖尿病等。

2. 患儿及其家庭的心理社会特点

由于儿童发育和疾病的特殊性，患儿及其家庭在就医过程中面临复杂的心理社会压力。具体包括：

（1）医疗环境适应问题

患儿及其家庭进入医院这个陌生环境后，对医院流程和制度不了解，在寻求帮助和获取资源方面存在困难。

（2）心理情绪困扰问题

由于部分患儿无法用言语清楚地表达感受，经常啼哭烦躁、拒绝治疗，其就医依从性比较差。许多父母由于患儿反复或长期住院导致压力过大，出现焦虑、暴躁、沮丧等负面情绪，或者因为患儿疾病导致愧疚自责，或者表现出过分溺爱，这些也会阻碍患儿正常社会行为和社会功能的发展。

（3）经济压力问题

儿童慢性疾病因反复长期治疗甚至长期住院，给患儿家庭带来沉重的经济负担。患儿家庭常因经济困难而放弃医治、延误就医，或是因为就医而负债累累。

（4）医患沟通问题

患儿家庭与医疗团队在就医过程中缺乏沟通，医患双方的言语、态度等都可能成为引发医患纠纷的导火索。

（5）学习与社交影响问题

长期住院患儿会造成学习中断或不连续、脱离学校和朋辈群体，限制了患儿活动范围和正常社会交往，容易导致不自信、社会适应能力减弱等问题。

（6）家庭矛盾问题

家长常因孩子生病而出现焦虑担忧、无助等不良情绪。孩子生病对家庭功能正常运转带来挑战，容易引发家庭沟通不畅和家庭危机。

（7）儿童保护问题

就医时发现的儿童被虐待和严重忽视、被性侵等问题，对儿童身心造成重大伤害。

3.儿科社会工作服务建议

（1）患者层面

医务社会工作者要对患儿及其家庭开展心理社会评估，预防患儿就医过程中的突发状况；帮助患儿熟悉和适应治疗过程及治疗环境，运用游戏等策略缓解患儿心理情绪压力，提高诊疗依从性；开展趣味性的儿科活动，丰富患儿门诊和住院生活；帮助有能力的儿童了解疾病知识，提高患儿疾病自我管理能力；对学龄期长期住院儿童，关注其学习能力与社会交往能力，为孩子离开医院、回归家庭和学校作好准备；发现有虐待和严重忽视的儿童，及时报告和干预，保护儿童权益。

以家庭为中心是儿科医务社会工作者在开展服务时的重要理念。因患儿年龄较小，医务社会工作者可以以朋友的姿态，通过游戏互动与患儿建立关系，取得合作，协助其适应治疗。对于患儿照顾者的关怀，医务社会工作者需要考虑到患儿父亲、母亲以及隔代照顾者在疾病照顾中的差异性需求，并提供针对性回应。

（2）家庭层面

医务社会工作者要帮助患儿家属知晓相关疾病知识，掌握患儿照护技巧；帮助患儿家属了解儿童生病时常见的心理情绪反应，了解儿童生病可能带来的各种家庭挑战，帮助患儿家属科学合理地应对挑战；帮助患儿家属进行心理建设和情绪管理工作；帮助患儿家属了解医疗费用报销情况，为贫困患儿家庭链接慈善救助资源，缓解经济压力；协助患儿家属与医疗团队进行沟通；在充分评估家庭资源的基础上，协助家庭了解可及的康复资源，参与出院计划的制定。

（3）社区/社会层面

针对儿科诊疗环境，医务社会工作者要肩负起"促境美好"的责任，推动儿童友好型医院的创建，以儿童为中心，改善儿科门诊和住院环境；加强儿童疾病预防和健康教育工作；面向儿科医务人员开展心理支持服务；与患儿所在社区社会工作者、学校社会工作者联系，鼓励患儿参与集体性活动；在全社会范围内宣传倡导平等健康、避免歧视患儿的社会文化，让社会大众对其有更多认可、接纳与关爱。

（4）政策倡导层面

医务社会工作者要以调查研究等方式发现患儿及其家庭的实际需求，向有关部门就如何促进和维护患儿权益等问题建言献策，促进涉及患儿权益的法律法规的完善。

（五）急诊科社会工作实务

案例：

某日，医院急诊科来了一位工地严重摔伤的患者。患者由工友送来，很快就进入昏迷状态，但患者及工友身边没有足够的钱，对于医院就医流程也是一片茫然。工友看起来非常焦虑，手足无措。

上述案例讲述的是发生在某医院急诊科的事情，面对急诊创伤患者及照顾者的实际需求，医务社会工作者该如何回应并给予支持？

在本节中，首先介绍急诊科特点，其次分析急诊科患者及其家庭面临的心理社会需求，最后针对急诊科社会工作实务提出相关建议。

1. 急诊科特征

急诊科是医院急症诊疗的首诊场所，实行 24 小时开放，承担医院急诊患者的紧急诊疗服务，为患者及时获得后续的专科诊疗服务提供支持和保障。急诊科涵盖范围广，涉及抢救、复苏、危重症、创伤等多方面，具有时间性、条件性、复杂性。急诊科患者常见疾病包括创伤（交通伤、坠落伤、摔伤等）、呼吸系统疾病（急性上呼吸道感染、气管-支气管炎、慢阻塞肺病急性加重等）、心血管系统疾病（高血压病、急性冠脉综合征、心力衰竭等）、神经系统疾病（脑卒中等）、消化系统疾病（消化道出血等）等。

创伤（trauma）是机械因素引起人体组织或器官的破坏。创伤不仅发生率高，而且程度差别很大，伤情可以严重而复杂，甚至危及伤员的生命。严重创伤可引起全身反应，局部表现有伤区疼痛、肿胀、压痛；骨折脱位时有畸形及功能障碍。严重创伤还可能有致命的大出血、休克、窒息及意识障碍。急诊创伤原因包括交通事故、跌落伤、机械伤、锐器伤、烧烫伤、动物咬伤等。

急性心肌梗死（AMI）是冠状动脉急性、持续性缺血缺氧而引起的心肌坏死，它是心血管疾病最为常见且最严重的急危重症，其发病较突然、病情进展快，具有高死亡率、高发病率。随着我国人口老龄化加快和经济的发展，以及生活节奏与生活方式的改变，心肌梗死患病率呈现逐年攀升的趋势，严重危害人类健康。它的临床表现为心绞痛加重、心律失常、休克等。急性心肌梗死的常见病因包括过劳、激烈情绪变化、暴饮暴食、寒冷刺激、便秘、吸烟和大量饮酒等。

2. 急诊患者心理社会特点

急诊患者病情危急，家属一般求医心切，希望医生立即给出明确诊断，及时采取治疗措施，他们的心理社会特点在患者群体中更加凸显和特别。了解急诊科患者心理社会特点，有利于急诊社会工作服务的开展。

（1）焦急和迫切救治心理

由意外事件（如车祸、火灾、溺水）或者突发疾病（如急性心肌梗塞、急腹症、脑出血等）引起，起病急骤，病势险恶，此时，患者瞬间丧失心理应对机制，有强烈的求生欲望而产生焦急心理，渴望得到及时有效的抢救。

（2）紧张和恐惧心理

这种心理主要由疾病和诊治环境所诱发，如大出血，伴随着持续而剧烈的疼痛，会使患者产生濒死的恐惧感。患者进入陌生的抢救室治疗，会对抢救室的环境和设备感到恐惧和紧张。有些病情较轻的患者和家属，也会因为医学常识缺乏而出现不必要的紧张和焦虑。

（3）急躁和易怒心理

急诊患者由于病情危急，心理上难以承受，加之若病情较重需要转至上级医疗机构救治，转诊途中会耽误一定时间，患者易产生急躁心理，对外采取攻击态度，把怒气发泄给医护人员。急诊科重症患者多，病情来势凶猛，即使抢救及时，也会出现一些严重的后果，如一些患者预后不良或者生命危笃；一些患者送来急诊时，就已死亡或是经过各方抢救仍然无法挽救。然而，部分家属对患者预后不良没有充分的心理准备，难以接受事实，将责任推卸到医务人员身上，从而引发医患纠纷。

（4）家庭心理社会压力问题

急诊患者及其家属由于病情复杂、紧急焦虑心理等压力，极易产生家庭矛盾或者医患纠纷。患者家属由于医疗常识不足、经济水平有限、看护人手不足等问题，可能对患者转院、医治方案等产生不同的意见和分歧。

（5）特殊情况

急诊科也会存在一些特殊情况。例如，街头流浪汉、无家属陪同等无人照料患者，其个人诊疗费用支付以及后续治疗看护等成为严峻的社会问题。

3. 急诊科社会工作服务建议

从国际范围内看，社会工作从20世纪70年代即已加入急诊医疗团队，并提供社会工作评估与服务。急诊科社会工作的工作方法

由于急诊科的时限特性，同时具有高紧张度和高压力，对于医务社会工作者而言，急诊社会工作极具有挑战性。除了需要具备扎实的专业能力外，因24小时服务的特性，急诊社会工作服务需要充足的人力支持，此外需要建立跨机构信息流通机制、转介追踪机制等。

一般以个案社会工作为主，包括一些特殊个案，如流浪汉、家暴、性侵、妇幼老人、到院前死亡、重大意外等患者。它必须处理时间挑战、个案复杂多样性、缓解患者和家属的焦虑情绪、缓解医患紧张关系等问题，及时回应患者及其家庭的需求。具体包括：

（1）患者层面

对急诊科患者及其家属进行心理社会评估，协助医疗团队完善治疗计划。为有需要的患者及其家属提供简短咨询与心理情绪支持，承担针对无名氏、无人陪伴或街头流浪人员的身份确认、联络亲属或资源链接和转介工作，对重大灾害或意外事件的患者进行危机干预和疏导、协调工作，提供经济支持等服务。

（2）家庭层面

面向急诊科患者家属开展情绪安抚、疏导和协调工作，促进家庭沟通。

（3）社区/社会层面

面向急诊科医疗团队开展心理社会教育，增进医患沟通（如协助患者及其家庭与医护人员表达需求），招募急诊科志愿者开展服务，与患者所在社区积极对接，协助患者出院安置、回归社会。

（4）政策倡导层面

以调查研究等方式发现急诊科患者及其家庭的心理社会需求，向有关部门提供关于急诊科患者的保护性政策建议（如家庭暴力、性侵害、儿童青少年虐待与疏忽、老年人虐待与疏忽等），促使服务群体获得支持资源与服务政策。

（六）肿瘤社会工作实务

案例：

刘阿姨，56岁，于一年半前被诊断为直肠恶性肿瘤，接受手术治疗，腹壁造瘘。患者术后一年多，肿瘤局部复发并淋巴结转移，在某医院放疗科接受放疗。放疗期间，患者出现疼痛、厌食、脱发、消瘦、无力的副作用症状，且伴有焦虑、恐慌、失望和厌世的心理情绪表现。患者信仰佛教，离异独居，退休工人，退休金每月3 000元。患者有一个儿子在外地打工，母子关系一般，儿子在患者治疗期间只是偶尔前来看望。医务社会工作者在探访中发现该患者情况并主动介入。

上述案例讲述的是发生在某医院肿瘤科的事情，面对刘阿姨的实际需求，医务社会工作者该如何回应并给予支持？

在本节中，首先介绍肿瘤疾病概况，其次分析肿瘤患者及其家庭面临的心理社会需求，最后针对肿瘤社会工作实务提出相关建议。

1. 肿瘤疾病概况

肿瘤（tumor）是机体在各种致瘤因素作用下，局部组织细胞在基因水平上失去对其生长的正常调控，导致其克隆性异常增生而形成的新生物。肿瘤一般分为良性肿瘤和恶性肿瘤两大类，而癌症即为恶性肿瘤的总称。良性肿瘤一般生长缓慢，有包膜，膨胀性生长，摸之有滑动，边界清楚，不转移，预后一般良好，一般无全身症状，通常不会引起患者死亡。恶性肿瘤生长迅速，与周围组织粘连，摸之不能移动，边界不清，易发生转移，治疗后易复发，如不及时治疗，常导致死亡。随着我国工业化、城镇化进程加快，环境污染问题日趋严重，以及人口老龄化加剧，恶性肿瘤发病和死亡人数有进一步增加的趋势，给社会和个人带来严重的疾病负担。《中国癌症预防与控制规划纲要（2004—2010）》中指出，肺癌、肝癌、胃癌、食管癌、结直肠癌、乳腺癌、宫颈癌、鼻咽癌是需要重点防治的癌症，这8种癌症死亡占我国癌症死亡的80%以上。

在全球，肺癌的发病率和死亡率均居首位。肺癌的病因尚不完全明确，但大量资料表明，长期大量吸烟与肺癌的发生有非常密切的关系。长期大量吸烟者患肺癌的概率是不吸烟者的10—20倍，且开始吸烟的年龄越小，患肺癌的概率越高。此外，吸烟不仅直接影响本人的身体健康，还对周围人群的健康产生不良影响，导致被动吸烟者肺癌患病率明显增加。肺癌的常见症状有咳嗽、咳痰、痰中带血、低热、胸痛、气闷等。

乳腺癌是女性常见的恶性肿瘤之一，其原位乳腺癌并不致命。

但一旦乳腺癌细胞脱落，游离的癌细胞可以随血液或淋巴液播散全身，形成转移，危及生命。乳腺癌的病因尚未完全清楚，且早期乳腺癌往往不具备典型的症状和体征，故不易引起重视，但可通过体检或乳腺癌筛查及时发现。

2. 肿瘤患者的心理社会特点

（1）患者心理情绪压力问题

由于肿瘤疾病具有病因复杂、治疗过程漫长、高发病率和高死亡率等特点，常人都会"谈癌色变"。法齐（Fawzy）等从疾病诊断-治疗过程的角度描述了癌症患者在不同阶段的心理特点。诊断前阶段，患者对真实症状感到害怕和恐惧，同时对身体变化过于警觉。诊断阶段，患者会出现否认、焦虑、悲伤、抑郁、受伤害感等心理反应。治疗阶段，手术常常使肿瘤患者产生害怕和失去一部分身体的感觉，化疗可能引起期待焦虑、恶心等，放疗可能引起对被遗弃、机器和副反应的恐惧等。复发阶段，肿瘤患者的心理反应类似于诊断前阶段，如果治疗失败，容易对治疗失去信心，而寻找非医学的治疗方法。终极阶段，患者常见的情绪反应为恐惧、绝望和屈服等。

（2）患者家庭功能的改变问题

患者生病前，家庭成员各自担任不同的家庭角色、社会角色，承担着相应的责任。当家庭成员生病，出现功能缺失或不足时，导致角色冲突，原来的生活方式被打乱。如果患者此前是家庭重要的经济支柱，患病后家庭经济功能就会受到影响。

（3）患者经济压力问题

因肿瘤治疗的高额费用带来的经济负担。许多患者来自县城或者农村，手术及后续放疗、化疗的高额费用，会导致经济压力较大，甚至有些患者不愿继续治疗。

（4）患者社会交往能力下降问题

与患病前的社会活动情况相比，患者的社会活动频率明显降低，导致患者的社会适应能力变弱，出现人际敏感、不愿与外人接触的现象。

（5）患者家属心理社会压力问题

肿瘤患者家属看到亲人忍受病痛的折磨，内心承受的心理压力不比患者少。同时由于患者家属对患者的长期照护，使身心处于疲惫状态。对于尚在工作的家属，照护工作容易影响其工作安排。

3. 肿瘤科社会工作服务建议

社会工作服务在肿瘤疾病治疗与康复过程中发挥着重要的作用，具体包括：

（1）患者层面

医务社会工作者要协助患者正确地认识疾病，了解肿瘤疾病治疗和康复知识；协助患者熟悉医院环境，了解可利用的医院资源；帮助患者了解针对肿瘤治疗的医疗报销和救助政策，针对贫困肿瘤患者链接医疗救助资源，提供经济支持；关注肿瘤患者心理情绪状态，提供情绪疏导和心理支持，必要时开展危机干预；协助肿瘤科医患沟通；为有需要的肿瘤患者提供安宁服务；参与制定出院计划和康复计划，搭建肿瘤康复病友会，促进患者适应出院后的社会生活等。

（2）家庭层面

医务社会工作者要协助患者家属了解照护肿瘤患者的知识和技巧；介绍肿瘤患者常见的情绪和心理知识，协助患者家属更好地应对患者出现的情绪和心理问题；为患者家属提供情绪和心理支持，减轻家属的心理压力；为有需要的家属提供哀伤辅导等。

（3）社区/社会层面

医务社会工作者要注重营造温馨的治疗环境，打造以患者为本的医院环境；促进肿瘤疾病的健康教育与知识普及工作，倡导社会大众正确地认识肿瘤疾病，拒绝歧视肿瘤患者；推动建立"医院-社区-家庭"三级肿瘤康复网络，方便患者在医院与社区中的转介，为患者提供方便、优质的服务；发掘和培养优质的康复病友志愿者，组织病友志愿者开展医院探访服务等。

（4）政策倡导层面

以调查研究等方式发现肿瘤患者及其家庭的实际需求，向有关部门倡导肿瘤防治与肿瘤社会工作发展的政策建议。

医务社会工作者需要熟悉患者在病情发展不同阶段的适应性问题以及心理社会需求。近几十年来，癌症由一种绝症转变成一种慢性疾病，这意味着患者的需求也转变为承受长期由癌症和癌症治疗带来的影响，其中生活质量和对复发的恐惧变为重要的议题。肿瘤科医务社会工作者需要创新干预方法来回应患者的这些需要。

二、精神健康社会工作实务

案例：

项某，女，24 岁，湖南人，现与父母租住在上海 S 社区，父亲为汽车修理工人，母亲在饭店打工，还有一个弟弟在济南上大学，家庭经济条件一般。2019 年，项某在上大学时被诊断出双相情感障碍，之后休学在家，曾有两次被强制送进医院治疗的经历。据项某父亲说，项某小时候很听话，学习成绩优秀，学校老师们很喜欢她，跟家人相处也和睦，一直是家人的骄傲。直到上大学谈恋爱发生了一件事，对项某刺激很大。当时项某谈了一个男朋友江某，项某很喜欢他，也为他付出了很多，项某以为她能和江某走向婚姻的殿堂，却不料江某移情别恋。更让项某崩溃的是，江某出轨的对象是项某的同寝室好友。对项某而言，两个自己最为信任的人同时背叛她，她一点心理准备都没有，一下子被这件事击倒了。之后项某性情大变，情绪不稳定，常常发火，与同学发生争执，无法控制自己的情绪。2019 年 6 月，父母第一次带她去医院看病，项某被诊断为双相情感障碍。经过几个月的住院治疗，项某病情暂时稳定，父母又将其接回家休养。直到 2020 年 1 月，项某因为擅自减药停药，病情复发，又被父母送往医院治疗。据项某母亲回忆，当时项某和母亲外出正在逛商场，不知为何，项某突然情绪崩溃，坐在地上大哭，谁也劝不住，后来还出现了自伤行为。当时引起许多人围观，后来巡逻警察帮忙把项某送到医院治疗。出院之后，项某一直在家里休养，也不跟家人沟通交流，很少外出，情绪也起起伏伏，不稳定。兴奋时可以整晚不睡，抑郁时又整天昏睡不起。父母要工作，无力照顾她，也不知道如何照护她，无奈之下，项某的家人再次将其送进了医院。

面对上述案例中项某的实际需求，医务社会工作者该如何回应并给予支持？

在本节中，首先介绍精神疾病概况，其次分析精神疾病患者及其家庭面临的心理社会需求，最后针对精神健康社会工作实务，提出相关建议。

（一）精神疾病与精神障碍概况

精神疾病（mental illness）是指在生物学、心理学以及社会环境因素影响下，大脑功能失调，导致认知、情感、意志和行为等精神活动出现不同程度障碍为临床表现的疾病。

有专家提出，精神障碍（mental disorder）这一概念更具人文关怀，建议以"精神障碍"取代"精神疾病"。根据 WHO 制定的《国际疾病分类（第十版）》（ICD-10）中精神与行为障碍的分类，精神障碍是一种有临床意义的行为或心理症候群或症状类型，它的发生与当事人目前的痛苦烦恼（如令人痛苦的症状）或功能不良（如在某一个或多个重要方面的功能缺损）有关，或者伴有明显增加病死、痛苦、残障和丧失自由的风险。根据国家卫生健康委疾病预防控制局的调查数据显示，截至 2017 年底，我国现有各类精神障碍患者达 2.4 亿人，总患病率高达 17.5%；严重精神障碍患者超过 1 600 万人，发病率超过 1%，这一数字还在逐年增长。精神健康已成为我国一大不可忽视的公共卫生问题。

《国际疾病分类（第十版）》（ICD-10）将精神障碍分为器质性精神障碍、使用精神活性物质所致的精神障碍、精神分裂症、情感性（心境）障碍、神经官能症、躯体疾病伴发精神障碍、人格障碍、精神发育迟缓、心理发育障碍和儿童与少年期精神障碍等。

精神分裂症是一种常见的精神疾病，其发病高峰年龄在 18—25 岁，患病率无性别差异[①]。临床上往往表现为症状各异的综合征，涉及感知、思维、情感和行为等多方面的障碍以及精神活动的不协调。精神分裂症具有高患病率、高致残率、高复发率的特点。虽然 50 年前就已应用药物治疗，但目前仍缺乏具有满意疗效与安全性

---

① 张凤雨、赵靖平：《中国面临精神疾病的新挑战》，《国际精神病学杂志》2016年第 2 期。

的药物①。

抑郁症是以情绪低落、思维迟缓、意志活动减退为主要临床特点的情感性精神障碍，病因尚未明确。据世界卫生组织2017年的报道，全球抑郁症患者已经超过3.5亿，中国有超过5 400万人患有抑郁症。但是我国对抑郁症的医疗防治还处于识别率低的局面，近年来抑郁症的发病和自杀事件已开始出现低龄化趋势，因此抑郁症防治也成为我国精神卫生工作的重点之一。

（二）精神疾病患者心理社会特点

由于精神疾病病情复杂、病因难追究、生理心理因素交织等特殊原因，患者发病时在认知和行为表现方面一般异于常人，在与社会互动交往方面产生很多不良影响，患者及其家属往往面临严重的生理、心理和社会压力。

1. 疾病治愈难、不良反应大、复发率高

精神疾病患者因为持续带病生活，长期的药物治疗会使患者产生药物依赖性，使病情逐渐趋于慢性化，并出现一系列的消极影响。一方面，患者如不积极治疗，可能出现精神衰退和人格改变，很难回归和适应正常的社会生活；另一方面，精神疾病治愈难度大，药物基本上只能用于控制病情，精神疾病患者的复发率很高，在多数情况下，针对精神疾病患者的治疗需要预防病情的复发。

2. 家属心理和经济压力大

精神疾病患者可能在出院时仍存有残留症状，需要家属照料他们的生活，关注他们的行为，监督其服用药物，而且精神疾病容易出现反复，也需要家庭为患者创造良好的康复环境。这些常会让家属感到不安、担忧、焦虑。精神疾病患者常受到社会歧视，导致家属感到羞耻、精神压力大。此外，由于精神病患者对外部环境的适应能力普遍低于常人，因此他们既需要家属的照顾与保护，也会因

---

① 张凤雨、赵靖平：《中国面临精神疾病的新挑战》，《国际精神病学杂志》2016年第2期。

患病失去或减少收入。加之患者需要长期服药治疗或康复治疗，患者家庭普遍面临着较大的经济压力。因此，在解决精神疾病患者自身问题的同时，国家医疗体制、卫生政策应关注其所衍生出来的家庭问题。

3. 社会歧视和"自我污名化"

当人们根据自己对精神疾病的消极认知给精神疾病患者贴上"标签"，把精神疾病患者从一般人群中划分出来，并对他们产生贬低和歧视的态度时，患者便会将外部的负性态度内在化，他们会感到羞耻或相信自己与别人不同，进而使精神疾病患者及其家属产生严重的病耻感。

（三）精神健康社会工作服务建议

精神健康社会工作服务不仅要关注精神疾病患者院内治疗和康复，同时需要为患者回归家庭和社会作好准备。具体来讲：

（1）患者层面

评估患者的心理社会需求，为医疗团队提供参考依据，协助医患沟通。协助患者了解精神疾病知识，提高患者对疾病的正确认识，增强治疗依从性，提高自我照顾能力；为患者的心理情绪提供支持；开展职业培训，协助有能力的患者获得工作；提高患者社交技巧和心理韧性，帮助患者融入社会生活。

（2）家庭层面

协助患者家属了解相关疾病知识，正确地认识患者的症状，了解和接纳患者；提供家庭照顾和应对问题行为的方法和技巧；链接照护资源，提供喘息服务；针对经济困难家庭，链接经济资源等。

（3）社区/社会层面

面向患者所在社区及生活环境倡导尊重、平等、接纳的氛围；建立社区精神疾病患者康复俱乐部，促进患者互助交流康复经验，更好地回归社会；开展精神疾病去污名化活动，营造关注精神和心理健康的社会风气。同时，开展精神健康知识普及与健康促进活动，引导社会大众关注精神健康问题。

在精神健康社会工作服务中，除了体现社会工作专业价值观外，还要贯彻精神康复的理念，以复原为导向，尊重患者，提供全人关怀，关注患者的潜能和资源，灌输希望，倡导患者自我照顾，重视朋辈支持系统，协助患者重新融入社会。

（4）政策倡导层面

以调查研究等方法发现精神疾病患者及家庭的实际需求，向有关部门倡导完善精神健康的政策建议，促进精神健康社会工作的发展。

三、公共卫生社会工作实务

案例：

2020年初，一场突如其来的新冠病毒肺炎（简称新冠肺炎）暴发并迅速蔓延，造成重大伤亡。新冠肺炎发病迅速、传染性强、病程变化快、人群普遍易感。由于老年人或有基础疾病的人群免疫力弱，抵抗力差，是新冠肺炎的易感人群和高危易发人群，一旦感染，症状较重，较难医治。为了防控疫情蔓延，一些地方政府实施封城，老百姓开始居家隔离，生活极其不便，这给空巢、独居、失独的老人造成更大的影响。尤其是在新冠肺炎疫情暴发初期，由于病因不明，传播途径不清，发病率居高不下，疫情通报的死亡人数较多，致使人们陷入极度恐慌和担心。有些人目睹自己亲人感染病毒被隔离甚至去世，产生巨大的心理阴影。一些需要就医的慢性病患者，因无法及时就医，健康状况受到影响……还有日常食品购买、社交等问题，困扰着他们。

上述案例中，面对突如其来的病情传播和社会"隔离"，需要面对哪些问题？医务社会工作者该如何回应并给予支持？

在本节中，首先介绍当前我国公共卫生存在的突出问题，其次分析部分公共卫生领域服务对象的心理社会特点，最后提出公共卫生社会工作服务的相关建议。

（一）我国公共卫生存在的突出问题

中国发展研究基金会曾发布以"创新铸就健康基业"为主题的《公共卫生领域的创新研究报告》，指出现阶段我国依然面临着多重疾病威胁并存、多种健康影响因素交织的复杂局面。随着经济社会发展，我国疾病图谱显示出两个新特点：

首先，传染性疾病防控形势依然严峻。国家卫生健康委疾病预防控制局的调查数据显示，中国丙类传染病发病数量高于甲乙类传染病数量，其中 2020 年丙类传染病发病数为 323.29 万例，较 2019 年减少了 393.93 万例；甲乙类传染病发病数为 322 万例，较 2019 年增加了 14.77 万例。数量上变化之余，我国传染性疾病还有新病原体和新发传染病不断出现、贫穷地区传染病依然是造成健康损失的主要威胁、输入性传染病防控压力大、结核病等重点传染病形势依然严峻等特点。

其次，慢性非传染性疾病威胁上升，成为重大公共卫生问题。2018 年我国发布的首部《健康管理蓝皮书》显示，我国慢性病确诊人数约为 3 亿，65 岁以下人群占比 50%。在慢性疾病中，糖尿病、心脑血管、肿瘤等发病率均呈上升趋势。根据《2021 国际糖尿病联合会全球糖尿病地图（第 10 版）》显示，自 2011 年到 2021 年，我国糖尿病患者人数由 9 000 万增加至 1 亿 4 000 万，增幅达 56%。慢性非传染性疾病简称慢性病，是一类起因隐匿、病程长、病程迁延不愈，病程复杂且有些尚未完全被确认的疾病的概括性总称。目前，慢性非传染性疾病已经并仍将严重威胁着全球人民的健康与生命，且成为 21 世纪危害人类健康的主要问题。当前，我国的诊疗模式已经开始由以治疗为主向以预防为主和健康管理为核心的"大健康"方向转变。但基层医疗卫生服务能力有限，难以满足慢性病防控的需要。创新公共卫生服务模式，提高基层公共卫生服务供给能力，任重而道远。

总体而言，疾病防控形势的严峻性和复杂性对公共卫生领域的创新提出了更高的要求，加大技术创新和服务模式创新力度、加快创新的应用和推广已是当务之急。

（二）公共卫生领域服务对象心理社会特点

1. 传染性疾病患者的心理社会特点

（1）诊断疾病所致的恐惧心理

一旦患者被确诊为传染病疾病之后，极容易出现恐惧心理，同时由于患者对传染病的错误认识，导致患者自身不自觉地和周围环境脱离开来，表现为恐惧和自卑心理，严重的患者甚至还会出现饮食不振、失眠等症状。

（2）治疗护理期间的焦虑、抑郁心理

传染病患者在治疗期间经常会因为病情在短时间没有好转而出现焦虑情绪，同时也可能因为病情反复而出现抑郁情绪。有的患者在治病过程中迫切搜集与自己疾病相关的信息，导致对周围事物特别敏感，甚至还有一部分患者由于缺乏对传染病的保健知识，擅自停药，导致病情反复无常。

（3）被隔离时自卑、惧怕的心理

传染病患者一旦被隔离起来，极其容易产生自卑和惧怕的心理。患者自动地和周围人群划清界限，长期下去，极其容易出现自卑感和孤独感。同时，自身还会产生深深的被遗弃感，心理疾病会加重患者的身体疾病，长此以往，形成恶性循环。

（4）因病产生逆反心理

有的患者不能正视患病事实，会产生一种逆反心理，悔恨自己疏忽大意，埋怨别人传染给自己，压抑的情绪难以发泄，就转换成对他人和社会的怨恨、报复心理。表现为隐讳自己的疾病，随意到公共场所活动或饭店就餐，出现有损他人的不健康行为。

（5）因病产生急躁心理

因为许多慢性传染病（如肺结核、慢性肝炎等）具有病程长、难根治的特点，所以患者在治疗期间容易产生急躁、悲观情绪和敏感猜疑等心理。他们往往因病情不能迅速好转而烦躁，也常因病情反复而苦恼。

（6）社会公众的恐惧、排斥效应

传染病与其他内科疾病相比最大的特点是对周围人群具有传染性，容易使别人产生恐惧心理，表现出避而远之的态度。

2. 非传染性疾病患者的社会心理特点

（1）不良的生活方式和不良行为

不良的生活方式和不良行为（吸烟、饮酒过量、不当的饮食和缺少体力活动）在致病因素中占巨大比重。据流行病学调查显示，所有癌症的诱因超过三分之一与饮食有关，其中90%的胃癌、大肠癌与饮食有关，50%的宫体、胆胰、乳腺癌与饮食有关。

（2）受人类行为与个性特质的影响

近年来，研究进一步揭示出人类行为与个性特质和疾病的关系，抱负过高、敌意感过强的A型行为，是冠心病的高危因素，有10%将发展成冠心病，还易发高血压。具有自我克制、情绪消沉、悲观、内向的C型行为的人，肿瘤发病率比非C型行为的人高出3倍。

（3）心理问题躯体化

心理问题躯体化的迹象较为普遍，即将心理病态以躯体病症的方式表现或表达的现象。中国特殊的文化环境使得很多人性格多含蓄、拘谨、理智、不张扬和自律，即使当事人发现了自己存在一定的心理"小问题"也不会轻易求助他人或就诊。另外，中国社会具有心理问题道德化倾向，即将心理问题理解为个体道德低下或者缺陷。因此，人们往往对于躯体疾病患者的患病角色给予同情、怜悯和帮助，而对心理疾病患者角色给予排斥和歧视。

（三）公共卫生社会工作服务建议

公共卫生社会工作是在一个多学科环境下，由社会工作者与其他健康和公共服务的专业人员合作，确保所有目标人群都能获得健康照顾和社会服务。公共卫生社会工作是混合多种角色的专业：直接服务提供者、研究者、咨询者、管理者、项目计划者、评估者和政策制定者。公共卫生社会工作者最显著的特征是，公共卫生社会工作通过流行病学的方法认识社会问题对全人群健康状态和社会功能的影响，强调初级预防层面的干预。公共卫生社会工作者在个人、家庭和群体的生活方式领域发展积极的健康行为，改善环境，避免危险。他们评估目标群体健康的需求，确定社会因素和健康问题的关联性。在微观和直接干预层面，公共卫生社会工作者将公共卫生干预策略与社会工作临床实践和技巧相结合来，提供社会工作服务。在中观层面或者非直接干预层面，公共卫生社会工作者通过策划、实施和监管公共卫生项目来进行干预。在宏观层面，公共卫生社会工作者将他们所掌握的心理、文化方面的知识运用于实践中，以此来提升公共卫生干预。他们同时参与向低收入人群和弱势人群服务的评估和监督。公共卫生社会工作者同时还与其他公共卫生专业人士一起进行政策制定工作。

1. 针对群体健康的介入

面对公共性健康问题，可以利用广播、电视、书报期刊、网络等传播媒介宣传防治知识。虽然公共性健康问题具有明显的共性，但是宣传防治知识和技巧方面应该考虑到受众的差异性和个别性。面对区域性的问题，医务社会工作者应采取区域化的防治策略，展开区域性密集宣教，让疫病区域范围内每个具备自我保护能力的人都知晓相关信息。

2. 针对预防医学领域的介入

在预防医学领域，医务社会工作者扮演的角色包括：第一，问题的发现者和研究者。医务社会工作者要靠专业素养发现问题，并对问题性质、发展趋势及其对个体的影响作出评估和判断。第二，社会资源动员和组织者。解决公众问题需要依靠公众力量，解决可能危害群体健康的问题，需要多部门的合作和多方认识，包括各类专业人士的参与。第三，宣传者。通过各种途径和方式，向各级政府组织、各类机构、各级单位以及广大群众宣传疾病预防、治疗和康复知识，动员社会成员相互支持，形成良好的互助合作关系，提高社会和人群战胜危机的整体水平和能力。第四，协调者。在宏观方面做社会、组织和社区的协调者和政府的联络者。针对多数民众的共同需求和难题，运用社会立法、社会行政、社会工作研究与咨询及社区工作等方法，促进各种社会团体功能的提升和协调，为政府提供政策咨询，提出政策倡导。第五，增权者。提供专业服务，以协助个人、家庭或小群体面对和消除其生活逆境或压力，并促使他们整合于社会组织中。尊重个人和团体的自主权，最大限度地发挥他们的潜能和社会适应能力，鼓励其自决，提高其自尊、自信力，使其需要得以表达、利益得到保护，提高他们的生活水平和经济条件。第六，合作者。与众多领域的研究者合作，如与社会科学、自然科学、医学等学科的学者广泛合作。

3.针对突发性公共卫生事件的介入

面对突发性公共卫生事件，医务社会工作者的安抚和指导，对分离的体恤、同理心的表达，动员和倡导适当的社会支持，与社会各界就可能提供的基本需求保障而进行的联络与沟通，在事件发生前后对人们进行应对危机的培训，这些服务可以帮助人们应对事件所形成的种种压力和危机。在多数境况下，团队工作、合作和积极的社会工作有利于减少压力，形成团结一致、众志成城的文化氛围和个体体验。从事件的发生时序来考察，突发公共卫生事件使缺乏制度嵌入的群体茫然失措，形成社会风险。医务社会工作者通过制度建构的事前介入，能够为公众构筑安全网络；针对事件对人们惯习的解构，事中介入能够协助人们建构新的习惯；事后介入能够形塑新的场域，弥补突发公共卫生事件对各类场域所形成的破坏。

（1）事前介入——增强特定群体的制度嵌入

在此阶段，社会工作者根据有关知识和信息，结合社会工作的专业特质，提供一系列专业服务，防止公共卫生事件的发生，或降低公共卫生事件发生的可能。事前介入的重要使命是致力于环境的改善，使环境中的诸要素有利于个体和团体的行为健康。在改善环境要素的过程中，常常涉及体制创新或者构建新的工作机制。因此，突发公共卫生事件的事前介入，应以制度建构为中心，以危机教育为重要工作。

（2）事中介入——建构适应公共卫生需要的惯习

在该阶段，医务社会工作者主要是针对具体情况，进行广泛的社会动员，防止事态进一步扩大，设法减少和消除群体性心理恐慌，同时动员社会成员给予事件受害者物质和精神支持，通过多途径的综合措施完成恢复和重构惯习的使命。具体包括：

呼吁公众主动配合，实现个体和群体惯习的变迁。政策与公众支持之间往往需要社会工作作媒介，医务社会工作者需要扮演倡导者、志愿者、动员者的角色。

个案社会工作。当医务社会工作者深入社区，接触到一些有特殊需要的个案时，应积极主动介入，与医务人员配合，接受他们转

尽管当前人类疾病谱已从以传染性疾病为主向慢性病转变，但新冠肺炎的出现让传染性疾病重回大众视野。作为全球性的公共卫生事件，新冠病毒充分暴露出人类健康的脆弱性。公共卫生社会工作的出现，是时代的需要，也是专业发展的必然。它通过整合多种学科力量，围绕人类健康进行从宏观到微观、从全球到地方、从集体到个人的倡导和实践，意义深远。

介的案主。服务中，遵循个别化、有目的地表达感受、有控制地感情介入、接纳、不批评的态度、案主自决和保密等原则，选择适合案主状况和需要的模式。

小组社会工作方法介入。开展小组社会工作时，医务社会工作者应根据自身的知识结构、特长与目标群体的具体状况选择不同的模式。一般状况下可以采用一般模式，小组活动主要是改变媒介系统、案主系统、目标系统和行动系统，建构新的惯习。突发公共卫生事件的稳定阶段宜选择发展模式，发展成员的自我认识、自我评价和自我活动，发展个人对他人的认识、个人对他人的评价及个人与他人之间的相互交流。治疗模式适宜那些在事件中呈现出异常行为的对象。

社区社会工作方法介入。通过社区社会工作方法恢复或重建被解构的惯习，防止事件危害的发生和扩大，消除已经形成危害的进一步影响。社区社会工作近期目标是增进居民知识，改善居民的态度和行为，减少疾病；远期目标是减少死亡与患病，减少残障。医务社会工作者可以采用倡导志愿服务和动员自助的介入模式，配合当地政府部门控制突发公共卫生事件；还可以利用社区社会工作方法，动员社会成员为事件的受害者提供物质和精神支持，并作为志愿者为受害者提供符合其需要的人文关怀。

（3）事后介入——适应陌生场域

事后介入的焦点和重点是，使有关个体或群体能够适应新的场域，或者为其提供一种能够适应的场域，为事件的受害者及其重要关系人提供抚平创伤的温馨环境，为预防同类或相关事件再次发生营造适当的氛围，将突发公共卫生事件给人类造成的危害降到最低限度。

四、其他领域的医务社会工作实务

（一）安宁疗护社会工作实务

案例：

陈某，男，67岁，退休前是一名普通工人，性格内向，爱好下棋。陈某已婚并育有一女，女儿结婚后工作、生活在外地，不常回家。妻子曾是一名保险推销员，性格外向开朗。2017年陈某因咳嗽、咳血伴有胸闷，就医后被确诊为右肺腺癌，病情不容乐观。经过一年的治疗，家底已经被掏空，陈某及其家属身心俱疲，在被确诊癌细胞已经转移的情况下，陈某也被放疗、化疗折磨得体力不支，无法继续承受化疗药物的副作用，所以转为姑息营养支持。

面对案例中张某的情况，医务社会工作者应如何评估需求并给予支持？

本节首先介绍安宁疗护的内涵及安宁疗护患者的生理特点，其次分析安宁疗护患者及其家属的心理社会需求，最后针对安宁疗护社会工作实务，提出相关建议。

1. 安宁疗护患者生理特点

安宁疗护主要对象是临终阶段的患者及其家属。世界卫生组织对安宁疗护的定义是：对患有威胁生命的疾病或无治愈希望而治愈性治疗会导致他们更大伤害的患者，进行的整体性、积极性的照护。安宁疗护根本目的在于提高患者及其家属的生活质量，重视临终患者的生活品质。长期以来，我国大陆地区对临终关怀和安宁疗护未行区别使用，考虑到公众的接受度，经过专家讨论达成共识，统一称为"安宁疗护"。

安宁疗护秉承全人照护的理念，以患者和家属作为一个照护单元，为终末期患者提供身心社灵的全方位照护，并可在不同的健康照顾场所进行。

临终患者进入安宁病房，首先需要关注的是症状控制及症状管理，比如减轻疼痛感、呼吸困难、呕吐、失眠、无法入睡等身体不适症状。在生命终末期的临终患者，长时间卧床休息，身体虚弱，常常只有很少的清醒时间，并且部分临终患者已经失去语言表达能力和正常沟通能力。另外，绝大多数临终患者在最后的日子里会面临身体机能衰退、器官衰竭等现象。

2. 安宁疗护患者及其家属的心理社会特点

（1）患者的心理社会特点

① 心理情绪压力。无论有没有身体不适和功能受损，临终患者通常会经历相当大的情绪压力，如担心死亡、失去控制感、独处、被社会拒绝、感到无助，以及担心"未完成的事业"，对过去感到遗憾，为自己增加家庭成员负担而倍感压力。

② 与家人和朋友的关系。面对死亡的来临，患者最难以割舍的是爱自己和自己爱的人。此外，与家人、朋友等人际关系的改变，是临终患者面对的课题之一。患者原本的角色定位发生改变，或许以往是家中维持生计者、一家之主，当面对生命终了、角色失去时，会转变为依赖、软弱、受助的角色，与家人、朋友原有的关系是一大考验。

③ 未了心愿的达成。面对生命即将结束及未知的"死亡"，患者会有何去何从的焦虑，也有很多患者有未了心愿和期望，需要协助达成。

（2）家属的心理社会特点

① 照顾压力。当患者被疾病折磨，家属需要承担起照顾的责任，往往因为照顾患者引起体力透支、负性情绪反应，如担心、焦虑、无助等。

② 经济负担。患者家庭要负担医疗费用、生活费用、看护费用、丧葬费用等，并且家属比患者要负担更多的责任，包括经济问题的处理、沟通及与外界的联系。

③ 与患者的冲突矛盾。如何与患者及其他亲友沟通，也是家属害怕面对和深感困扰的。因为长期照顾患者，导致照顾者产生压力和角色冲突，会使得家庭关系恶化、人际关系疏离等。

④ 无助感和哀伤。家属要面对失去亲人的痛苦，并且在患者死亡后还要处理遗留下来的问题。

3. 安宁疗护社会工作建议

安宁疗护社会工作是由受过专业训练的医务社会工作者，针对末期患者与家属，运用个案、家庭、小组、社区、教育、研究与政策等方法，协助其解决问题、恢复功能并增强生命质量的服务。在

安宁疗护工作是一种聚焦于患有慢性疾病或危及生命疾病的患者，因生理、心理、社会和精神层面的需要而进行全面管理的跨学科照护模式。这个团队一般由受过良好训练的医生、护士、社会工作者、志愿者、宗教关怀人员、营养师等组成。团队需要定期碰头讨论每位患者的照护问题，并制订个性化方案。

安宁疗护过程中，医务社会工作者始终要积极维护患者的生命质量，坚持以患者为中心的原则，采取家庭导向的服务方式，提供跨专业整合性照护，尊重本土和家庭文化，进行医疗伦理的反省和辨明。

（1）患者层面

① 与医疗团队合作，制定完整的照顾计划。医务社会工作者需要统筹考虑患者的生理、心理、社会与灵性需求，协助医务人员为患者提供姑息处置，协助患者、家属与医务人员之间进行良好的沟通，实现医疗信息、需求信息的畅通和有效传递。

② 心理辅导。处理患者因为疾病引发的情绪、适应及家庭问题，对其进行心理辅导。

③ 提供灵性服务。为有需要的患者提供生命意义类的关怀服务，给予患者信仰力量的支持。

④ 完成愿望与统整人生。为了让人生有较完满的结束，应协助患者表达对余生的期待，包括后事的交代、完成未完成的事、计划家人的生活等。愿望的达成可以运用志愿者或者其他社会资源与家属共同协助的方式。此外，医务社会工作者应多倾听患者的故事，通过生命回顾使患者思索个人一生的意义与存在的价值，鼓足勇气与家属及周围的人做完整的道别。

（2）家庭层面

① 经济协助。针对贫困患者家庭，协助家属寻求相关政策与社会资源的支持，申请医疗费用、看护费、丧葬费用或生活费用之类的补助等。

② 情绪支持与心理辅导。家属的悲伤情绪可能出现在诊断确定后、病情变化时、病危、死亡后的任何阶段，医务社会工作者应协助家庭成员了解彼此的情绪与需要，并认识这些情绪不是病态的反应，而是正常的现象。帮助家属表达情绪，让压抑的情绪有"引流"的机会，必要时对家属进行心理辅导。

③ 协调家庭沟通。医务社会工作者在患者体力可以承受的情况下，可以鼓励患者维持有意义的人际关系，与家人及重要他人保持开放的沟通，坦诚分享感受以建立情感的支持系统。鼓励家属与

患者之间表达爱、感激、道别等。

④ 悲伤辅导。悲伤辅导是协助丧亲者面对逝者、失落经验及整合当前生活世界的改变。一般而言，悲伤会经过震惊、追思、瓦解、重整四个阶段。医务社会工作者可以为去世患者家属提供悲伤辅导，运用陪伴和同理心来支持家属，协助家属在每次宣泄中接受死亡分离的事实。

（3）社区/社会层面

开展安宁疗护服务，需要医务社会工作者挖掘和整合相关资源，如社区、志愿者团队、宗教机构、殡葬服务机构等。此外，医务社会工作者可以在社区（如学校）为更多人群提供安宁疗护方面的教育，促进其对生命和死亡有更多的认识。

（4）政策倡导层面

以调查研究的方式发现临终患者及其家属的多元需求，倡导相关部门更多地关注临终患者，提高其生命质量，推动安宁疗护工作的开展。

（二）人口与生殖健康社会工作

案例：

小玲，17岁，贵州人，来上海某印刷公司打工，认识了同龄老乡小李，两人很快发展为情侣。两个月后，两人在购物时发生口角，小李大打出手，将小玲脸部打骨折。之后，两人冷战。正当准备提出分手的时候，小玲发现自己怀孕了，惊慌失措之余，只能寻找小李，恳请其商量对策。小李听后，怒火中烧，又将小玲打得鼻青脸肿，并威胁其尽快堕胎，否则会立即离开小玲。听后，小玲泪如雨下，感觉天要塌下来了。第二天，小玲独自来到医院打胎。在候诊室外，小玲坐在角落里，静静发呆，默默流泪。

上述案例中，这对未成年的情侣在面对怀孕的时候，遇到了哪些困难？反映出了哪些实际需求？对他们的成长有何影响？医务社会工作者该如何回应并给予支持？

本节首先介绍我国人口与生殖健康当前的突出问题，其次分析人口与生殖健康领域服务对象的心理社会特点，最后提出人口与生殖健康社会工作服务的相关建议。

人口与生殖健康社会工作是健康社会工作的基础和起点，服务对象是具有和不具有生殖能力的所有人类。生殖健康问题是人口发展过程中面临的发展性问题，而非通常含义的疾病和障碍。但是，在某些条件和背景下，生殖健康问题的性质也会演变为社会问题。目前，该领域实务范围涉及适合文化的性教育、年轻人的避孕需要、少女怀孕、性暴力与性剥削、性传播疾病（包括 HIV/AIDS）和生殖道感染、强奸、性犯罪、婚姻等诸多问题，女性和青少年是重点服务对象。

1. 主要问题

（1）青少年生殖健康问题

青春期的好奇、叛逆心理与传统文化中保守的封建性道德观念之间的冲突，导致青少年生殖健康问题频发。传统的社会性观念会造成青少年性冲动与性欲望的压抑，不利于青少年身心的健康发展；而传统的家庭性观念导致青少年生殖健康的启蒙教育存在缺失，不利于青少年接受连续阶段性的生殖健康教育。此外，学校有关针对青少年的性教育方式，内容上信息量少且形式上比较单一，本应成为青少年获取生殖健康知识、接受性教育的重要场所，却未能发挥其应有的功能，阻碍青少年生殖健康良好认知的形成。

青少年接受生殖健康教育阶段延迟。就目前开展的青少年生殖健康教育现状来看，我国青少年普遍接受教育的时间偏晚，大多数都集中在初二这个学龄段，小学低年级以及中高年级的性教育几乎都未开展。青少年接受生殖健康教育途径零碎散乱。从现有的青少年性与生殖健康教育以及信息利用方面可以了解到，青少年获取生殖健康教育以及信息是被动、零散的，缺乏完整性与系统性的生殖健康教育信息。具体表现为：学校未充分发挥生殖健康教育功能；医疗卫生机构服务未能得到有效利用；社区的生殖健康教育缺乏针对性。此外，青少年生殖健康服务机构利用率不高，青少年生殖健康服务的形式缺乏吸引力，青少年生殖健康服务队伍建设乏力。青少年生殖健康现状严峻，婚前性行为增多，非意愿妊娠导致药流、人流术的比率呈上升趋势，这对青少年自身及社会造成了不可估量的损失。

（2）农村妇女生殖健康问题

农村妇女由于文化水平低、经济收入低，受传统观念的影响，出现生殖系统疾病时往往默默忍受，不能及时就医，加上卫生条件的限制（如使用盆浴洗澡），都极大地影响了农村妇女的生活，成为影响生殖健康问题发生的危险因素。在农村，部分更年期妇女使用节育环节育措施，随着年龄的上升，仍有部分人绝经后未能及时取环；部分妇女存在不良的卫生习惯，妇科病普遍高发，以阴道炎和宫颈炎为主；部分妇女更年期知识缺乏，对更年期症状就医不重视，存在患有妇科病不治、无钱治的现象。调查研究发现，农村育龄妇女中普遍存在重疾病治疗、轻疾病预防的现象。相关部门重生殖健康检查、轻生殖健康宣教咨询的现象屡见不鲜。加强生殖健康教育，改变农村育龄妇女思想观念是当务之急。

（3）流动人口生殖健康问题

① 流动孕产妇孕产期保健状况落后于常住人口。流动孕产妇是一个较为特殊的弱势群体，她们对卫生保健服务的需求高，但很少能够充分利用。很多流动孕产妇较为贫困，不能和户籍孕产妇一样进行定期产前检查及住院分娩，造成流动孕产妇孕产期保健覆盖率低，流动人口中围产儿死亡率远远高于常住人口。调查显示，流动人口在产前检查、住院分娩、产后访视以及系统管理各方面都落后于常住人口。

② 流动人口生殖健康知识知晓率低，导致较多高危行为。根据全国第六次人口普查数据，我国拥有流动人口 2.6 亿，其中男性 1.4 亿、女性 1.2 亿，他们绝大部分处于青壮年时期。广州市 2011—2017 年的艾滋病检测数据显示，HIV 感染 /AIDS 病例中超过 65% 是流动人口，绝大部分流动人口处于性活跃期，加之收入水平低、文化水平低及生殖健康知晓率低等特征，使该人群发生危险性行为较为普遍，增加了艾滋病病毒的感染风险，也对新时期的生殖健康工

作提出新挑战。

③ 流动人口性传播疾病高发。由于流动人口生活条件差，文化程度低，高危性行为频繁，流动人口的生殖道感染（RTI）处于一个较高的水平。同时，流动人口也成为性传播疾病／艾滋病的易感人群。

④ 流动人口生殖健康服务面临的问题。流动人口人员结构复杂、动态变化快，生殖健康管理又涉及多个部门，各有关部门之间存在职能交叉、责任重叠及各自为政等问题。因此，基层生殖健康管理执行部门往往无所适从，容易出现部门之间沟通及协调不够，影响服务质量的提高。另外，流动人口中还有相当一部分人无有效证件、无固定住所、无固定职业，加之缺乏及时、准确的信息交流以及有效的管理手段，带来了管理上的困难。

2. 社会工作介入的方法

（1）社会工作介入青少年性生殖健康教育的理论与方法

① 个案社会工作。

预防性模式。医务社会工作者针对青少年有可能发生的思想问题和行为偏差进行事先教育，将思想问题和行为偏差消除在萌芽状态。同时，需要引起学校重视，建立良性同伴教育机制。可以要求学校搭建相应的平台，并对学生中的组织者进行专业培训，使其掌握必要的性知识，达到正确教育和引导的目的。

治疗型模式。针对已经出现问题的个案，医务社会工作者按照实际情况开展工作可视为治疗型工作模式。具体来说，医务社会工作在介入青少年性健康的治疗型模式时应遵循"生理-心理"相结合的过程。第一，性心理的不成熟而引致性生理问题的出现。因青少年时期性健康教育缺失，青少年在没有科学性知识的指引下发生性行为，往往不注意性保健、性卫生，对许多问题无法作出准确的判断，在发生妊娠时也不能正确处理，由此对身体带来严重的伤害。第二，性生理问题的出现加重了性心理问题。由于不知道如何正确处理性生理问题，青少年在面对性行为带来的苦果时，往往不知所措，由此引起诸如悔恨、羞愧和内疚等负面情绪，甚至谈性色变。

② 小组社会工作。

小组社会工作的方法介入青少年性生殖健康教育，即在医务社会工作者的协助下，将教育客体按实际情况划分为小组，通过组员之间有目的的互动，帮助青少年获得小组经验，处理自身所遇到的问题，获得成长。青少年性生殖健康教育工作主要可以采用教育小组和治疗小组进行。在青少年性生殖健康教育的过程中，教育小组的主要功能是组织小组成员学习相关的性知识，树立性道德，促进小组成员性心理成熟，从而预防小组成员心理、行为出现偏差。针对一些在心理、生理上已经出现问题的青少年，根据不同的情况，成立治疗小组，提出治疗方案，给予必要的帮助。同时，充分发挥小组成员的主体性，一方面，缓减小组成员的心理压力，矫正偏差行为；另一方面，协助小组成员通过相关学习增加经验，拓展知识。

③ 社区社会工作。

社区社会工作介入青少年性生殖健康教育是通过有计划、有组织的集体行动，满足青少年性健康教育需求的工作方法。相对于个案社会工作和小组社会工作，社区社会工作属于宏观层面的介入。在实际工作中，可根据青少年的需要，在校园开展主题宣传活动，鼓励更多的青少年积极参与，以此营造良好的性健康教育氛围，促使学校成为青少年健康成长的社区。

④ 社会支持网络理论的介入。

加强社会生殖健康教育的普及力度。医务社会工作介入青少年社会生殖健康教育过程中，不仅要让青少年自身意识到社会对生殖健康教育的重视，更要帮助青少年构建一个以媒体机构、政府、社区为核心的社会支持系统。医务社会工作者要协助青少年发掘其潜能，在与社会支持系统互动的过程中，获取资源，增强能力，解决现实问题。要发挥学校作为青少年生殖健康教育最佳场所的功能；重视家庭在青少年生殖健康启蒙教育中的作用，对青少年所需要解决的家庭生殖健康教育问题作出正确有效的判断，进而提出切实可行的解决方案，帮助青少年家庭重新构建有效的互动交流模式，以促进家庭生殖教育功能的恢复；通过对青少年潜能的发掘，赋权给青少年，使其有能力独自解决问题。

⑤ 认知行为理论的介入。

现阶段，认知行为理论在青少年社会工作领域得到广泛运用，旨在改善青少年的态度，矫正其行为表现，强化社会倡导的婚姻观及爱情观，对青少年生殖健康形成良性引导。在接纳、尊重青少年对性的开放性认知的基础上，对青少年进行科学的性知识、性行为、性态度方面的影响，促使其在社会工作者及相关教育者的影响下，改变其非理性的性行为认知，协助青少年重新对性行为进行归因，形成良好的性认知。要整合外部资源，矫正青少年的不良生殖健康行为。具体可以通过链接家长、同学、朋友、老师以及其他相关群体的资源，为青少年营造一个良好的生活、学习环境；通过对青少年传授科学、正确的生殖健康知识以及不良生殖健康行为的危害，矫正青少年的不良生殖健康行为。

（2）对农村妇女的生殖健康干预

通过基层保健服务机构，采取其容易接受的方式进行生殖健康知识的宣传教育，改变其对生殖健康的观念意识，养成良好卫生习惯，并定期参加妇女病普查普治，增强其自我保健意识，提高保健能力和生活质量。

加强更年期健康知识的宣传和教育，利用村-乡两级服务网络对妇女更年期生理心理变化、绝经取环、更年期避孕、健康卫生习惯、生病就医等内容进行系统宣讲，吸引农村妇女参与，使她们掌握必要的更年期健康知识，提高自身保健能力。对于农村育龄妇女，提示个性与生殖健康行为的相关性，在进行卫生行为干预时可以根据不同个性类型的人设计不同的行为干预模式，调整干预工作的侧重点。如在 VCT、性病门诊医生对其患者所开展的咨询教育中引入简短而实用的个性评价，并根据评价结果区分出不同个性类型的患者，再选择相应的干预策略与措施。"从小抓起"应成为卫生行为干预的重要策略，如对母亲及其他养育者实施教育和培训，使其了解个性与健康行为及婴幼儿身心发展的关系，并掌握正确的养育方式；将预防婴幼儿"神经质"个性的形成列入妇幼保健服务内容，在产前与产后访视中加入养育方式与方法教育的内容，开展个性检测并矫治监测中发现的不良个性；制定相关政策，调动中小学校特别是幼儿园和托儿所老师参与个性促进；对形成不良个性可能性较大的儿童（孤儿、单亲儿童、父母外出打工或随父母外出打工的儿童等）实施重点干预。

（三）康复医学社会工作实务

案例：

小张，32岁，因车祸导致截瘫。目前在某医院康复科康复。面对每天重复的康复训练，小张虽然可以基本完成，但却时常情绪低落。他对未来没有信心，不知道失去一条腿后该如何生活。对于和妻子的关系，也是充满了担忧。由于行动不便和对自己身体状况的不自信，以及对未来生活的恐惧，小张对康复训练也慢慢产生了抵触心理，康复的质量也越来越差。

面对案例中康复科患者的需求，医务社会工作者应如何给予支持，提高其康复积极性？

医务社会工作者首先要了解康复科患者生理疾病状况，然后评估其因疾病导致的心理社会影响，分析其实际问题与需求，与其共同制定康复阶段的社会工作服务计划并逐步实施。

1. 康复医学概况

二战时，数以万计的人不幸致残，疾病康复的需求推动了现代康复医学的产生和发展。随着慢性病和老年病的增加，康复越来越受到人们的关注。1993年，世界卫生组织在一份正式文件中提出，康复是一个帮助患者或残疾人在其生理或解剖缺陷的限度内和环境条件许可的范围内，根据其愿望和生活计划，促进其在身体上、心理上、社会生活上、职业上、业余消遣上和教育上的潜能得到最充分发展的过程。可以看出，这是一种全面的康复，包括：医疗康复，即利用医疗手段促进康复；教育康复，即通过特殊教育和培训提高康复对象的人力资本；职业康复，即协助康复对象就业；社会康复，即帮助康复对象重返就业、融入社会，这是康复的最终目标。

康复医学的关注对象主要为因伤病所造成的功能障碍和能力受限的病伤残者以及老年人当中的活动功能受限者。他们在康复过程中常常面临因功能障碍导致的不便、缺乏康复知识、缺乏康复器具或不会使用等问题[①]。康复医学科的康复治疗组成员包括物理医学与康复医师、物理治疗师、作业治疗师、言语治疗师、心理治疗师、假肢与矫形器师、文体治疗师、社会工作者等。

2. 康复患者的心理社会特点

在接受康复治疗时，患者的心理状态是混乱的，其心理状态可大致分为以下 5 个阶段：

休克阶段。患者往往处于休克或精神麻木状态，对巨大的打击表现沉默或无明显反应。

否认阶段。创伤致残的打击往往超出患者的心理承受能力，对自己的残疾开始有所认识，怀有不切实际的幻想，把现实与预后完全否定，以缓解心理压力。

混乱阶段。患者逐渐明白残疾不能完全治愈或可能终身残疾，表现出易责怪怨恨他人、易冲动或心情压抑、悲观失望、抑郁沉默、有自杀和暴力倾向。

对抗阶段。患者出现心理和行为倒退，产生过度的依赖现象，对康复训练不积极，有些甚至不愿意出院，缺乏积极独立生活的心理和行为。

努力阶段。患者接受了事实，从心理到行为逐渐适应，认识到自我生存的意义，积极参加康复训练。

可以看出，患者在这个过程中需要逐步接受一个不健全的自己。同时，因康复周期一般很长和康复费用的巨大支出，对很多家庭提出很大的挑战。患者需要家庭成员专门照顾或者请护工照顾，加重了家庭经济负担。如果家庭成员放弃原有工作或生活来照顾患

---

① 赵怀娟：《医务社会工作》，北京大学医学出版社 2015 年版，第 173 页。

根据康复模式的不同，康复服务可以分为家庭康复、社区康复、机构康复。不同的康复模式对医务社会工作者开展相关工作提出了不同的要求。家庭康复对家属的照顾技能与陪伴支持角色提出较高要求；社区康复需要建立多部门组织体系，统筹管理与综合协调社区康复工作，同时注重社区康复资源的挖掘和积累；机构康复是患者接受康复服务的技术资源中心，医务社会工作者需要融入康复医疗团队，共同为患者提供康复支持。

者，也减少了原有的社会活动时间。

3.康复医学社会工作服务建议

（1）患者层面

① 医务社会工作者应评估康复患者的需求，如患者对于康复计划的了解和认同度、患者对于康复结果的期望、患者的社会支持网络情况等，并将结果反馈给医疗团队和相关部门，以便康复训练的顺利进行。

② 医务社会工作者应注意患者情绪变化和心理状况并及时给予辅导和支持，协助患者适应现在的状况，逐渐接受社会生活。

（2）家庭层面

① 医务社会工作者应与患者及其家属多接触、多沟通，解答疑惑，帮助他们熟悉与康复治疗有关的工作程序，协助经济困难的家庭申请补助救助，链接相关基金会或公益组织的资源。

② 医务社会工作者可以针对患者家庭提供家庭治疗、小组等专业性服务，开展心理情绪支持，并协助家庭与医疗团队沟通，为康复创造良好的条件。

（3）社区/社会层面

① 康复患者回归社区并重新参与社会活动是康复的终极目标。因此，医务社会工作者应参与社区康复计划的制订，与其他工作人员一起，厘清社区康复的工作目标、工作方式、策略措施等。在社区康复计划获得批准后，医务社会工作者也要参与计划的实施，将康复措施落到实处，为康复患者的社区参与创造条件。

② 医务社会工作者还应倡导全社会尊重、关爱康复患者，减少对康复患者的偏见和歧视，增进社会大众对康复患者的接纳与认同。

（4）政策倡导层面

医务社会工作者在调查研究的基础上向相关部门提出有关康复医学、康复社会工作发展的建议，呼吁全社会提高风险防范意识，并协助政府机构制定政策、法规等以保障康复患者的权益。

本章小结

　　本章较为全面地呈现了当前我国医务社会工作的实务领域，既有医院中的分科社会工作实务（如内科、外科、妇产科、儿科、急诊科和肿瘤科），又有精神健康、公共卫生社会工作以及其他议题的实务领域（如安宁疗护、人口和生殖健康、康复医学等），针对不同群体的心理社会特点给予相应的专业服务建议。这些分支的出现，凸显了社会工作有效融入社会发展、回应社会需求、精进专业服务的精神力和使命感，是专业保持生命力的关键要素。实际上，医务社会工作自出现之日起，其服务范畴、服务对象、参与主体、服务方法就始终处于不断变化之中，这与整个宏观环境不无关系。医院中的分科社会工作保留了当初院舍服务的印记，关注服务对象在院的心理社会变化，旨在配合治疗。随着 WHO 重新定义"健康"的含义和生物-心理-社会医学模式的转向，医务社会工作者加入多学科团队，为不同需求的患者提供更丰富的服务，与服务对象的社会环境产生更多关联，比如出院后的资源转介、照护安排，无形中拓宽了实务内涵；而精神健康、公共卫生社会工作的出现，与"全人健康"和"大健康"理念不谋而合，医务社会工作的服务走出医院，进入家庭、社区、社会，关注点也从"辅助治疗"转向"辅助治疗-注重康复-强化预防"。其他议题的实务领域同样彰显了社会工作对少数人群的关注，力图通过专业倡导社会公平与正义。我国《"健康中国 2030"规划纲要》的提出，预示着将全民健康提到国家战略的高度，也为未来的社会发展指明了方向。医务社会工作者作为健康维护的重要组成部分，理应承担起这份责任，谋求多方合作，做精、做实、做强专业。与此同时，还要看到实务领域存在的不足：医务社会工作分科导致服务失衡，大量医院选择儿童服务，老年人鲜有关注，这与不断深度发展的老龄化不相符；公共卫生社会工作刚刚起步，新冠疫情的出现，促使医务社会工作无论在制度体系、专业教育还是服务方面都亟须加强；跨机构服务转介的制度壁垒仍然存在，影响到服务效果和服务对象的福祉等。

思考题

1. 围绕你曾经遇到的医院场域中某种疾病类型的患者，分析该疾病及其治疗带给患者家庭的心理社会影响。

2. 搜集相关素材，以小组讨论的形式交流如何从生态系统视角介入精神健康社会工作服务。

3. 结合新冠肺炎的全球暴发和蔓延，分析当前公共卫生社会工作面临的挑战及应对措施。

4. 目前上海在一些社区卫生服务中心招聘专职社会工作者，面对安宁疗护服务对象，他们可以开展哪些工作？

5. 近些年，我国人口出生率逐年递减，不少新婚夫妇对生育存在担心、畏惧、回避等情况，试从人口与生殖健康社会工作角度提出相关应对建议。

推荐阅读

秦燕：《医务社会工作》，巨流图书公司 2004 年版。

Lois A. Fort Cowles：《医疗社会工作：保健的视角》，刘梦、王献蜜译，中国人民大学出版社 2011 年版。

Sarah Gehlert, Teri Arthur Browne：《健康社会工作手册》，季庆英译，北京大学医学出版社 2012 年版。

莫藜藜：《医务社会工作》，桂冠图书股份有限公司 2002 年版。

莫藜藜：《医务社会工作理论与技术》，华东理工大学出版社 2018 年版。

主要参考文献

刘继同:《医务社会工作导论》,高等教育出版社 2008 年版。

葛均波、徐永建:《内科学》(第 8 版),人民卫生出版社 2013 年版。

陈孝平、王建平:《外科学》,人民卫生出版社 2013 年版。

赵怀娟:《医务社会工作》,北京大学医学出版社 2015 年版。

王锦帆、尹梅:《医患沟通》,人民卫生出版社 2018 年版。

宗占红、舒星宇、毛京沭等:《农村更年期妇女生殖健康状况调查》,《中国妇幼保健》2016 年第 6 期。

张风雨、赵靖平:《中国面临精神疾病的新挑战》,《国际精神病学杂志》2016 年第 2 期。

姜璎钊、刘均娥:《女性不孕症患者病耻感的研究进展》,《中华护理杂志》2017 年第 1 期。

王宁、刘硕、杨雷等:《2018 全球癌症统计报告解读》,《肿瘤综合治疗电子杂志》2019 年第 1 期。

刘芳、任敏、吴世友:《公共卫生社会工作在应对重大突发公共卫生事件中的角色》,《社会建设》2020 年第 3 期。

第八章

境外医务社会工作的经验

案 例：小刘毕业于国内某高校的社会工作研究生项目（MSW），随后进入一家国内三甲医院的社会工作部，成为一名医务社会工作者。虽然小刘在学习期间曾经选修过医务社会工作相关课程，但实际工作时仍然面临许多挑战，他需要兼顾贫困患者救助、志愿者项目管理，还有临床社会工作服务的开展，各种任务使他感到应接不暇。小刘常常思考如何更好地平衡社会工作者在医疗机构内的各种角色，并提升自己的专业能力。他参加了一次国际医务社会工作大会，会上听到来自世界各地的医务社会工作者的实务分享。小刘发现，在一些医务社会工作发展成熟的国家和地区，医务社会工作者的职责划分明晰、专业发展方向明确，让他非常羡慕。他还发现，每个国家和地区医务社会工作的发展都经历了漫长的过程才使服务随着当地整个医疗体系的发展变得越来越专业和普遍。他决定借鉴一些经验，耐心梳理，逐渐明确自己在目前的岗位上可以做些什么。

在许多工业化、城市化发展较早的国家，医务社会工作在经历百年发展后，普及程度已相当高，并且成为评定医院医疗质量的必要条件之一。中国的医务社会工作发展在经历几十年的断层后，在21世纪初重新起步，借鉴其他国家和地区的发展经验，同时结合我国特定的时代和文化特色进行反思总结，能够对我国医务社会工作的本土化带来有益的推动。

本章按照地域分布选取几个具有代表性的国家和地区，介绍其医务社会工作开展情况。首先，本章分别在欧洲、北美洲、大洋洲和亚洲选取英国、美国、澳大利亚、新加坡这四个国家进行介绍。这些国家的医务社会工作发展情况代表了医务社会工作在世界范围内的起源、普及和专业化历程。另外，本章还介绍我国香港地区和台湾地区的情况，同源的文化，在历史碰撞中不同体系的诞生，能为我国的医务社会工作带来更多借鉴意义。

在每个国家或地区的介绍中，本章将着重回顾其医务社会工作发展的简要历史、现今服务范围、社会工作者培养及执照制度。这里先作两点澄清：第一，因世界各地医务社会工作的发展对英国传统均有沿袭，在服务内容上也因为所处理问题的相似而有所重叠，所以在介绍各地情况时难免有些内容上的类似之处。第二，医务社会工作者的管理、注册和等级评定标准通常遵照面向所有社会工作者的普遍标准，而不具有单独标准（个别地区除外，如我国台湾地区），所以本章对于专业人员培养和执照制度的描述将主要基于普遍的社会工作者通用标准。

由格勒特（S. Gehlert）和布朗（T. A. Browne）主编的第三版《健康社会工作手册》（*Handbook of Health Social Work*）一书的第四章的主题为"全球健康社会工作"，其中对韩国和以色列的健康／医务社会工作发展的历史和背景作了详细介绍。

一、英国医务社会工作

（一）发展简史

英国是世界上第一个工业化国家，是现代社会工作的发源地之一，也是历史上最早出现医务社会工作的国家。一般认为，英国第一位"医务社会工作者"是 1895 年受雇于皇家自由医院（Royal Free Hospital）的玛丽·斯图亚特（Mary Steward）。她当时的岗位被称为"施赈员"，被安排在医院入口处，主要负责全面考虑患者的情况，对申请医疗服务的患者作出审核决定，接受符合条件的患者，并且向其他人提供服务的转介。在本章后文对其他国家和地区的历史介绍中可以看到，以施赈员为雏形的英国医务社会工作起源模式在 20 世纪初期得到广泛传播，其应用遍及世界各地，为各地医务社会工作奠定了扶助弱势的基调，带来了深远的影响。

1895 年以后，因患者谎报个人情况而滥用慈善资源的情况屡有发生，英国多家慈善医院、地方医院和诊疗所开始聘请施赈员处理大量的与医院财务和收费有关的工作。施赈员对患者进行评估，用来辨别哪些患者有能力支付医疗费用，而哪些真正需要慈善救助。这样一直持续到 20 世纪 30 年代，施赈员除了在医疗体系中扮演着道德监管者的角色以外，他们还具备了宏观调控的功能，如施赈员可以为医疗服务设定价格。当时的施赈员主要处理费用问题，也处理一些行政类事务，关注患者全面福祉的专业特长并没有得到完全发挥。

20 世纪 40 年代起，英国政府开始策划《国民健康服务法案（National Health Service）》的推行，该法案计划由国家税收出资，旨在按需提供免费（后改成收取一定费用）的医疗服务，从而消除所有英国公民因为贫困而无法就医的情况。这个重大的医疗改革举措，使得施赈员有机会从处理医疗费用和行政事务的工作中被解放出来，使他们可以和其他医疗专业人员一样，把主要精力集中在建立更高的专业水准上，进而在医疗领域获取更加稳固的地位。

施赈员（almoner）在欧洲历史中最初是指负责向穷人分派救济物或施舍金的工作者，通常与宗教组织或者皇室相关机构有联系，而在医院工作的施赈员被认为是医务社会工作者的前身。

在一份发布于 1945 年的英国国家健康服务策划白皮书上，政府期待施赈员对这个新医疗体系作出的贡献被描述成："帮助个人了解和使用对他们开放的资源……并确保当人们患病的时候，他们被当作身处社会环境中遇到问题的个体来对待。"无独有偶，在当时医院施赈员协会（Hospital Almoner Association）委托研究员福罗拉·贝克研究完成的一份题为《大不列颠医疗社会服务简介》报告中，她提出了施赈员作为"医疗场域中的社会工作者"的新愿景。同一年，已有逾 40 年历史的英国医院施赈员协会（Hospital Almoner Association）和医院施赈员研究所（Institute of Hospital Almoner）合并成为医务社会工作者协会（Institute of Medical Social Workers）。1946 年，英国《国民健康服务法案》正式通过，转型后的医务社会工作者的工作重点不再是"穷人"，而是所有进入医疗场域的人。工作的侧重点也逐渐转向了解患者的家庭、职业、心理状况等影响医疗过程的因素，并协助患者获取所需的各种类型的社会资源，如为弃婴寻找寄宿家庭、为肢体残疾的患者提供轮椅等。1970 年，医务社会工作者协会与其他几个组织（家庭个案工作者协会、道德福利工作者协会、心理健康专员协会、精神科社会工作者协会、儿童照护专员协会和国家缓刑官协会）合并成大不列颠社会工作者协会（British Association of Social Workers）。

（二）服务范围及特色

本着《国民健康服务法案》的精神，要维护健康服务对于最有需求的民众的平等普惠性，政府就必须在医疗资源的使用上加以约束，以免重蹈资源浪费的覆辙。在 1990 年颁布的《国民健康服务和社区照顾法》中，英国政府开始通过增加个人给付比例、引入私有资源、加大市场竞争等方法来降低医疗服务成本，提高其效率。其中，最突出的改变之一就是整个医疗团队对出院计划的重视程度显著提升，出院计划在日常工作中的优先级得到明显提高。举例来说，如果老年患者的住院周期超过一定长度（有时以 14 天或 21 天作界定），他们的案例就会被提交至过程追踪会议上进行讨论，相关的医疗和社会服务支持人员都需要出席，以确保阻碍患者安全出院的因素得到优先处理。毫无疑问，这样的改变要求社会工作服务的介入在患者入院早期就开始偏重于出院计划，而不是等到问题浮现或者患者即将出院才进行。

英国医务社会工作的内容传统而全面，围绕配合医疗团队向患者提供有效的照顾展开。在患者住院期间，社会工作者会收集患者的社会心理背景资料，以便医生在提供医疗服务时作出更周全的考虑；社会工作者为患者及其家人提供咨询，减少对疾病的误解，增强他们积极参与医疗计划的能力；社会工作者还针对医疗补助提供信息和申请的协助。此外，协助康复计划的制定、为保障安全的家庭照顾提供资源、协助医院开展社区健康活动也是英国医务社会工作者的日常工作内容。

目前，英国许多医院内医务社会工作者的岗位被直接设置在各个临床科室，而不是设立单一的社会工作部门。专科化的医务社会工作服务使患者与疾病密切相关的特殊需求得到更好的回应。例如，伦敦皇家自由医院（the Royal Free Hospital）耳科诊所的社会工作服务重点便是为独立生活但听力受损的患者提供日常生活设备的资源链接，包括特殊闹钟、门铃、烟雾报警器的安装等。获取社会工作者的评估以链接实物或服务的资源的咨询过程并不收取患者费用，但患者仍有可能需要为实际获得的物资和服务付费。有时这些费用并非额定数目，而是可以根据患者自身的经济状况进行调整，确保不超过患者的支付能力。

（三）培养和执照制度

虽然社会工作在英国的发展已逾百年，但"社会工作者"从2005年才开始在英国成为一个受到保护的专业头衔。现在，个人在使用"社会工作者"头衔之前，必须根据自己的工作地点，在大不列颠及北爱尔兰的四个委员会之一进行注册。四个委员会包括：英格兰健康与照护专业委员会（CHPC）、威尔士照护委员会（CCW）、北爱尔兰社会关怀委员会（NISCC）和苏格兰社会服务委员会（SSSC）。它们对社会工作者的管理采取的框架略有不同。举例来说，负责英格兰地区社会工作专业规范化管理的健康与照护专业委

医务社会工作者的评估工作嵌入患者的常规诊疗流程内，能够从专业视角发现医护人员不曾关注到的社会心理问题，尤其是这些问题如何与疾病和治疗过程相互作用。这能够帮助医疗和护理措施更加贴近患者切身需求，从根本上解决他们的健康困扰。

员会同时负责其他 15 种健康相关专业人员的管理，包括营养师、整形师、心理咨询师、康复师等。自此可以看出该机构对于社会工作者的期待也类似于其他健康相关专业，对其专业性和不可替代性作出了肯定，这也与医务社会工作者在医疗领域内逐步加强自身的专业性相呼应。相比之下，苏格兰社会服务委员会则只负责管理与社会服务相关的内容，将社会工作与日间照顾、长者居家照顾、学校寄宿服务等照顾类领域相并列。从这些差异中不难看出，不同委员会对社会工作的专业性质划归有不同的理解，但所有的委员会均要求申请注册的社会工作者拥有本科或硕士等级的社会工作专业背景，每两年完成一定的继续教育学时并延续注册。

二、美国医务社会工作

（一）发展简史

美国的第一个医院内的社会服务项目在 1891 年成立于克利夫兰城市医院（City Hospital in Cleveland），其主要目标是帮助工作人员辨识贫穷且不能说英语的移民患者及其家庭，以便他们可以被安置。1905 年，麻省总医院（Massachusetts General Hospital）的卡博特医生（Dr. Richard Cabot）成立了当时第一个医院体系内的社会服务部，当时该部门的所有成员均为志愿者，主要向贫穷的患者提供社会救济服务。一年之后，卡博特医生邀请伊达·卡农（Ida Cannon）女士在院内成立了第一个正式的社会工作部，主要为门诊患者提供帮助。

卡博特医生和卡农女士的创举在 1905—1917 年间得到全美 35 个城市近 200 家医院的效仿，促使美国医院社会工作人员协会在 1918 年正式成立。直到 1919 年第一次世界大战结束之后，社会工作服务开始同时惠及住院患者。在此可以看到，美国早期医务社会工作的发展受到 19 世纪末、20 世纪初几种彼此关联的宏观社会现象影响，这些现象包括：社会工作成为一种有组织和专业地位的职业；移民涌入带来的人口和社会变迁。与此同时，随着美国医学会

1881—1920 年间，美国发生了历史上第三次移民潮，在此期间，第二次移民潮的主力军——来自西北欧国家的移民增长有限，而来自南欧和东欧的"新移民"大量进入美国，移民总数达 2 350 万，对美国北部工业地区、太平洋沿岸和夏威夷产生了巨大的经济和文化影响。由于担心移民涌入可能造成美国人口结构的改变，美国开始出台大量政策限制和排斥外来移民。

（American Medical Association）的成立，医学院的准入门槛提高，医学开始向循证医学转型，医院逐渐成为一个更加以专业人士和患者为中心的科学机构，而非以捐赠者和受助者为中心的慈善机构。此时，社会工作者的角色便不再限于慈善救济，而开始以超越疾病的视角发现患者的全面需求，这也可以被看作全人视角的初始。这使得对于医务社会工作者角色的愿景得到了更开阔的呈现：除了在经济上的评估和救助之外，医务社会工作者需要协助医学拓宽从经验主义看待患者的视角，成为医患之间的纽带，协助患者和家属理解医生所传达的医学信息，并向医生提供患者社会和心理方面的背景资料。

到 20 世纪 30 年代初期，美国医务社会工作服务出现了一般医疗（medical）和精神科（psychiatric）的区分。整个 30 年代，美国处于经济大萧条时期，严峻的经济挑战反而促使全美成立的设有社会工作部的医院数量从 1 000 余家增加到 1 600 余家。此时，为了优化患者的治疗效果和效率，社会工作者的角色从经济和物质援助扩展到信息提供、个案管理、出院计划和转介。同时，随着小组工作的理论基础被不断巩固，以及其有效性在社会工作专业领域得到持续验证，小组社会工作在医院场域的应用被逐渐推广。从第一次世界大战之前到第二次世界大战期间，医院内的小组社会工作被广泛应用在肺结核患者、退伍军人、瘫痪患者以及儿科患者群体中。

在 20 世纪 60 年代，由美国医院协会（American Hospital Association）和创立不久的美国社会工作者协会（National Association of Social Workers）成立的协同委员会，以及医院社会工作领导者协会（The Society of Hospital Social Work Directors）都大力倡导通过专业标准的建立将医务社会工作的宗旨明晰化，将社会工作者的功能正式化和规范化。随着政府对医疗和精神健康领域的研究投入增大，这些倡导都得到了支持。

从 20 世纪 50 年代到 90 年代，患者出院后的康复及心理适应逐步成为医务社会工作者关注的重点。尤其是 90 年代，随着更为精准的疾病费用指标被用于决定医疗费用的保险支付，去中心化的

"管理式医疗"（managed care）在持有健康保险的美国民众中得到普及，医疗成本效益成为医院的重要考量。大型医院成为诊疗疑难重症的场所，较基础的医疗需求大量下沉至社区。随着仅有严重疾病的患者被收治入院，以及患者在病房停留的时间被缩短，美国医务社会工作者的工作越来越向"出院计划"转移，以减少因患者出院后无合适去处而产生的滞留。这样的转变带来了社会工作者"出院计划"和"咨询"两大主要功能之间的张力。一些专业人士担忧管理式医疗会使医务社会工作者更多服务于保险条款或医疗机构政策的要求，而非基于患者的需求评估为其提供服务，同时社会工作部门也需要花费更多精力来向医院证明其服务产出和服务有效性。

（二）服务范围及特色

美国的医务社会工作发展不适用第三方在医院派驻社会工作者的模式，而是医务社会工作者和医生、护士及其他医疗技术人员一样，由医疗机构直接雇佣，人员数量根据医院规模按一定比例配置，且维持较高的社工患者比。例如，位于美国田纳西州的圣述德儿童研究医院（St. Jude Children's Research Hospital）共有约 80 张住院床位，每日门诊量约 500 人，医务社会工作者人数超过 30 人。20 世纪 90 年代后，为顺应持续降低医疗成本的趋势，许多医院开始削减中层管理岗位，试图撤销社会工作部门，将社会工作者以及其他相关的健康辅助专业人员（如营养师、康复师）归入临床科室进行管理。这样做的优势在于，社会工作者和科室医疗团队可以更加紧密地合作，也能够在人力上匹配该科室住院及门诊患者的服务。除此之外，还有一些社会工作者嵌入服务全院的医疗团队中，如舒缓疗护团队。这样的设置可以保证社会工作者的服务有较好的延续性，覆盖从入院到出院随访的全过程。相对的劣势则在于，缺少社会工作部门，削弱了医务社会工作者在医院行政层面的影响力，加之在跨学科合作团队中的角色层级偏低，团队合作和宏观倡导的难度增加。

当然，这些改变与美国的医疗服务"去中心化"的特色有关。美国各地普遍采用家庭医生制度，以实现常见疾病基本的预防、筛

管理式医疗是指美国在 20 世纪 80 年代初期以来实施的一系列用来提升医疗卫生服务品质，同时降低服务成本和保险成本的措施。管理式医疗采取的机制包括审查医疗必要性、提高保险受益人的分担费用、控制住院天数、鼓励医生和患者选择低成本的医疗方式、管理高成本的医疗案例等。

查和诊疗。患者到专科医院就诊之前必须通过家庭医生进行评估转介，以确保患者的确有进一步求诊的需要，这样便减少了专科级别医疗资源的浪费。另外，美国的基层医疗机构遍及社区，从家庭全科诊所、专科诊所到康复机构，设施完善，质量达标，大多数的治疗和康复可以在社区就近完成，大大减少了前往大型医院的需求。当患者确实出现住院需求时，住院天数也会因诊疗技术的提升和保险公司的支付政策而被严格控制，故而大型医院床位数普遍较少。出于同样的原因，对出院计划的重视是当今美国医务社会工作的特色之一。据统计，美国医务社会工作者将约60%的工作时间用于为患者制定出院计划，具体包括协调支持性服务和为患者安排长期照护。

目前，美国有多个医务社会工作领域的全国性组织，包括美国家庭卫生保健社会工作者网络（American Network of Home Health Care Social Workers）、肿瘤社会工作协会（Association of Oncology Social Work）、肾病社会工作者委员会（Council of Nephrology Social Workers）和移植社会工作者学会（Society for Transplant Social Workers）等。这些全国性组织也反映出美国医务社会工作在社区/家庭保健、重大疾病和慢性病医疗方面扮演着重要的角色，以及医务社会工作发展有分专科细化的必要。

急诊室的常规社会工作者配置是美国医务社会工作的另一大特色。急诊室社会工作者的工作节奏快，且面对多重挑战，包括临床精神状况评估、社区资源转介、经济资助，还有受虐待儿童或成人案例上报等。多样化的工作内容对社会工作者的临床经验、技能和团队协作能力提出了很高的要求。尤其是在出院计划方面，社会工作者必须在短时间内评估病人出院后是否可以继续安全地居家休养，患者是否能够获取社区医疗资源使其减少再次因急诊入院的可能性。无固定住所的患者、精神疾病患者、药物酒精成瘾的患者尤其需要这一类的评估。急诊室医务社会工作者对于社区资源和服务的熟悉使他们的角色很难被其他医疗团队成员替代。除此之外，社会工作者的危机干预、家庭评估、多元信息咨询的技能和文化敏感性在处理急诊室死亡案例时也发挥了重要作用。

在美国，绝大多数州要求特定职业的从业者，包括社会工作者，在有合理理由怀疑儿童或成人存在遭受虐待、疏忽照顾和剥削的情况时应进行强制报告。报告需向儿童保护服务机构或成年人保护服务机构进行递交，随后以上机构将派出调查员对案件情况进行核实，并联合政府部门和社会组织作出干预。

（三）培养和执照制度

美国首个医务社会工作的训练课程出现在 1912 年，在 1918 年美国医院社会工作者协会（American Association of Hospital Social Work）成立后，医务社会工作相关的培训开始更加注重专业培训与实务践行之间的紧密关联。到 20 世纪 20 年代末，美国开展或计划开展医务社会工作课程的高等院校有近 30 所，且这些高校一致将医务社会工作定位成硕士级别的课程，要求学生已经具备一定的社会工作基础，这一特点延续至今。

目前，部分美国高校社会工作学院在硕士阶段开设"健康社会工作"（Health Care Social Work Concentration 或类似名称）课程系列，且并不限于临床社会工作方向的学生选择。课程系列除了通用的社会工作理论和技能之外，特别开设跨学科团队合作沟通、疾病心理学等与医务社会工作场景紧密相连的课程。某些高校的社会工作与护理学院和医学院密切合作，并促使不同专业的学生模拟进行跨学科的评估和照顾计划制定，帮助学生提前接触未来工作的真实状态。除此之外，学生还被鼓励选择护理学院、公共卫生学院、法学院开设的相关医疗政策类课程。如果学生考虑未来从事医务社会工作，通常会在学习阶段选择医疗机构完成专业实习，提前积累实践经验。

美国医务社会工作者的管理由联邦政府、州政府和美国社会者工作协会共同承担，管理办法与其他领域的社会工作者相同。美国的社会工作者执照可按照学历和服务经验大致分为三个等级，分别是 LBSW（Licensed Bachelor Social Worker，执照学士社会工作者）、LMSW（Licensed Master Social Worker，执照硕士社会工作者）、和 LCSW（Licensed Clinical Social Worker，执照临床社会工作者）。其中，LBSW 和 LMSW 执照直接与学历对应，从名称上便可看出，完成社会工作学士学位或者硕士学位是申请的基本要求之一。申请者必须从得到国家社会工作协会认可的学位项目中毕业，且课程已经处于最后一学期的阶段，才有资格申请。申请者必须通过笔试才能获取执照。LCSW 是比 LBSW 和 LMSW 专业性更强的临床社会工作者执照，这类执照的存在与美国专业精神卫生从业者如精神科医

美国大部分州使用 LCSW 执照，也有部分州（如俄亥俄州）使用 LISW（Licensed Independent Social Worker）执照来区分具备更多实务经验且可以独立执业的社会工作者。

师和执照专业心理咨询师（Licensed Professional Counselor）的稀缺有关。据统计，在美国约有三分之一的精神卫生服务由社会工作者提供。联邦及多个州的法律均有规定，持有 LCSW 执照的社会工作者可以进行精神疾病的诊断，并且可以独立开设心理咨询服务。要取得 LCSW 执照，申请者首先必须获取 LMSW 或 LBSW 执照，保证日常工作中临床工作的时长占到一定比例，且累积有两年时间接受执照临床社会工作者的督导。满足这些条件之后，申请者还需通过笔试方可取得执照，考试重点在于心理健康问题的诊断和干预。获取任何一种执照，都要求持照者每两年递交一次执照更新申请，需在申请中附上两年内完成至少 20 个继续教育学分的证明，且在 20 个学分中至少有 3 个学分来自社会工作伦理类培训。

美国并未从法律和政策上对医务社会工作的行业准入学历或执照等级作出强行规定，但基于超过百年的专业化发展积累，医疗机构均倾向于雇佣持有 LMSW 或 LCSW 执照的社会工作者，曾有医务社会工作实习经历的社会工作者会具备明显的竞争优势。当医务社会工作者所在机构的岗位要求其承担心理咨询和治疗任务时，通常 LCSW 执照的持有者更有可能被优先考虑。虽然医务社会工作者向患者提供一般性的住院协调、出院计划、支持性等服务通常不会向患者收取费用，但是当医务社会工作者开展个人、家庭或团体的心理咨询或治疗时，是可以收取费用的。由于美国政府及市场的私人医疗保险发展历史悠久，覆盖面广，通常这类服务可以由保险支付大部分费用，但保险支付的前提是服务提供者具备 LCSW 资质。在这种情况下，患者只需按固定比例或固定数额承担小部分费用即可，大大降低了医院提供服务和患者获取服务的成本，提升了服务的可及率。

三、澳大利亚医务社会工作

（一）发展简史

澳大利亚医务社会工作的发展起源深受英国影响，以从医院雇佣施赈员合理分配医疗慈善资源为起点。1930 年，澳大利亚的约翰·纽曼·莫里斯医生（Dr. John Newman Morris）在参观了美国医院以后，对经过专业培训后的医务社会工作者发挥的积极作用大为赞赏。回国以后，他便致力于推动包括医务社会工作在内的所有社会工作领域，并先后担任维多利亚施赈者学院主席和澳大利亚社会工作学院委员会（Australian Council of Schools of Social Work）主席。有历史研究认为，在整个 20 世纪 30 年代，医务社会工作几乎是整个澳大利亚社会工作范畴内唯一有实质发展的领域。1931 年，第一批澳大利亚本土的社会工作者从墨尔本医院附属维多利亚医院施赈者学院毕业，该学院通过向富有声望的医生致函、发表演讲和撰写文章的方式积极推动各大医院雇佣施赈员。基于学院的努力，加上施赈员的工作得到一些医院高层的高度赞许，各大医院希望雇佣施赈员的气氛热烈。1934 年，澳大利亚施赈员协会（Australian Association of Almoners）在墨尔本成立。澳大利亚社会保障委员会（the Committee on Social Security）也提出建议，认为施赈员的工作应该在所有全国性的健康服务中得到发展。一份 1943 年的预估报告指出，仅新南威尔士一地医院就需要约 200 名施赈员，受过专业训练的施赈员已出现供不应求的情况。施赈员行业强调该专业在个案工作和调研方面的特有优势，认为施赈员应当平等地与医疗团队沟通合作，而非被动依医疗团队的指示开展工作。这一理念为后来医务社会工作者在医院的专业地位发展奠定了基础。

　　第二次世界大战之后，多所澳大利亚高校的社会工作学院开始大力发展通才型和专才型社会工作者（其中包括一般医务社会工作者和精神科社会工作者）的培训。澳大利亚各大医院逐渐意识到，医疗团队与医务社会工作者或施赈员的整合程度将影响整个医院的服务质量，医院不同程度地呈现出对医务社会工作者人数增长的需求。甚至某些非医疗机构也开展了部分医务社会工作，并且设置医务社会工作者岗位，如某些残障人士组织和退役军人组织。但与此同时，医务社会工作者存在人员流动、流失以及经验不足等情况，以致有学者认为这一时期澳大利亚医务社会工作的发展速度实际上并不理想。一些医务社会工作领袖认为，相较当时美国的情况，澳大利亚医务社会工作在知识、技术和总体的专业成熟度上有待进一步提升，以获得更高的社会认可和专业地位。

尽管如此，医务社会工作专业的发展仍旧对各地施赈员协会造成了直接影响，导致其中一些在战后走向解散。1955 年，随着新的澳大利亚全国社会工作者协会（National Association of Social Work）成立，医务社会工作和小组社会工作、精神科社会工作、学校社会工作、社区社会工作和国际社会福利一同被列为协会的专业领域。到 20 世纪 60 年代后，几乎所有施赈员协会已经被社会工作者协会吸纳，医务社会工作培训课程被融入普遍的社会工作培训课程中，曾经的施赈员也完全认同他们自己是社会工作者队伍中的一员。

目前，医院是澳大利亚雇佣社会工作者最多的机构类型，医务社会工作通常被称为"医院社会工作"（Hospital Social Work）。一份 2008 年澳大利亚劳动局的就业统计预估，医疗和健康相关的社会工作者岗位将会在未来十年内出现 22% 的增长，其增长速度超过其他领域的社会工作岗位。到 2016 年，澳大利亚已有超过 70% 的社会工作者就职于健康和社会救助领域。尽管如此，澳大利亚曾经经历过与美国情况类似的医院结构重组，社会工作部门被撤销，社会工作者被合并入临床科室，这同样导致社会工作在医院的影响力降低。

（二）服务范围及特色

进入 21 世纪以来，社会、健康和医疗发展趋势影响着澳大利亚医务社会工作的角色。随着澳大利亚人口平均寿命的增长和医疗技术的革新，许多原先危及生命的疾病转变为慢性疾病。政府通过税收优惠手段鼓励公民在原就享受的医疗保险基础上加购私人健康保险。医疗的进步和资金来源的改变要求医院缩减治疗周期、提升医疗效率，带来了住院平均天数的缩短，但同时导致患者的急诊使用率、滞留率均有所增加，而急诊的使用往往与患者不能在社区中获取足够的健康和社会服务资源有关。为了持续降低对住院和急诊的需求，澳大利亚开始注重社区资源建设，例如设置一定的社区替代性病床，安置一部分住院人群提前出院，或者通过多学科团队协作为出院回家的患者提供电话随访和社区康复服务。在急诊中提供社会工作服务，已经成为澳大利亚医疗机构的标准化做法。

目前，基于患者的心理社会评估，并据此进行的出院计划服务是澳大利亚医院社会工作的关键，也是医务社会工作者投入主要精力的工作任务。此外，在过去二十多年间社会工作者的角色已经进一步多样化，教育、信息提供都是社会工作者的主要工作内容。同时，社会工作者干预问题的难度持续增大，有更多的患者开始从医院社会工作者那里接受更高专业性的临床服务，而这些临床服务大都围绕着协助患者和家属适应因疾病导致的社会角色和功能的改变。以皇家阿德莱德医院（Royal Adelaide Hospital）为例，该医院将社会工作和心理咨询同时列为患者和家属可以获取的协助适应服务，在介绍时并未将心理咨询和其他社会工作的服务领域作出明确区分，而是列出几种可以求助社会工作者的情况。这其中包括由于住院和治疗引起的悲伤、失控、愤怒、焦虑等负面感受；处理疾病带来的未来不确定性；担忧疾病对家人的影响；出院准备；法律和经济支持；照顾者负担；讨论生命末期议题和终止积极治疗等。社会工作者可以根据患者的需要和专业评估结果，通过适合患者个性化需求的干预方法（个案或小组）处理相应问题。澳大利亚其他医院的社会工作服务内容和方式与此颇为相似。

随着人口老龄化的趋势进一步加深，澳大利亚社会工作者反映花费在处理患者复杂经济和医疗法律问题（如指定监护人）上的时间有增长的趋势。有学者认为，相比其他发达国家的医务社会工作的发展，澳大利亚医院社会工作在出院计划方面相对承担较小的压力，这是因为其国民整体的收入水平相对较高，健康支持体系比较完善，使得出院后续的资源需求较容易得到满足。

（三）培养和执照制度

澳大利亚的医务社会工作者注册和管理与一般社会工作者一致。目前，没有任何州对社会工作者的注册提出法律要求，但

此处可以与美国医务社会工作者在出院计划方面面临的压力作对比。部分差别可能来自两国在健康保险给付政策上的差异。

是作为行业标准制定者的澳大利亚社会工作者协会（Australia Association of Social Workers）要求所有从业者必须从协会认证过的本科或研究生等级教育项目中毕业，并从 2016 年起持续倡导对社会工作者的注册进行立法，且已经向政府提交法案。作为移民政策较为开放的国家，澳大利亚社会工作者协会也同时接纳其他英语国家的社会工作专业毕业生或具备英语能力的社会工作者加入其社会工作协会，并在澳大利亚执业。医院在招聘社会工作者时，通常要求应聘者已经是社会工作者协会成员，将其作为专业能力的保障之一。

澳大利亚社会工作者协会成员需要接受持续的专业教育训练，在"反思、伦理与职业发展""技术和知识"和"专业贡献"三个模块分别取得 10 分的继续专业发展分。三个模块分值累积达到 75 分的社会工作者可以成为认证社会工作者（Accredited Social Workers），在此基础上获得精神健康相关培训超过 30 分的社会工作者可以成为认证精神健康社会工作者（Accredited Mental Health Social Workers）。

四、新加坡医务社会工作

（一）发展简史

因为同属英联邦，新加坡和澳大利亚一样，使用医院社会工作（Hospital Social Work）来指代医务社会工作。新加坡医务社会工作发展脉络的文献比较缺乏，当地总体的社会工作发展阶段记载也较为模糊。目前已知新加坡的社会工作发源于 1949 年，当时几位来自英国的施赈员在新加坡的医院内推动社会服务的本土化和专业化。在 20 世纪 50 年代初，新加坡大学开始首个社会工作者培训项目，医院聘用了首位经过专业训练的社会工作者，主要职责是在当时的社会福利部管理下处理经济援助和其他福利物资供给事务。1971 年，新加坡成立社会工作者协会（Singapore Association of Social Workers），它是至今为止全国唯一一个社会工作者代表性机构。医务社会工作分会与学校社会工作分会、家庭社会工作分会并列，属于社会工作者协会旗下的分会之一。

（二）服务范围及特色

新加坡中央医院（Singapore General Hospital）是新加坡最早设立医务社会工作部的公立医院，早在20世纪50年代社会工作作为专业学科在新加坡发展的初期就已设立该部门。目前，该部门的发展与医院发展紧密嵌合，能够做到每个临床专科至少有一位社会工作者。医务社会工作服务范围全面，包括与疾病适应相关的心理咨询、心理创伤支持、出院计划／照顾安排、经济援助、自杀评估和干预、支持小组、哀伤辅导等。其他几家有代表性的大型医院，如竹脚妇幼医院（KK Women's and Children's Hospital）和新加坡国立大学医院，也由社会工作部提供类似的服务。

医院各类支持小组内容丰富，是新加坡医务社会工作一大亮点。常见的有各类儿童慢性疾病（糖尿病、癫痫、风湿免疫类疾病等）支持小组、儿童和成人哀伤支持小组、乳腺癌患者艺术治疗小组、肿瘤患者家属支持小组、艾滋病患者支持小组、行为障碍儿童家长教育性小组等。

除了为患者提供服务外，新加坡几家大型医院的社会工作部同时具有为院内其他职工提供心理支持的职责。例如，新加坡中央医院的员工可以由他人转介，或者自主寻求社会工作部的心理咨询服务；新加坡国立大学医院社会工作部定期为员工开展朋辈支持小组，为门诊和住院病区的医护人员缓解因重大事件带来的压力，以及为医院职工在预防职业耗竭方面提供支持；竹脚妇幼医院社会工作部则设有一个专门的岗位为员工提供心理支持。当大型灾难事件发生时，新加坡各大医院社会工作部同时承担应急心理援助的协调和直接服务，也在平日向全院员工提供相应的突发事件心理应激培训。

社会工作者在精神健康范畴内的专家角色在医院内得到了普遍认可，这种认可也从社会工作者提供的心理服务可以收费中得以体现。举例来说，竹脚妇幼医院社会工作部向家庭提供关于亲子养育方面的家庭咨询便可收取费用。而从各大医院社会工作部的工作职责来看，新加坡医务社会工作者在疾病引起的心理健康问题领域被委以重任，支持面涵盖了患者、家属、专业人员和社会大众。不难

医务社会工作者为其他院内职工提供社会心理支持，在西方国家及地区并不常见。通常，出于双重关系等伦理上的考虑，这类服务由专门的员工支持部门或第三方服务提供，社会工作者也属于服务对象。

看出，新加坡医务社会工作者需要具备多样化的技能，从微观实务技能到宏观协调技能，甚至教学技能。

（三）培养和执照制度

新加坡的社会工作执照由社会工作认证和咨询委员会（Social Work Accreditation and Advisory Board）管理，分为两个等级，分别为临时注册社会工作者和注册社会工作师。临时注册社会工作者的申请者需要获取学士或研究生社会工作学位，且毕业后在新加坡全职担任社会工作职位的时间不满一年。工作满一年的社会工作毕业生可以申请注册社会工作者，但同时需满足 80 个小时的入职培训、接受工作 4 年以上注册社会工作者督导 1 000 个小时以上督导实践的要求。目前，新加坡的社会工作者认证接受新加坡国立大学、新跃大学、南洋理工大学以及其他海外高等院校的社会工作学历。约有 40% 的新加坡医务社会工作者拥有研究生学位。与其他新加坡社会工作者相同，医务社会工作者可自愿加入新加坡社会工作者协会，一经加入便自动成为下属医务社会工作者分会成员。

五、中国香港地区医务社会工作

（一）发展简史

我国香港地区的医务社会工作也称"医务社会服务"，其发展大致可按照 1991 年医疗管理局的成立划分为前后两个阶段。香港地区医务社会工作源于 1939 年开始的医务卫生署赈济服务，主要服务内容为分配救济物品及申请医疗费用减免等。自 20 世纪 60 年代末起，随着政府开始要求从业人员应接受专业社会工作训练，施赈员改名为医务社会工作员。1982 年，在《香港公务员薪俸及服务条件常务委员会第二号报告书》的建议下，医务卫生署辖下的"医务社会工作员"与社会福利署（福利署）辖下的"社会工作员"完成职系合并。合并后，所有政府医院（又称种类一医院）的医务社会服务部自此归福利署管理，医院内的社会工作员也由福利署进行统一招聘、培训以及调配，更多的公立综合性医院、专科医院、医学康复机构开始建立社会工作部；非政府团体筹建的医院（又称种类二医院）则可直接雇佣和管理社会工作者。另有一部分设于辅助医院的医务社会服务部此时仍由卫生署管理。

1991年，香港成立医院管理局（医管局），其职责为管理政府医院以及所有新创办的医院，与主要负责公共卫生的卫生署作出区分。医管局成立后，随即接管种类二医院中的医务社会服务部，并聘用直接隶属医管局的医务社会工作者，同时福利署对公立医院医务社会服务部的管理和营办职责不变。由于福利署对社会工作者有调派权力，许多福利署管理下的医务社会工作者在医院工作两三年后因被调派至不同岗位而离开医院，这遗憾地成为节省培训成本和个人累积医务社会工作实务经验的阻碍之一。

目前，经历一系列的管理精简尝试，香港地区医务社会工作服务仍由医院管理局和社会福利署共同承担。医务社会工作者并不属于医院，而是作为进驻医院的第三方为患者提供服务。目前，香港地区医务社会工作者已经遍及医院管理局管理范围内的所有医院和专科诊所，以及卫生署管辖范围内的大部分诊疗所。根据2012年的统计数据，香港共有注册医务社会工作者500余名，其中有350余名归福利署管理，余下的150余名归医管局管理。

（二）服务范围及特色

香港医院管理局2002年发布的《医务社工关怀患者》公告明确了医务社会工作者的服务宗旨为："关顾病者及家人，并协助他们解决因疾病或弱能引致的情绪及生活问题；推广全面复康治疗，协助病者重新融入社会。"香港社会福利署在2011年发布"医务社会服务介绍"中将医务社会工作者定义为在公立医院和专科诊所为患者和家属提供心理社会协助的临床小组成员，主要负责通过心理社会层面的协助，处理因疾病、创伤、残障引起的情绪、生活和社会功能问题，并倡导整个社区的健康意识。

在此服务宗旨的指导下，香港地区医务社会工作者的服务场域、服务对象和工作范畴得到明确界定。重点服务对象包括急症患者、长期及末期病患者、丧失亲友者、意外伤亡者、伤残人士、被遗弃的老弱者、被虐待的配偶及儿童等。医务社会工作者的工作被划分为六个主要范畴，分别是社会心理评估和制定福利计划、提供个人或小组形式的辅导服务、制定入院及出院计划、转介社区资源和举办教育活动、提供实际援助（如公共房屋和慈善信托基金等），以及与其他医护专业人员进行咨询及磋商。除此之外，在有需要时医务社会工作者的服务还应包括对出院患者的随访，旨在评估是否存在健全的支持系统，以利于维持患者持续的健康水平提升和健康照顾的开展。

公立医院按照每 100 张床位一名医务社会工作者的比例进行人员配置。康复社会工作也是香港医务社会工作不可缺少的组成部分，出院后的残疾人士及慢性疾病患者在社区就可以接受到健康教育、康复训练以及其他支持性服务。

（三）培养和执照制度

香港地区的高校并未在社会工作专业下特别设置医务社会工作专业，而是由对该领域感兴趣的学生自主选择医务社会工作方向的相关选修课程，并且在实习中选择相关的医务社会工作部门，从实践中获取特定技能的提升。

香港地区医务社会工作者的执照制度与其他社会工作者相同，均在社会工作者注册局进行申请注册，并按时进行续期。根据 1997 年生效的《社会工作者注册条例》，个人只有在通过注册后才可使用"社会工作者"头衔或其他相关称谓。香港地区社会工作者以学历或文凭作为注册基础，而不采取标准考试。申请者必须首先在注册局认证的高校社会工作课程项目中取得研究生、学士、副学士水平（社区大学提供的为期两年的初级学位，低于学士）。截至 2018 年 9 月，有 23 个香港本土高等院校的 62 个课程项目获得了注册局的认证，其中 8 个为研究生项目，31 个为学士项目，23 个为副学士项目。所有符合认证的项目均有约 800 个小时的实务实习作为课程的必要内容之一。香港注册局同时认可澳大利亚、加拿大、英国和美国的社会工作者注册机构认证的社会工作课程。目前，香港地区社会工作人员协会及注册局对社会工作者的继续教育不存在强制要求，只要缴纳费用即可延续注册。

六、中国台湾地区医务社会工作

（一）发展简史

1949 年，台湾省立台北医院社会服务部成立，主要负责为贫困患者和家庭提供医疗救助，开创了台湾地区医务社会工作的先河。此后数十年间，台湾各地的公立、私立以及教会医院纷纷效仿成立社会服务部。因台湾大学医学院附设医院（后文简称台大医院）精神科对于医务社会工作服务的早期探索，台湾地区早在 20 世纪 50 年代起便使用"个案"的概念在精神卫生领域为患者提供社会工作服务。到 1967 年，台湾地区医务社会工作者的队伍已经壮大，大多数省立医院均已成立社会工作部，第一门"医疗社会工作"课程也在台湾大学社会学系开设。自 20 世纪 70 年代开始，医务社会工作从大型医院向社区扩展，社区的大众门诊部以及社区心理卫生中心都相继开设了社会工作岗位。

1983 年，台湾地区成立"医务社会工作协会"，以学术界与实务界互相助力的方式推动医务社会工作者的继续教育和专业提升。自 1985 年开始，医务社会工作的开展被纳入台湾地区医院评价体系，此后新成立的各级医院多在规划时便将社会工作部纳入考量。20 世纪 80 年代后期至整个 90 年代，随着专科医院对于医务社会工作者从业资质提出要求，以及《社会工作师法》的颁布，医务社会工作的发展持续向普遍化和专业化的方向发展。

（二）服务范围及特色

台湾地区医务社会工作的基本内容与香港地区类似，包括评估、医疗费用辅助、健康教育、一般咨询服务、情绪疏导、转介、社会资源链接等方面。根据机构类型区分，台湾地区医务社会工作主要在以下四个场域中进行：大型综合性或专科医院、公共卫生机构、精神卫生机构和残障康复医疗机构。从台湾地区每五年颁布一次的"医疗保健五年计划"可以看出，明确省立医院、地区医院、社区医院之间的转诊路径，加强基层医疗单位的医疗质量和利用率是台湾地区医疗制度持续改进的方向。这样的宏观趋势也促使设

我国大陆地区也有提升基层医疗单位诊疗水平的政策，随着更多医疗问题能够在本地医疗机构和区域医疗中心得到处理，患者的流向便不只是向各大三级甲等医院汇集。这也将影响医务社会工作在各级医疗机构的服务布局，凸显了二级医院和社区医疗机构开展社会工作服务的必要性。

立"出院计划"成为医务社会工作者的工作重点，执行比重仅次于"医疗情绪适应"。一项由 20 家医院的医务社会工作者参与的研究发现，多数受访社会工作者认为全民健保实施后，他们在出院准备服务小组中开始积极地发挥专业评估和资源链接的作用，担任着为医护团队分担压力的重要任务。

现阶段台湾地区医疗机构的社会工作人员配置遵循 2011 年卫生署公告的《医疗机构设置标准》修正案，延续 2005 年开始执行的普通床位社会工作人员配置 100∶1、精神科急性床位 30∶1、日间病房 60∶1 的标准，并加入急诊病区 100∶1 的人力配置标准。目前急诊室的常规医务社会工作开展也是台湾地区医务社会工作的一大特色。随着全民健保制度带来的"住院生态"改变，急诊承受更重的压力，安抚患者情绪、缓和紧张、转院对接的需求提升，医务社会工作者开始采取与医生、护士类似的倒班方式参与急诊服务，而不仅限于过往的转介后介入。这项改变响应了 1986 年台湾地区卫生署的第一期"医疗保健五年计划"中对于社会工作者参与急诊医疗的明文规定。因此，部分急诊社会工作服务内容与美国有较大重叠，可参考"美国医务社会工作"段落，在此不作赘述。

（三）培养和执照制度

从 1997 年开始，台湾地区通过《社会工作师法》对社会工作从业者开始有专业执照的要求，2008 年，在此基础上进一步修订，发展了专科社会工作者制度，这也是台湾地区社会工作管理方式的一大特色。《社会工作师法》中具体的条款明文规定"领有社会工作师证书，并完成相关专科社会工作师训练者，均得参加各专科社会工作师之甄审"，其中，医务社会工作被列为专科之一，与"心理卫生""儿童、少年、妇女及家庭""老人"和"身心障碍"等科目并列。台湾地区的审核办法要求十分具体，分为出示文件证明和考试两部分。与其他专科的申请办法一致，医务专科的申请者需有文件证明 5 年以上在医务社会工作领域的执业经验，同时满足连续 6 个月或者累计 150 个小时的专科督导训练要求，以及 5 年内累计 100 个小时的继续教育时数要求。通过以上文件审核以后，申请者还需以笔试及口试的方式通过

"专科社会工作通论"和"进阶社会工作实务"的考试。严格的审核制度将获取专科执照的人数控制在一个较小的数字，2014 年初次甄选中共有 78 位社会工作者成为首批医务专科社工师。

台湾地区医务社会工作近数十年的专业化可以从实务工作者的教育层级上得到体现。从 20 世纪 80 年代初仅有约三分之一社会工作者拥有大学以上学历，到 90 年代发展到约 76% 的从业人员有大学以上学历。

综上所述，表 8-1 对不同国家及地区间医务社会工作的发展进行了对比。

表 8-1　不同国家及地区间医务社会工作发展对比

	起源发展	服务内容	培养方式	执照制度
英国	1895，起源于施赈员，提供慈善救助；20 世纪 40 年代，施赈员行业协会转型为医务社会工作者协会；20 世纪 70 年代，医务社会工作者协会合并入大不列颠社会工作者协会	进行患者和家庭的社会心理评估；提供咨询服务及资金和物质援助；制定康复计划；开展社区健康活动	同一般社会工作者	需有本科或硕士社会工作学位，执照注册和继续教育要求同一般社会工作者
美国	1905，麻省总医院成立首个医院内的社会服务部，该模式被大量复制；1918，美国医院社会工作人员协会成立；20 世纪 60 年代，各医务社会工作行业协会推进医务社会工作标准化	适应"管理式医疗"，专科化程度强，配备急诊服务，重视迅速精准的需求评估和出院计划	部分高校开设医务社会工作相关体系课程，鼓励实习阶段进入医疗机构	注册规定同一般社会工作者，需有本科或硕士社会工作学位；医疗机构倾向雇佣具有 LMSW 或 LCSW 执照的社会工作者
澳大利亚	沿袭英国传统，以医院雇佣施赈员起步，20 世纪 30 年代至二战后，医务社会工作者逐步替代施赈员；1955，医务社会工作被列为澳大利亚全国社会工作者协会专科领域	处理疾病相关的情绪困扰、照顾负担、医疗决策、经济/法律支持；重视出院计划，覆盖急诊服务	同一般社会工作者	注册与管理同一般社会工作者要求，需有本科或硕士社会工作学位，医院通常要求社会工作者加入社会工作者协会

（续表）

	起源发展	服务内容	培养方式	执照制度
新加坡	1949，英国施赈员推动医院社会服务本土化、正式化；20世纪50年代，医院聘用首位经过专业受训的社会工作者；1971，新加坡社会工作者协会成立，下设医务社会工作分会	提供疾病适应心理咨询、出院计划/照顾安排、经济援助、自杀干预、哀伤辅导；各类患者或家属支持和教育性小组；其他院内职工的心理支持服务	同一般社会工作者	注册与管理同一般社会工作者的要求，需有本科或硕士社会工作学位，加入新加坡社会工作者协会后自动成为医务社会工作者分会成员
香港地区	1939，起源于医务卫生署施赈员服务；20世纪60年代，施赈员转型为医务社会工作者；1982，福利署接管大部分原由医务卫生署管理的医院内社会工作者；1991，医院管理局成立，负责非政府筹建医院内的社会工作者管理，福利署负责公立医院社会工作者管理，该分工延续至今	开展社会心理评估、制定福利计划、小组或个人辅导、制定入院及离院计划、转介社区资源、提供实际援助、出院随访	开设医务社会工作方向选修课程，学生实习阶段可选择医疗机构	注册与管理同一般社会工作者要求，需有研究生、学士、副学士学位；无继续教育强制性要求
台湾地区	1949，台北医院社会服务部成立，推动各省立医院陆续成立社会工作部；20世纪70年代，社区门诊部及心理卫生中心开设社会工作者岗位；20世纪80年代，医务社会工作协会成立，医务社会工作者纳入医院评价体系；20世纪80—90年代，医务社会工作发展随《社会工作师法》颁布进一步普遍化、专业化	提供医疗费用辅助、健康教育、一般咨询服务、情绪疏导、转介、社会资源链接；出院计划占据重要地位；配备急诊区社会工作者	同一般社会工作者	获取社会工作师证书后，具备5年以上医务社会工作领域执业经验、有连续6个月或150个小时的专科督导、获取100个小时继续教育时数，且通过医务社会工作专科笔试和实务，可获取"医务专科社工师"执照

七、境外经验对发展本土医务社会工作的意义

　　纵观其他国家及地区具有代表性的医务社会工作发展模式和服务特色，可以发现许多令人惊喜的相似之处，也可以看到各地未来医疗体系和制度发展趋势中的共性。当人口寿命的增长和医疗技术发展成为全球趋势时，人们生活质量的提升愈加依赖医疗健康体系能够全面而高效地应对相关的健康问题。如何合理分配有限的资源，拓展健康服务的内涵和覆盖面，满足不同层次人群的需求，成为各国医疗体系共同探索的议题。从各地的经验中可以发现，缩短住院时间、减少不必要的急诊使用、严格控制医疗服务开支和开发基层健康资源是这些宏观发展趋势下的具体改变目标。为此，医务社会工作者在医疗团队中发挥的评估、反馈、协调、资源链接的作用逐步得到重视，也促使医务社会工作者不断探索如何在强调效率和效益的医疗体系中为患者和家庭赋能。

　　这些宏观背景和具体做法上的相似恰恰说明，不同地区的人们和社会对于人类的健康福祉存在超越文化和地域隔阂的共同愿景，而医务社会工作在全球范围内的推广和深化回应了这样的期待，我国大陆地区的医务社会工作发展也是如此。正如卫生部人事司在 2007 年发布的《中国医院社会工作制度建设现状与政策开发研究报告》（简称《报告》）上所总结的，"专业社会工作者进入医疗卫生系统的深层次原因是生物医学模式向生物-心理-社会医学模式的改变，其动因是客观、现实和普遍的，不是外在和引进的"。正因如此，我国医务社会工作的实践应当大胆借鉴境外国家及地区医务社会工作专业发展的原则，同时尊重我国社会经济发展阶段对医疗领域产生的实际影响，而非一味套用其他国家及地区的服务路径和模式，使医务社会工作的实践在借鉴和反思的基础上，超越现实的困境，落到实处，特别是在专业化发展和建立服务链接方面突破现有的局限。

　　2007 年《报告》是卫生部承担的中组部"加强社会工作人才队伍建设问题研究"部委调查研究方案中卫生系统"社会工作和社会工作人才队伍建设现状调查和岗位设置政策研究"的最终报告。主要目的是全面、系统了解全国卫生系统社会工作与医务社会工作人才队伍建设和岗位设置现实状况、面临的主要问题与发展障碍。

（一）坚守专业化发展

几乎在所有国家及地区，医务社会工作的发展一直对整个社会工作行业起到引领作用。这并不是出于巧合，而是因为一系列的个人和社会问题最容易在医疗这个特殊的场域内集中凸显。而个人健康和社会问题之间的关联，也最先在医疗场域中被关注到。作为一个与医学密切关联的学科，医务社会工作对专业化的持续追求是必然的趋势。我国的医务社会工作专业化可从以下两个主要方面进行改善，分别是与志愿服务相区分和培训体系优化。

目前，我国的医务社工发展仍存在志愿者和社会工作者角色区分不明的情况。许多医院的管理者以及医护人员并不明确社会工作者在医院内的主要作用，容易将社会工作者等同于志愿者或者是志愿活动组织者。借助社会志愿者的力量，在医疗场所中开展有助于患者的志愿服务，如导医、病房活动等，的确能够为患者营造更具人文关怀的就医环境；但是，志愿者的服务内容和深度受到许多客观因素的限制，如志愿者的非医疗相关专业背景、院外人员的身份、有限的精力投入，以及难以控制的人员流动等。虽然社会工作的专业训练使得社会工作者具备相应的组织策划和协调能力，十分有助于志愿者管理和志愿活动的落实，但医务社会工作者的角色绝不仅限于此。在有限的精力和时间内，如何使用专业理论和技术为患者提供有效的服务，是医务社会工作者关注的重点。

不可否认的是，就目前我国的医务社会工作发展阶段而言，受现实环境的制约，大多数的医疗机构只能将医务社会工作服务侧重在慈善救助、公益活动和志愿者活动方面。这些是基于目前发展阶段可以理解的现实情况，但未来专业性的医务社会工作服务需要超越这些限制，使得医务社会工作者成为患者的倾听者、咨询者、支持者、协调者、赋权者，成为其他医务专业人士和志愿者无法替代的重要角色。

从其他国家和地区的医务社会工作者培养模式中可以看出，

医务社会工作者的训练重点在于扎实的普遍性社会工作技能培养，而非医学知识的学习。有些国家在某些发展阶段，医务社会工作拥有独特的训练体系和专业协会，但这些并没有代替普遍的社会工作训练模式和社会工作协会。对于医务社会工作者而言，对医院场域的了解、对医疗体系的熟悉、对医学知识有筛选性的学习，应该立足于扎实的社会工作价值观、伦理、理论和技术的训练基础之上，从而产生对自身在医疗场域中所扮演角色以及所需专业能力的精确理解。这些最终都应该被用来打造更加以患者为中心、覆盖疾病全程的社会工作服务细节。

首先，我国的医务社会工作者培养可以借鉴和努力的方向不需要脱离普遍的社会工作培养方式，而是可以通过提升高校社会工作专业的总体教育质量，加强社会工作从业者理论应用于实践的能力。目前我国对医务社会工作乃至普遍社会工作专业学生的培养思路，仍然存在重学术、重研究的倾向。例如，某些高校两年制社会工作硕士学位要求学生在完成 5 门专业基础课、5 门专业选修课、800 个小时实习的前提下，还要完成 2 万字的毕业论文。相比之下，多数美国社会工作学院同时开设微观临床和宏观方向课程，必修课和选修课的数量更多，允许学生在更大的空间内根据自己的职业兴趣选择发展路径，毕业论文则不是硬性要求。选择临床方向学生的毕业要求中通常不设论文，学生只要在临床实习中证明自己具备胜任社会工作者临床工作的各项核心能力，且所有课程达到一定绩点就可获得学位。宏观方向的学生除了实习外，可以在毕业论文或项目报告中选择一项完成，同样也是为了证明自己具有未来工作所需的研究、计划、分析和执行能力。这样的安排有利于学生按照自己的未来规划在学习期间集中精力锻炼所需的技能。

毫无疑问，美国的教学模式对社会工作专业教师的要求与国内也有所不同。许多教授临床技术课程的教师并不具备博士学位，但通常拥有近十年的实践经验，他们能够把书本上的专业理论、工作模式、伦理议题与实践中的真实场景和挑战相关联，也能更好地理解和回应学生在学习阶段的困惑，有效地将课堂教学与实际工作紧密相连。

其次，医务社会工作机构为高校实习生和一线社会工作者提供的专业督导力量需要加强。一般情况下，在社会工作发展较成熟的国家，社会工作实习生的机构督导必须从社会工作专业毕业，拥有至少两年相关工作经验，且学历至少与目前所督导学生将要取得的学历同等，以确保督导已经熟练掌握了该级别社会工作者所需的专业技能，可以为学生提供一个更全面、更深入看待问题的视野。目前在国内，包括医务社会工作在内的许多社会工作服务领域尚处于发展的初级阶段，机构内的专业人士不一定具备社会工作学历，导致督导侧重于任务的完成，而在社会工作知识技能、价值观引导和专业伦理抉择方面有所欠缺。在这个问题上，除了积极鼓励社会工作专业毕业的一线社会工作者成为实习生督导以外，也许美国某些高校的做法同样值得参考。当实习生所在机构没有符合督导资质的工作人员时，学生日常工作的开展可向机构内的直接上级汇报；学校则会为该学生另外配备一位机构外督导，该督导虽然不在机构内工作，但熟悉学生的实习性质和实习机构，可以定期从专业角度提供更多指导。一线医务社会工作者，尤其是临床社会工作者，长期在高任务压力和高情感负荷的医疗场域中工作，即使已经拥有一定的工作经验，同样需要督导支持。据此，国内的督导力量更加缺乏，广东省在聘用香港督导的同时积极培养本土督导的做法可以借鉴，定期的同辈督导也是帮助医务社会工作者成长的可行方法之一。

前文提到一些美国医院为节省管理成本，撤销了医院内包括社会工作部在内的医疗辅助部门，而是将其中的专业人员（如社会工作者、营养师、康复师等）直接归入相应临床科室。但是目前就我国医务社会工作的发展阶段而言，成立社会工作部仍然有其必要性，一个独立部门能够在医院内起到的专业推广、资源调动作用是社会工作者个人难以完成的，这样做有利于医务社会工作在医疗体系中建立起专业管辖权。对于每个社会工作者来说，归属同一个部门则更有利于日常相互支持和督导工作的开展。

（二）建立服务网络

目前，我国许多地区的医务社会工作开展还局限于三级医院，但三级医院和其中的医务社会工作只是医疗健康这个庞大生态系统的一部分，其运作被整个系统影响，也影响着整个系统。其他国家和地区的医疗健康系统越来越注重预防和基础医疗，通过对相关项目的资金投入，将非急重性的疾病诊治和管理分流回社区，以减轻对于大型医院住院服务的依赖。这也可以解释为什么国外医务社会工作者的日常工作中出院计划通常占较大比例。由此可以推断，如果社区不具备充足和高质量的医疗资源来强化后续康复服务，医院社会工作者很难及时为可以出院的患者提供合适的安置，社会心理服务更是会出现断裂。这种情况下，出院后患者的疾病管理质量不佳，再次入院或者被收入急诊的比例会升高，造成医疗资源的浪费。从其他国家和地区的经验可以看到，能力较强的社区医疗机构会成为医务社会工作的重要工作场所，例如社区诊所、康复中心、透析中心、安宁疗护中心等均设有社会工作岗位。这些机构的医务社会工作者与医院社会工作者相互配合，在转介过程中直接对接，确保患者的需求持续得到重视。拓展二级医院和一级社区卫生中心的医务社会工作服务，使之与三级医院的医务社会工作服务既有区分又有联结，帮助患者不论在疾病哪个阶段都可以获得"以患者为中心"的关怀与服务，成为我国医务社会工作的发展目标之一。

同时，医务社会工作还是全面社会服务中的一环，它除了明确承担在医疗场域中为患者争取最大福祉的责任以外，同时关注如何帮助患者顺利地逐步"脱离"医疗场域，也希望满足患者其他未能在医疗场域中得到满足却与全人健康息息相关的需求。比如，如何安置患者降低其再次入院或急诊的风险？患者需要什么样的社区服务才能实现居家康复？家庭需要什么样的基本福利保障才能更好地对患者进行照顾？患者需要什么样的支持才能更好地回归他的工作或学业？不难发现，医务社会工作者的服务因工作场所和时间的差异而不同，服务延续性和有效性依赖于有效的资源供给。培养医务社会工作者的服务链接意识及能力固然是提升干预有效性的重要措施，但这不能仅靠医务社会工作者个人努力来完成，更应依赖于所有中国社会工作者以及政策制定者对健全社会服务网络持续探索和推进。

本章小结

医务社会工作旨在回应患者和家庭因健康议题而产生的社会心理需求，而这一专业服务也被各个国家及地区在历史进程中不断衍变的社会、经济、文化因素所塑造，在不同情境中呈现出丰富的样貌。在"境外医务社会工作的经验"这个庞大的主题下，本章仅能够粗浅地介绍英国、美国、澳大利亚、新加坡，以及中国香港地区和中国台湾地区的医务社会工作发展情况，从发展简史、服务范围及特色、培养和执照制度三方面展开分析。在梳理过程中不难发现，各地的医务社会工作多起源于对贫困患者的经济救助，却不止于此。医务社会工作尝试嵌入包括急诊在内的临床科室，更精准地定位患者需求。医务社会工作也不断拓宽关注的视野，服务范畴涉及患者和家庭的社会心理评估、与疾病适应相关的咨询、社区资源链接等，甚至承担起部分医务人员心理支持的工作。作为医疗卫生体系中的一部分，医务社会工作的普遍化和专科化发展有时也受到宏观环境的制约。例如，美国"管理式医疗"下的医疗保险支付体系对提升医疗效率、缩减住院天数提出了高要求，使得医务社会工作者的工作重点大幅转向出院计划。从境外各国及地区在医务社会工作者的培养和管理中可以看出，医务社会工作者与一般的社会工作者在培养和管理方面并无本质差别。境外医务社会工作的经验也为国内医务社会工作发展带来了启示：医务社会工作者需坚守社会工作基本价值观，夯实社会工作通用实践技能，紧密结合医疗情境，增强专业的不可替代性；医务社会工作者也需放眼所处机构之外更为宏观的医疗乃至社会生态系统，倡导推动健康相关的各类社会工作服务的建立，只有建立起完善的社会服务网络，才能更好地回应患者的全人健康需求。

思考题

1. 本章提到的各国家及地区的医务社会工作发展存在哪些异同？

2. 在美国、英国等国家，社会工作者在"管理式医疗"中扮演的角色，以及其工作内容中对"出院计划"的侧重，可能为社会工作者带来怎样的伦理挑战？

3. 社会工作者如何从系统和个体层面上作出努力，以尽可能平衡伦理挑战？

4. 你是否认同本章第 7 节中提到的几点境外经验对发展本土医务社会工作的意义？为什么？

5. 结合目前自身的社会工作专业发展阶段和所在工作／学习场域，谈谈本章带给你哪些专业启发？

推荐阅读

莫藜藜：《医疗福利》，亚太图书出版社 2002 年版。

莫藜藜：《医务社会工作》，桂冠图书股份有限公司 2002 年版。

温信学：《医务社会工作》，洪叶文化事业有限公司 2011 年版。

C. Aspalter, *Social Work in East Asia*, New York: Routledge, 2016.

R. J. Lawrence, *Professional Social Work in Australia*, Australian: ANU eView, 2016.

主要参考文献

杜丽娜：《我国港台地区医务社会工作比较与启示》，《中国医院》2016 年第 8 期。

蒋昆生、戚学森：《中国社会工作发展报告（2009—2010）》，社会科学文献出版社 2010 年版。

雷杰、蔡天：《国家、社会与市场的交织：英国社会工作专业化发展回顾》，《社会工作》2019 年第 4 期。

李云裳：《台湾地区医务社会工作之发展》，《社区发展季刊》2005 年（总）第 109 期。

刘继同：《国内外医院社会工作的研究进展与发展趋势》，《中国医院》2008 年第 5 期。

莫藜藜：《医疗福利》，亚太图书出版社 2002 年版。

莫藜藜：《医务社会工作》，桂冠图书股份有限公司 2002 年版。

吴亦明：《香港社会工作及其运行机制》，《社会学研究》2002 年第 1 期。

卫生部人事司：《中国医院社会工作制度建设现状与政策开发研究报告（摘要)》，《中国医院管理》2007 年第 11 期。

温信学：《医务社会工作》，洪叶文化事业有限公司 2011 年版。

郑永强：《英国社会工作》，中国社会出版社 2009 年版。

朱祥磊：《社工督导设计亟须体现"本土管理特性"》，《中国社会工作》2012 年第 30 期。

周永新、陈沃聪：《社会工作新论》，商务印书馆（香港）2013 年版。

C. Aspalter, *Social Work in East Asia*, New York: Routledge, 2016.

H. M. Cleak, M. Turczynski, "Hospital Social Work in Australia: Emerging Trends or More of the Same?", *Social Work in Health Care*, Vol. 53, No. 3, 2014, pp. 199–213.

S. Gehlert, T. A. Browne, *Handbook of Health Social Work*, New York: John Wiley & Sons, Inc, 2019.

G. C. Gosling, "Gender, Money and Professional Identity: Medical Social Work and the Coming of the British National Health Service", *Women's History Review*, Vol. 27, No. 2, 2018, pp. 310–328.

R. G. Judd, S. Sheffield, "Hospital Social Work: Contemporary Roles and Professional Activities", *Social Work in Health Care*, Vol. 49, No. 9, 2010, pp. 856–871.

R. J. Lawrence, *Professional Social Work in Australia*, Australian: ANU eView, 2016.

第九章

大陆地区医务社会工作发展历程

案例：小王医生今年刚刚入职上海某三甲儿童专科医院。最近两天，他发现小元妈妈自从知道自己的女儿（小元）被诊断为骨肉瘤，除了化疗还有截肢的风险后，一直情绪低落、神思恍惚，有时候对医生的问话也不回答，这让小王医生十分苦恼。小王医生想起入职培训时，听说医院的社会工作部提供社会心理服务，有需要的患者家庭可以转介社会工作者服务，于是小王医生尝试联系社会工作部，向社会工作者小林说明了小元和她妈妈的基本情况与问题。小王医生发现社会工作者干预后，小元妈妈的情绪有了明显改善，跟医护团队的沟通合作也更好了。

由此小王医生对医务社会工作多了些好奇，经过一番了解之后，小王医生发现原来中国医务社会工作早有发展，现在上海几乎每家三级医院都有医务社会工作者，而且近年来越来越多社会工作专业硕士毕业的学生愿意到医院工作。令小王医生感到高兴的是，他以后工作中如果遇到患儿家庭有社会心理问题，比如家庭贫困无法支付医疗费、患儿害怕打针吃药、患儿家长无法接受孩子患恶性肿瘤等，都可以找医务社会工作者协助解决。同时，医院里还有儿童安全周、儿童健康节等一系列面向大众和普通儿童的健康倡导公益项目。

无论是全球还是中国，医务社会工作的发展都是医学模式和健康观念转变后的必然结果。大陆医务社会工作的发展回应了广大人民健康照顾的需求，同时，为推进健康中国建设作出了积极的贡献。近年来，在国家政策的推动下，以及不同地区医疗卫生机构和社会工作机构的实践探索中，大陆医务社会工作取得蓬勃发展。本章回顾大陆医务社会工作的发展历程，归纳不同地区医务社会工作的发展模式，总结发展进程中大陆医务社会工作实践所积累的经验，分析面临的挑战。

一、医务社会工作的发展历程

（一）萌芽起步阶段（1921—1949 年）

医务社会工作最初起源于 16 世纪的英国，当时的"施赈者"在医院救济贫困患者。中国的医务社会工作始于 20 世纪 20 年代。1921 年，北京协和医院设立社会服务部被认为是大陆医务社会工作的发端，自此大陆医务社会工作的发展经历了百余年的历史。

在北京协和医院社会服务部的影响下，至 20 世纪 40 年代，我国诸多公立或私立医院均设有社会服务部，如雅礼医院（现中南大学湘雅医院）、济南齐鲁大学医学院附设医院（现山东大学齐鲁医院）、金陵大学鼓楼医院（现南京鼓楼医院）、广慈医院（现上海交通大学医学院附属瑞金医院）、上海仁济医院（现上海交通大学医学院附属仁济医院）、中国红十字会第一医院（现复旦大学华山医院）、重庆仁济医院（现重庆市第五人民医院）、南京中央医院（现中国人民解放军东部战区医院）、北平精神病疗养院（现安定医院）等都先后设立了社会服务部，开展医疗救助和"社会治疗（social treatment）"，促进患者恢复社会功能，加强患者和医师之间的沟通，提供综合性的医务社会工作服务。医务社会工作的诞生意味着医护人员逐渐意识到患者的疾病与健康问题不单纯是生理问题，也受到社会心理因素的影响。同时，患者及其家庭的社会、心理需求无法通过单纯的医学和护理学方法得到满足，社会工作者成为处理患者疾病或健康问题的医疗团队成员之一。

现有资料显示，北京协和医院是大陆医务社会工作萌芽阶段的先行者和传播者，其建立的社会工作服务框架成为当时我国医务社会工作服务的典范。北京协和医院在洛克菲勒基金会的支持下高标准建院，创建之初就志在建成"亚洲最好的医学中心"。当时，美国医院内的医务社会工作已经得到快速发展，受此影响，北京协和医院建院后也设立社会服务部。为保持社会工作的独立性和专业性，社会服务部独立设置，并且在之后的发展过程中始终强调独立性和专业性，这可以从其所建立的部门组织框架和提供的社会工作服务内容中得到印证。

在部门组织框架方面。北京协和医院社会服务部由院长办公室直属管辖，与医院其他职能部门和临床科室平行，是完全独立的部门。社会服务部有完整的部门架构，管理层次清晰、分工明确，设有部门主任、副主任、监督员、高级社会工作人员、初级社会工作人员、学员、书记等岗位，并且对不同岗位的工作人员有明确的职责和能力要求。随着社会服务部的发展，医院开始按科室分配社会工作者，最高峰时相关病区均设有 1—2 名社会工作者开展工作，这些社会工作者多数具有社会学或社会工作专业背景，其中部分毕业于海外高校，最多的时候北京协和医院全院共有 30 多名社会工作者。社会服务部要求社会工作者掌握社会学、医学、心理学方面的知识，定期召开例会进行经验交流、业务学习。医务社会工作者也有相对明确的晋升途径和工作待遇。由于对社会工作专业性和专业地位的坚持，社会工作者的待遇逐步提高，具有相当于医生或其他生化、心理学专家的地位。可见，当时北京协和医院社会服务部在组织架构、岗位职责和人事编制等方面已经相当完善。

在服务内容方面，北京协和医院的首位社会工作者浦爱德女士，系哥伦比亚大学社会工作硕士专业毕业，曾在麻省总医院医务社会工作部学习一年，之后结合自己的社会工作知识、在美国的实务经验，以及中国国情开展了符合中国情境的医务社会工作，并形成了自己的工作理念。一是以个案社会工作方法为主，以病人为中心。先要了解患者个人、家庭和社区的情况，了解患者对疾病的观念和担忧，然后，为患者制定适当的计划，寻找恰当的资源。二是运用非正式资源和正式资源，共同解决患者的社会问题。她强调中国传统社会中家庭、宗族等非正式社会资源的重要意义，既挖掘患者的非正式社会资源应对疾病，也运用基金会、社会机构等正式资源为患者提供服务，解决其社会问题。同时，她更关注精神、情感层面救助的重要性和必要性，也更多地关注到社会弱势群体，认为社会工作的职责就是协助弱势群体恢复社会功能。在浦爱德的影响下，北京协和医院社会服务部的主要服务内容包括患者医疗救助（经济救助和实物支持）；促进患者和医生沟通，一方面向患者解释病情和治疗方法，另一方面向医生提供患者心理社会背景情况，与医护人员共同合作、促进诊疗；对出院患者进行随访，了解患者病情变化及康复情况，寻求各类社会资源，为患者康复和恢复社会功能提供支持。资料显示，当时诸多医院因受北京协和医院的影响，所开展的社会工作服务均与之较为相似。即使在今天看来，当年北京协和医院社会服务部的工作理念和内容依然对目前社会工作服务的开展有着重要的借鉴价值和意义。

在专业发展方面，北京协和医院医务社会工作的发展引领了当时大陆医务社会工作的发展。一方面，北京协和医院努力培养自己的社会工作人员，通过"师傅带徒弟"的方式，挑选合适的人员进行培训，经过三年的培养，使之成为能独立开展工作的医务社会工作者；另一方面，北京协和医院社会服务部通过实习带教等方式向其他医疗机构输出社会工作者，为其他机构培养医务社会工作者，建立社会工作服务框架。有资料显示，济南齐鲁大学医学院附设医院、南京鼓楼医院、上海红十会医院、南京中央医院、上海仁济医

浦爱德（Ida Pruitt）：1888—1985，出生于山东省黄县（即今天的山东省龙口市），创立北京协和医院社会工作部，是中国和亚太地区医务社会工作的开拓者。她接受过美国哥伦比亚大学社会工作专业硕士的学习和麻省总医院的医务社会工作训练，同时，理解中国文化，开展社会工作服务。曾与老舍共同翻译《四世同堂》。

院、重庆仁济医院等医院的社会服务部都曾以聘请督导员或派人员到北京协和医院社会服务部实习的方式获得指导和支持。可见，北京协和医院医务社会工作的发展带动了当时大陆医务社会工作的发展，服务覆盖私立医院、公立医院、精神科医院等不同类型的医院。并且，当时的医务社会工作服务呈现出关注服务对象社会性需求、服务内容以慈善救助为主、服务方式以个案社会工作为主的特点。

随着医院社会工作服务的发展，医务社会工作相关著作也不断发表。1944年，宋思明与邹玉阶合著的《医院社会工作》成为我国第一部有据可考的医务社会工作教材。宋思明的《精神病院社会工作》成为我国精神健康社会工作的第一部教材。这一时期，医务社会工作者从西方翻译和介绍了一些相关著作或最新的研究论文，也有学者开始思考医务社会工作本土化的问题。

由此可见，北京协和医院医务社会工作的建立和发展标志着医务社会工作在大陆的萌芽，也为大陆医务社会工作的制度建设和人才队伍建设奠定了基础，推动了当时大陆医务社会工作在全国范围内的发展。

（二）隐匿停滞阶段（1950—1978年）

新中国诞生之后，进行社会主义改造，并逐步建立计划经济体制。一方面，在医疗卫生领域政府几乎承担了所有角色，对疾病的认知也更多停留在生理疾病层面，各大医院的社会工作部随之撤销；另一方面，20世纪50年代，国家对高等院校院系进行调整，社会学和社会工作专业被撤销，社会工作教育随之中断，直到1979年，作为社会工作理论基础的社会学课程及相应的机构才得以恢复和重建。所以，从1950年到1979年，医务社会工作服务在大陆一度中断。

虽然如此，这个阶段我国还是在医疗卫生方面做了大量工作。新中国成立初期，我国明确医疗卫生事业的社会福利性质，医疗卫生工作的目标在于推动卫生事业发展，保障广大人民群众健康。尤其在当时通过爱国卫生运动改善环境、促进个人健康行为，在消除传染性疾病和疾病预防方面作出重大贡献。同时，我国开始建立覆盖全面的医疗保障体系，并且在疾病预防、妇女保健、儿童保健、健康教育等方面作出努力，极大地改善了当时的全民健康状况。所以，这个阶段我国医疗卫生领域虽然没有名义上的医务社会工作，但相当一部分医疗卫生工作属于医务社会工作的范畴。虽然这些与医务社会工作专业还存在一定差异，但在医院内仍有一些部门承担了部分社会工作部的功能和角色。因此，改革开放后，医务社会工作并非从头开始，其主要是完成制度的"重建"和专业服务的"恢复"工作。

（三）恢复重建阶段（1979—1999 年）

改革开放后，社会学、社会工作学科教育逐步得到恢复重建。1987 年，马甸会议明确了社会工作专业发展的必要性，确立了社会工作专业的学科地位，标志着我国社会工作学科的恢复和重建。随着社会工作学科的恢复，其所培养的学生在 20 世纪 80 年代开始进入医务领域进行实习，医务社会工作的教育和研究在这一阶段得到发展。90 年代，大陆社会工作教育进入相对快速发展的阶段，但教育界与实务界交流甚少。在这一阶段，医务社会工作的发展一方面依托社会工作教育的恢复和发展；另一方面依托部分医院对患者社会-心理问题的关注，开始实务探索。总体上来说，大陆社会工作教育的发展优先于社会工作实务的发展，医务社会工作是实务领域中起步较早的领域。

北京地区是改革开放后在医务社会工作实务领域较先开始探索的地区，积累了宝贵的经验。北京安定医院的心理学家陈学诗教授意识到患者社会性因素对疾病治疗和康复的影响，提出医院聘用社会工作者的想法，并在 1989 年、1990 年、1992 年引进了 3 届北京大学社会学系的毕业生入职医院，运用社会工作理念和个案、小组、社区社会工作的专业方法帮助患者康复。1989 年，中国康复研究中心社会康复科也借鉴国外康复理念，运用社会工作理论和方法为患者开展社会康复服务，服务内容包括工伤认定和处理、交通事故及其他意外伤害的赔偿建议、社区及居室的无障碍环境设计与改造、婚姻家庭关系调适，并与职业康复专业人员配合为患者提供康复器材及残疾人用品用具的配备，职业康复的咨询、评估与培

> 社会工作教育的恢复，为我国医务社会工作实务探索提供了专业知识和技能，以及专业人才的保障。

训，以及家庭与社区康复指导等。之后，北京市也有部分医院提出"以病人为中心"的服务宗旨，为病人提供导诊、解答医保问题、了解患者需求等方面的服务。改革开放后，北京地区的部分医院意识到了患者的社会-心理需求，并且从高校引进社会工作背景的专业人员开展医务社会工作相关服务，北京成为当时全国最早开始探索医务社会工作服务嵌入医疗服务的地区。与此同时，在社会工作教育界，医学社会学的相关研究和论文开始介绍医务社会工作，但未能得到持续发展。进入 20 世纪 90 年代以后，社会工作教育研究虽然有所发展，但内地医务社会工作研究基本上处于休眠状态。所以，改革开放后，虽然医务社会工作进入恢复重建阶段，但并未形成规模和特色，只是部分地区医院、高校的尝试和探索。

（四）自觉发展阶段（2000—2008 年）

在我国医务社会工作发展历程中，专业价值感和使命感一直驱动着医务社会工作者为社会弱势群体的健康平等和健康需求而不断努力。从零星的几家医院成立社会工作部，到今天发展为医疗卫生机构的制度性安排。

从 2000 年开始到 2008 年，"新医改"明确要求发展医务社会工作，我国部分地区的医院开始主动探索医务社会工作服务。有学者认为进入 20 世纪 90 年代后，市场经济体制改革与市场竞争机制带来的社会问题日趋增多，在医疗领域医患矛盾也日渐突出。2000 年后，中国医药卫生体制改革的方向是公立医院筹资和医疗服务回归"公益性"，提高医疗服务质量，以病人为中心，构建和谐医患关系，这为医务社会工作发展营造了适宜的环境。

上海地区在这一阶段成为大陆医务社会工作的先行者。1999 年，浦东新区社会工作协会成立了医务社会工作专业委员会，成为大陆第一个医务社会工作专业委员会。2000 年，在浦东新区政府主导和大力推动下，东方医院和梅园街道医院等 10 家医疗机构率先建立社会工作服务站，由临床医护人员和管理部门承担医务社会工作者的角色，上海地区开始探索医务社会工作服务嵌入医疗卫生机构的本土实践。

2000 年，东方医院成为当时最早独立成立社会工作部的医院。社会工作部提供患者及其家属心理-社会层面的服务，开展患者群体的小组社会工作，链接社会资源，提供出院转介服务等。同时，在医院内组织开展志愿服务，其服务得到了患者和医院的支持。当时，由于从业人员不具备社会工作专业背景和职业资格，为弥补专业人员不足，东方医院派遣社会工作部人员赴香港观摩和学习，这一探索为医务社会工作在内地的发展作出了有益的尝试。2004年，上海儿童医学中心成立社会工作部，部门主任由社会工作专业硕士担任，聘用社会工作专业毕业生担任医务社会工作者，成为大陆最早建立符合国际标准的社会工作部的医院，以及最早设立临床社会工作者岗位的社会工作部。社会工作部临床服务聚焦患者及其家庭社会心理层面的需求，以患者家庭为中心，一方面探索与国际接轨的社会工作服务，另一方面尝试开展适应中国国情的医务社会工作服务，推动医务社会工作在大陆的专业化、本土化。此后，有多家医院相继成立社会工作部或开展社会工作服务，医务社会工作服务逐步成为医疗卫生服务中的重要组成部分，为促进患者及其家庭应对和适应疾病过程，保持和恢复社会功能提供专业服务。直到"新医改"方案出台前，上海地区的医务社会工作调研结果显示，当时上海仅有5家医院设立社会工作岗位和部门，面临发展规模小、速度慢，以及从业人才少、社会认知程度不高的发展困境和挑战。但是，医院自身有发展医务社会工作的意愿，这成为推动医务社会工作发展的重要因素，在大陆其他地区存在同样的情况。因此，自觉发展是这一阶段大陆医务社会工作的重要特点。

这一阶段，国家层面陆续出台文件或政策支持社会工作发展。中共中央十六届六中全会提出："建设宏大的社会工作人才队伍。"2006年，人事部、民政部印发《社会工作者职业水平评价暂行规定》《助理社会工作师、社会工作师职业水平考试实施办法》。2007年，民政部印发《关于开展社会工作人才队伍建设试点工作的通知》，从制度层面推动社会工作发展。2007年，卫生部人事司承担中组部"加强社会工作人才队伍建设问题研究"部委调查研究方案中，卫生系统"社会工作和社会工作人才队伍建设现状调查和岗位设置政策研究"，研究报告明确指出，医学模式的转变、医疗卫生体制改革、构建和谐医患关系是中国发展医务社会工作客观、现实和普遍的需要，具有强大的内生动力，医疗卫生体系发展社会工作势在必行；同时，研究报告也明确承认我国医务社会工作服务处于"自主、自愿"的状态，医务社会工作制度建设处于"萌芽、初始"的状况。

这一阶段是大陆医务社会工作自觉发展的阶段，不同地区均有医院基于社会现实、患者需求、医院需要开展医务社会工作服务，在社会工作服务过程中为大陆医务社会工作下一阶段的发展积累本土实务经验，并且不同地区逐步形成符合自己特点的发展模式。

（五）政策推动阶段（2009年至今）

2009年，"新医改"明确要求发展医务社会工作，自此大陆医务社会工作的发展得到政府政策层面的有力推动和支持。2009年，中共中央、国务院发布《关于深化医药卫生体制改革的意见》，明确指出"构建和谐的医患关系，完善医疗执业保险，开展医务社会工作，完善医疗纠纷处理机制，增进医患沟通"。这是继2006年十六届六中全会提出"建设宏大的社会工作人才队伍"后，我国首次在国家层面提出发展医务社会工作，这也标志着大陆医务社会工作发展进入政策推动的新阶段。

国家层面的政策支持，逐步融入医疗卫生体系内。继"新医改"方案将医务社会工作首次写入医疗卫生相关政策之后，国家卫健委陆续在医院评审、医疗质控和改善医疗服务等政策文件中提出建立医务社会工作部门／岗位、提供医务社会工作服务、建立医务社会工作制度。2012年，《全国医疗卫生系统"三好一满意"活动督导检查工作方案》中将医院社会工作列入检查范围，要求逐步完善志愿服务的管理制度和工作机制，并探索建立适合中国国情的医院社会工作者制度。2015年，国家卫生计生委、国家中医药管理局关于《进一步改善医疗服务行动计划》（2015—2017年）的通知要求，"注重医学人文关怀，促进社工志愿服务"，加强社会工作和志愿者服务，加强医院社会工作者和志愿者队伍专业化建设，逐步完善社会工作和志愿者服务。2018年，国家卫生计生委、国家中医药管理局印发《进一步改善医疗服务行动计划》（2018—2020年）的通知，明确医疗机构要建立医务社会工作和志愿者制度。并且将医务社会工作作为一级考核指标，明确要求配备医务社会工作者，设立医务社会工作岗位。两轮"进一步改善医疗服务行动计划"明确医务社会工作从提供服务向建立制度的转变。在老年、残障、慢病、妇女、儿童、安宁疗护等特殊人群的相关政策文件中均要求将医务社会工作者作为专业团队成员之一，发挥社会工作专业在预防、康复、社会心理支持等方面的专业作用。

在医务社会工作人才队伍建设方面，2011 年，中央组织部、中央政法委、民政部等十八个部门和组织联合发布《关于加强社会工作专业人才队伍建设的意见》，要求将社会工作专业岗位纳入专业技术岗位管理范围。2011 年卫生部出台《医药卫生中长期人才发展规划（2011—2020 年）》，明确发展医务社会工作人才队伍适应了新时期人民群众的健康需求。2012 年，中央组织部、中央政法委、民政部等十九个部门和组织联合出台《社会工作专业人才队伍建设中长期规划（2011—2020 年）》，明确社会工作人才是健康卫生领域公共服务的重要专业力量，发展医务社会工作成为国家发展战略。从 2009 年"新医改"方案提出开展医务社会工作，到 2018 年明确要求建立医务社会工作制度，大陆医务社会工作发展在国家政策推动下逐步成为医院医疗服务的一部分，并开始实现制度化。

出台地方性政策，持续推进大陆医务社会工作发展。各省、自治区、直辖市卫健委也根据当地社会工作发展的实际情况，因地制宜出台医务社会工作相关政策。在国家"新医改"方案、"进一步改善医疗服务行动计划"等有关医务社会工作国家政策框架指引下，各省、自治区、直辖市均在当地的医疗卫生服务相关政策中要求开展医务社会工作服务，配备医务社会工作人员，建立医务社会工作制度。随着医务社会工作服务不断成熟和人才队伍的发展，部分省市出台医务社会工作专项政策，如上海市《关于推进医务社会工作人才队伍建设的实施意见（试行）（2012）》、天津市《天津市推动医务社会工作和志愿服务的指导意见（2019）》、郑州市《关于推进医疗机构医务社会工作的通知（2020）》、北京市《关于发展医务社会工作的实施意见（2020）》等。地方卫健委出台的专项政策有力地推动了医务社会工作在地方层面的发展。同时，不同省、市、自治区、直辖市均在当地医疗卫生政策中明确提出建设医务社会工作人才队伍、设立医务社会工作部门／岗位的要求，但不同地区政策仍存在较大差异，这也反映了我国医务社会工作发展存在地区之间不平衡的现象。

行业协会、专业团体一直是推动医务社会工作发展的重要力量。目前，在全国层面，中国医院协会、中国社会工作教育协会、中国社会工作联合会下均设置医务社会工作专业委员会。同时，部分地区层面的社会工作者协会、医学会、医院协会下也设有医务社会工作的专业委员会。

发展至今，大陆已有 29 个省、自治区、直辖市[①] 在医院开始医务社会工作服务，其中 18 个省、自治区、直辖市[②] 成立地区性医务社会工作专业委员会。2020 年中国医院协会医院社会工作暨志愿服务工作委员会的一项全国范围的调研显示，据不完全统计，大陆医院中独立设置医务社会工作部门的医院有 238 家，其中三级医院有 176 家（73.9%），设置医务社会工作岗位的医院有 447 家，其中三级医院有 216 家（48.3%）；医务社会工作者有 3 394 名，其中专职人员有 685 名（20.2%），具有社会工作专业背景的为 618 名（18.2%）。可见，医务社会工作服务虽然在全国大部分地区开展，但开展医务社会工作的医院在全国范围内的覆盖面仍然较小，且较为集中于三级医疗卫生机构，社区、基层开展医务社会工作的医疗卫生机构十分有限。同时，医务社会工作者职业化、专业化程度较低，专职的医务社会工作人员仍较少，提供专业服务的人力和能力都有限，阻碍了我国医务社会工作规范化、职业化、专业化的发展。但总体来说，大陆医务社会工作的发展在国家及地方层面政策支持下具备了合法性和合理性，医务社会工作已逐步嵌入医疗卫生服务体系。

二、医务社会工作的服务现状

大陆现阶段医务社会工作服务的内容主要是基于 2000 年以后

---

① 开展医务社会工作服务的省、自治区、直辖市：北京、天津、河北、山西、内蒙古、辽宁、吉林、黑龙江、上海、江苏、浙江、安徽、福建、江西、山东、河南、湖北、湖南、广东、广西、海南、重庆、四川、云南、陕西、青海、甘肃、宁夏、新疆。
② 成立医务社会工作专委会的省、自治区、直辖市：北京、上海、广东、湖北、湖南、山东、河南、云南、江苏、江西、内蒙古、四川、新疆、天津、山西、广西、安徽、浙江。

不同地区医务社会工作的实践探索，并在2009年"新医改"方案明确要求开展医务社会工作后，医务社会工服务内容从志愿服务逐步拓展到为患者提供社会救助，以及社会-心理层面的临床服务。同时，开展社会工作服务的医院覆盖综合性医院和儿科、精神科、肿瘤科、康复等专科医院，并有向社区延伸的趋势。通过文献回顾整理归纳不同地区、不同医院的服务内容，大陆医务社会工作服务内容主要包括：为患者及其家庭提供服务，协助其应对疾病；为医院及医院员工提供支持性服务；面向社区的社区照顾和健康促进服务。

（一）面向患者及其家庭的服务

面向患者及其家庭的医务社会工作服务是指，医务社会工作者与医疗团队共同合作，协助服务对象及其家庭应对疾病，处理因疾病或健康议题造成的心理社会困扰，从而促进疾病适应，恢复并增强社会功能的过程。面向患者及其家庭的服务是医务社会工作最基本的服务内容。目前，大陆医务社会工作者主要依托个案社会工作、小组社会工作两大专业方法开展患者及其家庭的心理-社会服务，不同类型的医院根据患者疾病的特征和需求，结合医院特点开展服务。通过文献回顾可以发现，癌症、慢性疾病、末期疾病患者及其家庭是医务社会工作的重点服务对象，这类群体普遍存在社会-心理层面的服务需求。儿科、精神科也是医务社会工作重点关注的服务领域。

大陆医务社会工作服务主要关注经济、心理、社会三个层面。经济层面，协助贫困患者申请医疗救助、慈善基金联络等；心理层面，协助应对罹患疾病带来的危机、焦虑或抑郁等不良情绪等；社会层面，促进疾病适应、协调医患关系，协助建立社会支持网络、出院安置及其他各种适应问题等。从不同疾病类型来看，服务主要针对癌症、慢性疾病、末期疾病等特殊疾病的患者及其家庭。具体服务内容包括：提供癌症患者的社会心理支持服务和患者支持性小组服务，促进慢性疾病患者的疾病认知和疾病管理，提供末期疾病患者的舒缓及安宁疗护，提供身、心、社、灵的全人健康照顾，协助患者及家庭提升生活品质。从不同专科领域来看，主要包括儿

医务社会工作面向患者及其家庭的服务通常以家庭为中心，服务过程中除了评估患者个体的社会心理维度，同时需关注患者主要家庭成员的社会心理问题，以及关注家庭关系、家庭功能是否影响患者家庭无法应对疾病。

科、精神专科、肿瘤专科等患者及其家庭社会心理服务需求较为普遍的专科。服务内容包括：促进患者接纳疾病，协助患者及其主要照顾者发展应对疾病的策略和照顾能力，处理疾病带来的负面情绪、社会心理压力和疾病污名等。

医务社会工作的服务对象来源主要依靠患者主动求助、临床医护团队转介以及社会工作者主动发现，部分医院有志愿者在志愿服务过程中发现潜在服务对象并转介社会工作者。随着医务社会工作逐步为医疗团队及患者家庭所熟悉，服务对象的来源也更为多元，并且服务人数有所增加。近年来，文献及案例报告资料显示，医务社会工作为患者及其家庭提供服务的流程逐步规范。通常，社会工作服务包括预估、计划、干预、评估四个步骤。在服务方法方面，个案社会工作、个案管理以及小组社会工作是大陆医务社会工作临床服务的主要手段和方法，社会工作服务逐步从医院延伸至社区，延续至患者疾病的整个周期。同时，越来越多的医务社会工作者意识到社会工作服务应当嵌入医疗卫生服务体系，在全人、全疾病周期的框架下，为患者及其家庭提供心理-社会服务。

医务社会工作参与应对灾害或突发公共卫生事件。例如，2008年汶川地震后参与社会心理干预及社会关系修复和社区重建；2010年上海静安"11·15火灾"后参与居民情绪安抚和生活安置；上海"12·31踩踏事件"、天津港特大爆炸事故、江苏盐城风灾等，医务社会工作参与灾后或事故后为伤者和幸存者提供心理-社会援助，协助其应对突发事件；新冠肺炎疫情期间医务社会工作快速响应，在定点医院、方舱医院等医疗卫生机构，为新冠肺炎患者、新冠肺炎疑似隔离患者等通过线上、线下的方式提供心理-社会支持服务，为医疗卫生机构接收、管理社会捐赠物资，发挥了医务社会工作的专业服务功能和社会治理功能。

在多年的探索实践中，在社会工作社会生态系统视角和全人健康的理念下，大陆医务社会工作服务内容涵盖了患者及其家庭应对疾病的生理、心理、社会、灵性多个层面，并且服务逐步覆盖患者院前、院中、院后的整个流程。由于现在医院医务社会工

2003年"非典"疫情后，我国出台了《突发公共卫生事件应急条例》。此后，我国成功应对多次突发传染性疾病公共卫生事件，但社会工作一直参与较少。2008年汶川地震后，我国社会工作逐步积累参与应对突发公共卫生事件的实务经验，并在过程中充分发挥微观直接服务和宏观资源整合的专业价值。

作者数量有限，多数医院选择优势学科或患者最有需求的科室优先开展服务。

（二）面向医疗卫生机构的服务

目前，医疗服务机构是大陆医务社会工作的主要场域，服务医院、支持医院医务人员是大陆开展医务社会工作服务的重要内容。

医务社会工作整合社会资源，服务于医院日常运作。大陆许多医院医务社会工作起步于为患者提供志愿服务。医务社会工作者招募志愿者或志愿服务团队，为患者提供诸如门诊导医、病房探访等方面的服务，让患者有更好的就医体验，同时也营造更好的医疗环境。另外，大陆许多医院的社会工作部承担了医院公益慈善方面的工作，与基金会建立良好的合作关系，募捐公益慈善资金，为贫困患者家庭申请医疗救助，使得患者能顺利就医。例如，上海儿童医学中心与多家基金会、企业建立合作关系，设立白血病、先天性心脏病等多项专项救助基金，为贫困患者提供医疗救助。

在医务社会工作的发展过程中，诸多地区或医院的医务社会工作服务从志愿服务管理、公益项目运作起步，发展至今，这部分工作仍是医务社会工作服务的内容。

医务社会工作者在医院与医护团队合作共同为患者及其家庭提供服务。一方面，医务社会工作者与医护人员是合作伙伴；另一方面，现代医疗体系中医护人员的工作压力大，医务社会工作者也为医护人员提供支持和服务。医务社会工作促进患者与医护人员沟通，增进彼此理解，改善医患关系，某种程度上缓解了医务人员在医患关系方面的压力。同时，目前大陆多家医院医务社会工作部为医院医生、护士开展小组社会工作，协助医护人员应对工作压力、处理职业倦怠，以及提高医护人员与患者的沟通技巧。

（三）面向社区的服务

大陆医务社会工作发展多发端于医院开展的医务社会工作，但随着专业发展的不断推进，越来越多的医院，尤其是基层的医院和医疗卫生机构，开始关注社区康复、社区照顾和社区健康促进方面的服务推进。目前，大陆医务社会工作在社区开展的主要是社区照顾和社区健康促进两个方面的工作。

社区照顾是指，为慢性病、精神疾病、末期疾病等长期需要健康照顾或康复的患者在社区里提供生理、心理、资源链接、健康倡

新冠肺炎疫情暴发以来，公共卫生领域的社会工作服务开始引起学界和实务界的共同关注。社区是公共卫生领域开展疾病预防、健康促进的重要场所。同

时，社区也是医务社会工作服务的延伸领域，其服务对于慢性疾病、残障、精神疾病等有连续性、整合性照顾需求的患者群体具有积极作用。

导等服务。例如，广州市由社会组织承接社区医务社会工作服务，为社区里有健康照顾需求的居民提供服务，根据需求调查的结果，重点为社区内高血压患者、糖尿病患者以及血液科离院康复人士提供服务，在个体层面，满足服务对象的基本照顾需求，主要通过个案社会工作的方式提供服务；在群体层面，关注同类群体在照顾技巧和心理支持方面的需求，协助其建立社会支持系统。社区卫生服务中心为末期疾病患者提供社区安宁疗护，为慢病患者及其家属开展支持小组等。

社区健康促进是指，通过健康教育、健康义诊、社区倡导等方式，提高社区居民的健康知识，促进其健康生活方式的形成。目前，最常见的方式是医院医生到社区开展健康讲座、义诊、疾病预防宣传、慢病干预等，从而提高社区居民的健康认知和健康水平。虽然原来很多三级医院也开展类似服务，但在医务社会工作参与后，医务社会工作者通过前期的需求评估能更准确地了解所服务社区的健康问题和需求，从而能更有效地改善社区环境、提升社区居民健康水平。面向社区的医务社会工作服务很好地体现了社会工作康复和预防的功能，对提高全民健康水平具有重要意义。

三、医务社会工作发展的主要模式比较

医务社会工作的发展需要适应当地社会和经济发展水平、社会工作发展水平，以及符合所服务医疗卫生机构的需求。选择合适的发展模式，有利于医务社会工作的发展。

大陆医务社会工作的发展回应了医学模式转变的需求，同时也离不开政府相关政策的推动。因此，发展医务社会工作既是社会工作的专业使命，也是社会转型和发展的需要。回顾大陆医务社会工作发展历史，可以看到不同地区的推进方法和模式不尽相同，北京、上海和广东是目前较有代表性的发展模式。

（一）北京模式：政府主导，多元共存

北京地区医务社会工作的发展模式是"政府主导，多元共存"，即：政府主导，整合专业力量、社会组织、社会资源等开展医务社会工作服务；不同的医院根据实际情况和需求，选择不同的医务社会工作服务模式。

北京市不仅是大陆地区最早开展医务社会工作服务的地区，更是大陆医务社会工作萌芽的地方。1921年，北京协和医院独立设置社会服务部，无论在当时还是当下，其组织架构、服务理念、服务内容、从业人员培养等多方面的经验仍有学习与借鉴的价值和意义。改革开放后，北京大学、中国青年干部管理学院等北京地区的高等院校率先恢复社会学或社会工作专业教学，到20世纪80年代末，北京安定医院、中国康复研究中心均有引进社会学或社会工作专业学生开展社会工作服务，北京地区仍是较早恢复医务社会工作服务的地区。虽然进入90年代以后北京地区医务社会工作发展有所停滞，但2000年后北京地区的一些医院逐步开展和恢复医务社会工作服务，并且在国家政策的推动下，北京大学人民医院于2012年受国家卫生部医改司（现国家卫生健康委员会医政司）委托开展医院社会工作试点项目。2014年，北京市民政局与北京市卫健委合作，以北京安贞医院为试点，探索医护人员、医务社会工作者、志愿者"三位一体"的服务模式，此后，北京地区医务社会工作进入快速发展阶段。

北京地区医务社会工作发展服务模式多元共存。一是医院根据自身特点自主设立社会工作部门，并根据医院实际情况、患者需求等聘请医务社会工作者。二是政府或医院购买社会工作岗位或项目。北京多家社会工作机构参与政府购买医务社会工作服务，并以派驻社会工作者的方式在医疗机构开展社会工作服务。三是基金会扶持开展医务社会工作项目，通过支持医务社会工作服务项目，以项目运作的方式在医院开展医务社会工作服务。2020年10月，北京卫健委发布《关于发展医务社会工作的实施意见》，要求到2025年医疗机构医务社会工作全覆盖，基本服务体系完善，成为北京地区医务社会工作发展的里程碑。

北京地区医务社会工作发展在政府主导下，整合医院、社会组织、社会工作专业机构、基金会等多方资源，在不同医院以不同模式提供服务，具有多种服务模式共存的特点。在此模式下，北京地区医务社会工作服务的覆盖面十分广泛，在多个领域均有实践，也为实现 2025 年医务社会工作全覆盖的目标奠定了基础。目前，已在医院范围内开展患者及其家庭的社会心理服务、慈善救助、志愿服务管理；在公共卫生领域开展艾滋病防治宣传和培训工作，为艾滋病患者提供医疗支持、心理咨询和同伴教育；在精神健康领域开展精神疾病患者的个案管理、同辈支持小组工作和社区康复等服务。

（二）上海模式：政策支持，医院管理

上海市是大陆最早出台医务社会工作人才队伍建设专项政策的地区。专项政策对医务社会工作人才队伍的发展、培养和成熟起到决定性作用，也是上海医务社会工作能稳步、成熟发展的关键。

上海地区医务社会工作的发展模式是"政策支持，医院管理"，即：在政府主导下，医院结合自身实际情况，自主聘用社会工作者，设立社会工作岗位或部门，医院对社会工作部的日常工作和专业服务进行管理。

上海医务社会工作发展之初就获得政府的支持和推动，率先在全国开始探索医务社会工作。1997 年，浦东新区将社会工作引入医疗行业。1999 年，成立了医务社会工作专业委员会。2000 年，在浦东新区政府主导和大力推动下，东方医院设置独立的社会工作部，探索本土医务社会工作实务，成为大陆地区首家建立医生-护士-社会工作者共同合作的服务机制，开展志愿服务管理、慢病管理小组等专业服务的医院。2004 年，上海儿童医学中心设立社会工作部，由社会工作硕士专业背景人员担任部门主任，并首先接收社会工作专业毕业生进入医院工作。之后，多家医院陆续成立社会工作部，致力于推动医务社会工作服务融入医疗服务，引入社会工作人才进入医院，在医疗机构中探索社会工作实务，积累本土服务经验。

2012 年，上海市卫计委等多部门发布《关于推进医务社会工作人才队伍建设的实施意见（试行）》，要求建设一支专业化、职业化的医务社会工作人才队伍，全面提升医疗服务质量，促进医患关系和谐发展，由政府制定相关配置标准和服务规范，医疗机构按照标准和需求直接聘用医务社会工作者。该文件出台后，更多医院开始聘用社会工作专业背景的医务社会工作者在医院开展社会工作服务，上海医务社会工作发展初步完成职业化和专业化。2012 年，《上海市卫生改革与发展"十二五"规划》要求，促进医学人才队伍培养，明确将医务社工作人才作为薄弱领域的人才培养对象。之后，在上

海市区域卫生规划、上海市卫生工作要点、上海市人才发展规划等不同文件中都明确提出建设医务社会工作人才队伍，进一步推进医务社会工作职业化和专业化发展，促进医务社会工作融入医疗服务体系。在政策支持下，上海医务社会工作服务成为医疗服务的组成部分，医务社会工作专业人才队伍初具规模。

在政策推动人才队伍建设的基础上，医院评审考核的相关政策文件中同样对医务社会工作作出明确规定。上海医疗卫生系统的"质量万里行"和"等级医院评审"检查将医院社会工作部的建立和开展社会工作服务纳入评价标准。2013 年，上海市卫生和计划生育委员会在《2013 年上海市医疗机构"三好一满意"活动和"医疗质量万里行"活动联合督查评分标准》中明确要求，各医疗机构"根据本市开展医务社会工作的总体要求拟订实施方案，并将医务社会工作纳入常规工作"，"配置专职医务社工，明确为专业技术岗位，专职医务社工持证上岗"，"具备开展医务社工活动的工作场所""积极参与全市医务社工专业性推广宣教活动"等，进一步加大医院实施医务社会工作的考核力度。2019 年，在上海市专科医院等级评审要求中，医务社会工作作为单独考核指标，从岗位和部门设置以及服务规范性等方面对开展医务社会工作进行考核。可见，政策支持使得上海医务社会工作在制度层面获得合法性，医院也成为上海医务社会工作的主要场域。

在政府政策的推动下，上海各级医院根据政策要求和自身条件开始探索适合本院的医务社会工作服务。由于上海市医院在政策框架下设立社会工作岗位或部门，医务社会工作服务于医院等医疗机构，不论是志愿服务、临床服务或是公益慈善，都围绕提高医院医疗服务品质展开。从这点上来说，医院直接设岗，直接聘用医务社会工作者，有利于社会工作嵌入医疗服务系统以及医疗团队，使得医务社会工作服务成为医疗体系的一部分。同样，由于是医院自行聘用，所以在发展初期很多医院选择从医生、护士、医技或行政人员中选择合适的人选，通过社会工作培训，转岗成为医务社会工作者。因此，上海医务社会工作人才队伍主要由院内转岗的医务人员和院外招聘的社会工作专业人员两部分组成。两种类型的医务社会工作者各有特长，转岗后的医务人员熟悉医院、医疗流程并具备良好的医学知识；社会工作专业背景的医务社会工作者具备良好的社会工作专业素养。两者互补，能更好地发现医院及患者的需求，以患者为中心，提供更具专业性的社会工作服务。同时，由于社会工作者是医院聘用的员工，保障了医务社会工作者的人员稳定性，也保障了社会工作服务的延续性。

总体而言，上海模式的医务社会工作发展，一方面，通过出台相关政策在制度层面保障医务社会工作能覆盖各级医疗卫生机构，获得制度层面的合法性，并且通过医院聘用的方式保障医务社会工作人才队伍的稳定性；另一方面，各级医疗卫生机构在落实过程中，也能充分结合自身需求和特点，因地制宜开展医务社会工作服务，使得医务社会工作服务既有稳定性又有灵活性。

（三）广东模式：政府购买，机构运作

广东地区医务社会工作的发展模式可以概括为"政府购买，机构运作"，即：政府出资，向社会工作机构购买社会工作岗位或项目，由机构派遣社会工作人员到医院开展服务。

广东省医务社会工作最早于 2008 年由深圳市率先通过政府购买服务的方式，在医院购买医务社会工作服务。目前，广东省已有广州、深圳、东莞、佛山等 7 个城市开展医务社会工作。广东省医务社会工作主要通过两种方式购买服务：一是购买岗位，即卫生、民政等部门根据医疗卫生机构的实际需求，确定医务社会工作服务岗位数量，按照一定薪酬标准，向符合条件的社会组织购买医务社会工作服务岗位。深圳、东莞等地区即采用购买岗位的方式，由社会工作机构向医疗卫生机构派遣医务社会工作者。二是购买医务社会工作项目，即卫生、民政部门根据服务对象情况、服务内容、服务要求、服务目标，制定并发布医务社会工作服务项目需求以及预算经费，向符合条件的公益类社会组织购买社会工作服务项目，社会工作机构承接项目，根据购买服务的内容组织开展医务社会项目。广州、佛山、中山、惠州、江门等市采取的是购买医务社会工

政府购买服务是社会治理创新的重要举措之一。购买社会工作机构服务，在医疗机构提供专业社会工作服务，是医务社会工作参与健康领域社会治理的重要途径。

作项目的方式。同时，广东省民政厅直属的荣军医院和江门市残疾人康复医院则在医院内设置社会工作部，配备专职医务社会工作人员。可见，广东省医疗系统内的医务社会工作主要依靠购买服务的方式运作，并且在全省范围内得到广泛认可。

在购买服务模式下，社会工作机构成为推动医务社会工作发展的重要力量。广东省的医务社会工作者基本上都是具有社会工作背景的从业人员，他们具有良好的社会工作专业知识，只是对医疗机构、医学知识的了解有所欠缺，在进入医疗机构后需要一段时间彼此了解和磨合。广东省邻近香港地区，在医务社会工作发展过程中，充分发挥地缘优势，引入香港社会工作督导来提升本地区医务社会工作服务的专业能力，是广东省医务社会工作发展的特点之一。由于采用购买服务的方式，无论是岗位购买还是项目购买，都存在服务周期的限制，经过几年的运作发展，医务社会工作者或医务社会工作项目都面临稳定性、持续性方面的挑战。在实践中，也的确存在短期内不再继续购买服务的现象，这给医务社会工作的长期发展带来了挑战。随着更多的医疗机构开始认识到社会工作的重要性，广东省部分医院也开始尝试自行聘用医务社会工作者，使得医务社会工作服务能更好地融入医院，嵌入医疗体系之中。

（四）不同地区医务社会工作发展模式比较

北京、上海、广东地区医务社会工作的发展模式各有不同。通过比较可以看到，三个地区的医务社会工作在资金来源、人员构成、服务提供方式等方面各有特点（表9-1）。

表9-1 不同地区医务社会工作模式比较

	北京	上海	广东
资金来源	政府、医院、基金会等	医院	政府
人员构成	医务人员转岗、专业社会工作者、社会组织人员	医务人员转岗、专业社会工作者	专业社会工作者
服务提供方式	出资方主导，提供多领域服务	医院管理，提供社会-心理服务	机构运作，达成购买服务的目标

医务社会工作的发展，需要适应当地社会和经济发展水平、社会工作发展水平，符合所服务的医疗卫生机构的需求，选择合适的发展模式。

在资金来源方面，北京模式资金来源较为多样，包括政府购买服务、医院自行出资聘用以及基金会出资扶持。上海模式资金来源是医院聘用社会工作者，社会工作者人力成本费用和开展服务所需经费以及办公经费均由医院预算中拨出。广东模式资金来源是政府购买服务的财政预算，用于购买社会工作岗位或是购买社会工作服务项目。

在人员构成方面，北京模式因多元服务模式共存，医务社会工作者的来源同样多元，由专业社会工作者、转岗医务人员、社会组织工作人员等构成。上海模式医务社会工作者的主要来源是原医务人员转岗和专业社会工作者，这种人员结构能相互取长补短，更有利于服务的提供，人员也更具稳定性。广东模式医务社会工作者的主要来源是各社会工作机构的专业社会工作者，有效保障了医务社会工作服务的专业性，但在融入医疗机构和人员稳定性方面有所欠缺。

在服务提供方面，北京模式由出资方主导，根据其服务领域和服务目标，提供社会工作服务，以回应患者及其家庭、社区、医疗卫生机构等不同服务对象的需求。上海模式由医院主导社会工作服务开展，各医疗机构结合自身特点和需求，探索合适的医务社会工作服务内容，以回应患者家庭和医院的需求。在服务过程中不断探索改进，服务内容逐渐发展成为医院社会工作部的常规工作，服务提供具有一定的灵活性和稳定性。广东模式由政府购买服务，社会工作机构派驻社会工作者或项目团队到医疗卫生机构开展服务，服务目标和服务内容由购买方主导，机构负责服务提供或项目运作。由于购买服务，其服务提供的稳定性和持续性较易面临挑战。

随着医务社会工作的发展，我国不同地区、不同医院也尝试探索不同模式开展医务社会工作。江苏省人民医院尝试探索"医社融合，协同发展"的模式，医院独立设置社会工作办公室，同时，注册成立医务社会工作的民办非企业机构，共同为患者提供院内、院外的医务社会工作服务。山东省在医院内设置社会工作部，采取"社工＋义工"的服务方式推进社会工作服务，开展医疗救助、出院患者随访、患者心理疏导、健康宣教、社区义诊以及志愿者管理等服务。自 2009 年"新医改"提出要求之后，全国范围内，无论是沿海发达地区还是内陆地区，无论是特大型城市还是地级市，都根据自身情况，由医院自行设立社会工作部门或是政府购买社会工作岗位 / 项目，探索符合自己情境的医务社会工作。

四、医务社会工作发展的经验与挑战

回顾大陆医务社会工作的发展历程，大陆医务社会工作的发展体现了全人健康观念的转变，顺应了国家健康事业发展的趋势，回应了患者及其家属的健康需求，将专业理论、方法和技术运用于实践，围绕"健康中国"的建设，始终坚持专业化的发展道路，既积累了经验又面临着挑战。

（一）坚持加大政策支持力度，完善政策制度体系

政策制度支持是大陆医务社会工作发展的根本保障。回顾大陆现阶段医务社会工作发展的历程，政策支持是自上而下有力推动医务社会工作行业发展的重要因素。医务社会工作的发展从全国范围到优先发展地区（如上海、广东等地区），其发展的速度、发展的规模，以及医务社会工作的规范化、专业化、职业化，都依赖于政府相关政策的支持。政策在发展医务社会工作人才队伍和医务社会工作服务方面，为医务社会工作在医疗卫生系统内的合法性提供了根本保障。

在国家层面，2009 年"新医改"方案明确要求开展医务社会工作，成为我国医务社会工作发展具备合法性的重要基础。2015年，《进一步改善医疗服务行动计划》明确要求促进医务社会工作服务；2017 年，《进一步改善医疗服务行动计划实施方案（2018—2020 年）》明确提出建立医务社会工作制度，医务社会工作逐步在国家层面获得制度性认可。在残障、康复、养老、精神健康等相关国家政策中也越来越多地提到社会工作，地方层面的医务社会工作相关政策呈现相同趋势。在抗击新冠肺炎疫情的过程中，国家卫健

委多次发文，明确要求社会工作者参与疫情防控，为受疫情影响的人群（患者、隔离人员及家属等）提供必要的心理-社会服务。可见，医务社会工作日益成为我国健康卫生服务中的重要组成部分。当下，在国家和地方层面虽有医务社会工作相关政策跟进迭出，但就政策具体内容来看仍较多停留于宏观层面，要求社会工作参与到相关领域的服务中去，而微观层面如何进一步落实医务社会工作服务发展的操作性政策性文件却较少。

大陆地区医务社会工作发展得益于政策的支持，但在发展过程中相关政策的系统性、可操作性仍有待进一步提升，只有，构建完善的政策制度体系，才能真正促进大陆地区医务社会工作规范化、专业化、制度化发展，医务社会工作才能真正融入医疗卫生服务体系，成为其重要组成部分。

（二）坚持加强临床服务能力，建立专业服务框架

临床服务能力是医务社会工作的立身之本。随着大陆医务社会工作的发展，越来越多的医院从发展初期的志愿服务、医疗救助等服务，拓展到为患者及其家属提供心理-社会层面的临床服务，从事务性工作向专业性服务转变，医务社会工作的临床服务能力日益受到重视。

医务社会工作者的临床服务能力越强，其在跨学科合作中的专业性和专业身份越容易得到认可，越来越多的综合医院、儿科专科医院、精神专科医院也越有可能在临床科室设置社会工作岗位，医务社会工作临床服务才能日趋专科化、专业化。同时，大陆医务社会工作越来越注重专业方法和技术的运用，从大陆医务社会工作文献来看，以焦点解决、叙事治疗、认知行为等理论为基础，为患者及其家庭提供服务的案例报告和研究数量呈上升趋势。同时，日趋注重实证为本的医务社会工作实践，以科学的评估方法来体现社会工作临床服务的有效性、专业性。但总体来说，大陆医务社会工作的临床服务仍处于探索阶段。近年来，我们积累了大量不同人群、不同服务项目的医务社会工作临床服务经验，但服务体系和框架尚未建立，从整个医疗服务体系来看，医务社会工作临床服务更多的时

医务社会工作作为社会心理专业服务的重要组成部分，顺应了医学模式改变和全人健康的需求。临床服务能力决定了医务社会工作服务的专业品质。

候是医疗服务的叠加，而非真正融入医疗服务，成为其不可或缺的组成部分。

因此，无论是现在还是将来，临床服务能力是大陆医务社会工作发展的根本，并且急需在临床服务基础上，建立起规范化、标准化的服务流程和服务框架，实现长期发展。

（三）坚持专业人才队伍发展，明确职业发展路径

人才队伍建设是医务社会工作发展的核心要素，而人才队伍的建设除了依托社会工作教育以外，更重要的是要依靠明确的专业和职业发展路径来吸引人才。2020年，一项医院协会医务社会工作专委会全国范围的社会工作调查显示，根据不完全统计，大陆现有3 394名医务社会工作从业人员，其中有社会工作专业背景者618名（18.2%），医务社会工作者数量和专业化程度尚不足以满足我国医务社会工作发展的现实需求。上海是医务社会工作发展较为成熟的地区之一，其对于从业的医务社会工作者提出了较高的专业性要求，对学历水平、专业背景、资格证书和实务经验等都有明确的要求和标准。从业医务社会工作者的专业性保证了上海地区医务社会工作专业化水平的持续提高，也是上海地区医务社会工作能够引领大陆医务社会工作发展的原因。这一经验对其他领域社会工作的发展同样具有借鉴意义。

医务社会工作者与医疗团队其他专业人员共同合作，运用社会工作的价值、方法和技术为患者及家庭服务，是医疗团队中的专业人员，需要掌握扎实的社会工作专业知识和技能，同时具备一定的医学基础知识。因此，必须明确职业资格证照制度和发展路径，共同推动医务社会工作的人才队伍建设。目前，我国已有《社会工作者职业水平评价暂行规定（2006）》《社会工作者职业水平证书登记办法》以及《社会工作者继续教育办法》。目前尚未制定明确的准入、注册、评价和继续教育等完整的医务社会工作人才培养体系标准，也没有设定明确的职业发展路径，这在一定程度上阻碍了我国医务社会工作专业人才队伍的发展。由于目前我国大部分地区医务社会工作人员数量有限，有必要在医务社会工作发展较为成熟的地

区（如上海、广东等地区），探索在医疗卫生系统中建立一套临床医务社会工作者的注册、评价和继续教育的证照制度，培养一批有专业理论和实务能力的临床医务社会工作者。

同时，要明确医务社会工作职业发展路径，切实提高医务社会工作从业人员的认同感和归属感。在《国家中长期人才发展规划纲要（2010—2020）》涉及的六类专业人才中，将社会工作人才划为专门一类，明确我国要培养造就一支职业化、专业化的社会工作人才队伍，并且要建立健全社会工作人才评价制度。2018年，人力资源和社会保障部、民政部联合制定了《高级社会工作师评价办法》。2021年，全国完成首批高级社会工作师评审，形成我国社会工作专业人才的三级评价体系。但医疗卫生系统中，医务社会工作的职业发展路径尚不十分明确，未来需要进一步完善医务社会工作的教育课程设计、岗位培训、继续教育、督导、职称评定，进而明确我国医务社会工作的职业发展路径。

（四）坚持加深多元领域合作，搭建资源支持网络

多元领域合作是大陆医务社会工作发展不可或缺的重要资源。高校、社会工作机构、公益慈善机构等领域可以为医务社会工作提供不同资源，有利于医务社会工作更高效地开展服务。

高校承担着培养医务社会工作者的责任和使命，应该在普通高等院校社会工作专业或医学类院校设置医务社会工作课程，培养医务社会工作者。中国社会工作教育协会于2014年成立了"医务社会工作专业委员会"，目前有35个教育单位会员。同时，许多医院与高校有良好的合作关系，通过在医院建立实习基地、实务或研究项目合作等方式，医院与高校形成良性互动。高校借助医院积累医务社会工作实务经验和培养医务社工人才；医院借助高校学术研究的优势提高医务社会工作服务的专业性。实务领域与研究领域开展交流合作，共同推动医务社会工作专业化发展。

社会工作机构是医务社会工作的重要合作伙伴。社会工作机构作为社会组织是创新社会治理的重要力量，在医务社会工作领域同样发挥着重要作用。社会工作机构通过购买服务的形式进入医疗卫

医务社会工作不仅在服务过程中注重跨专业、跨团队的合作，在专业和行业方面也注重资源整合，推动医务社会工作高质量发展。

生体系，为患者家庭提供服务，为本土医务社会工作实务作出积极探索。目前，大陆医务社会工作服务更多集中于医疗卫生机构，社会工作机构的参与使得医务社会工作服务在社区中得以延伸和补充。当患者及其家庭回到社区后，社区的社会工作服务可以满足其疾病管理或是康复的需求，更有利于促进患者恢复社会功能，重新融入社会。同时，社会工作机构也让医务社会工作的服务得以整合，在不同医疗卫生机构、不同服务机构之间建立连结，促进医务社会工作服务网络的建立。

公益慈善机构是医务社会工作发展的重要资源。公益慈善机构为医务社会工作服务开展提供了丰富的资金、物资和人力资源。公益慈善机构主要为贫困家庭患者提供医疗救助，帮助贫困家庭减轻疾病带来的经济负担。一些慈善机构还支持医疗卫生机构开展公益服务项目或社会工作项目。此外，还有大量公益慈善机构与医疗卫生机构建立良好的合作关系，在医疗卫生机构内开展志愿服务，与医务社会工作者形成良好的伙伴关系。

大陆医务社会工作尚处于发展的初级阶段，高校、社会工作机构、公益慈善机构等不同领域的组织相互之间要共同合作，形成多元支持网络，发挥各自特长和优势，共同助力大陆医务社会工作良性发展。

五、医务社会工作发展的未来与展望

回顾和梳理大陆医务社会工作的发展历程、推进模式和经验挑战，对展望大陆医务社会工作未来的发展具有启示作用。

（一）健全我国医务社会工作配套政策文件，完善政策顶层设计

医务社会工作配套政策的健全与完善是推动医务社会工作发展的重要基石，无论在国家层面还是地方层面都具有重要的作用。目前，我国在国家层面的制度性文件中，已明确医务社会工作在医疗卫生服务中的专业地位。在此指引下，各地方陆续出台政策明确医

医务社会工作相关政策的出台，一直以来是我国医务社会工作发展的重要动力，尤其是健康卫生政策中要求建立医务社会工作制度和发展医务社会工作人才队伍，更是极大地推动了医务社会工作融入医疗卫生体系。

务社会工作目标、服务内容、岗位设置等要求，医务社会工作逐步成为医疗卫生机构的标准配置。

我国医务社会工作的发展经验表明，政策对医务社会工作发展具有重要的推进作用。医务社会工作发展较快、较早的地区均得益于政策的推动和支撑，使得医务社会工作在岗位/部门设置、从业人员队伍建设等方面均有较快推进，从而为我国医务社会工作的职业化、专业化发展奠定基础。上海地区要求医院设立医务社会工作岗位，广东地区鼓励购买医务社会工作岗位/项目，都成为医务社会工作发展的重要制度支撑。尤其是上海市发布《关于推进医务社会工作人才队伍的实施意见》，明确了医疗机构需要设置医务社会工作岗位，并且明确了岗位与患者的设置比，从制度层面为医务社会工作发展赢得一席之地。

目前，我国医务社会工作虽然在国家政策层面已经获得初步的支持，但尚未形成系统全面支撑医务社会工作发展的配套政策。国家在"新医改方案""进一步改善医疗服务行动计划"等政策文件中都明确提出了发展医务社会工作服务，建立医务社会工作制度，但缺乏配套的、可执行的政策文件，亟须在国家政策层面出台相关政策，明确医务社会工作准入标准、岗位/部门设置、从业资质、职业晋升、服务内容、服务标准等方面的制度性安排和落实机制。医务社会工作作为一种专业、一种职业，其长远、健康发展必然离不开政策制度和机制的完善和健全。

（二）建立我国医务社会工作行业评价制度，推进行业规范发展

医务社会工作服务标准、人才评价等一系列行业评价体系的建立，是医务社会工作高质量发展的根本保障。

医务社会工作行业评价制度的建立，有利于推进我国医务社会工作行业的规范发展。医务社会工作服务逐步成为医疗卫生服务的重要组成部分，目前，我国绝大多数省、自治区、直辖市虽已开展医务社会工作服务，但服务内容、服务方法等方面的规范性、专业性仍存在较大的改进和提升空间，并且缺乏普适的评价标准和方法。同时，医务社会工作者正逐步进入医疗团队，成为其中的专业人员，但在人才培养和职业发展方面却缺乏统一标准。因此，我国

医务社会工作急需建立服务评价和人员评价的相关制度。

医务社会工作服务的发展应当建立起标准化的服务评价体系。目前，部分省、自治区、直辖市的医疗卫生机构开始推进医务社会工作服务的常态化、规范化和标准化，这为医务社会工作服务评价制度的建立奠定了基础。上海地区已于 2020 年出台了我国首个医务社会工作服务地方标准，对服务原则、服务要求、服务内容、服务方法、服务程序以及服务质量评价作出规范。标准的出台有利于服务评价体系的建立，从服务流程、服务内容、服务方法、服务评估、服务改进等方面建立评价指标体系，推进我国医务社会工作服务的标准化、规范化发展，推动我国医务社会工作的专业化进程。

医务社会工作人才的培养应当在规范化的基础上，建立人员评价标准和制度。目前，医疗卫生机构内医务社会工作者的准入标准、岗位设置逐步明确，但评聘方式、职称晋升途径等尚未完全明确，医务社会工作者虽然被认为是专业技术人员，但未能有与之相配套的人员评价标准。随着整个社会工作者评价体系和制度的完善，医务社会工作作为其分支也应建立包括培养、准入、考评、晋升、激励、继续教育等各项评价标准和制度，推动我国医务社会工作人才队伍建设可持续发展。

（三）拓展我国医务社会工作专业服务范畴，发展健康社会工作

大陆医务社会工作从医院的探索实践出发，经过几十年的发展，服务场域、服务内容不断拓展，逐步从立足医院的医务社会工作发展到以健康为中心的健康社会工作，推动服务场域从医院延伸到社区，服务功能从治疗向预防转变，逐步向健康社会工作转型。

医务社会工作服务应向社区延伸，而非局限于医疗卫生机构。目前，国内大多数医务社会工作的服务场域在医疗机构内，并以三级医院为主。虽然三级医院在医务社会工作发展方面有重要的引领作用，但依托社区医疗卫生机构或社会工作服务机构发展医务社会工作，能在健康促进、疾病预防、公共卫生等方面发挥专业优势。尤其是新冠疫情后，社区对于医务社会工作需求显著增加，医务社

会工作服务向社区延伸，能满足更大广人民群众的健康需求。

医务社会工作服务应向全人群、全疾病周期延伸，而非局限于患者群体。目前，医务社会工作主要是在医院内为患者及其家庭提供心理-社会层面的服务，帮助患者获得更高品质的医疗健康服务，支持患者家庭适应和应对因疾病带来的改变。但针对慢性病的长期跟踪疾病管理过程，以及社会大众对健康的更多元性的需求，包括健康教育、健康管理等，都需要医务社会工作及时回应。

因此，医务社会工作不能仅局限于服务医疗卫生机构，满足患者全面的健康需求，同样需要回应全人群的健康需求，医务社会工作向健康社会工作转型成为必然的发展方向。

本章小结

大陆地区医务社会工作发展经历了萌芽起步、隐匿停滞、恢复重建、自觉发展、政策推动五个阶段，每一阶段的发展都适应和回应当时的社会需求，并逐步发展和建立了适应中国本土情境的医务社会工作模式。

大陆地区医务社会工作服务主要覆盖患者及家庭、医疗卫生机构、社区三个面向。主要包括：为患者及其家庭提供服务，协助其应对疾病；为医院及医院员工提供支持性服务；面向社区的社区照顾和健康促进服务。现阶段的服务内容从志愿服务逐步拓展到为患者提供社会救助，以及心理-社会层面的临床服务。开展社会工作服务的医院覆盖综合性医院和儿科、精神科、肿瘤科、康复等专科医院，并向社区延伸。

不同地区医务社会工作的发展有其自身特点，主要存在"政府主导，多元共存""政策支持，医院管理""政府购买，机构运作"三种模式，不同模式在资金来源、人员构成、服务提供方面有所不同。不同地区应该因地制宜发展适合当地的医务社会工作服务模式。

大陆地区医务社会工作发展经验主要包括推动政策支持、坚持专业发展、人才队伍建设、多领域合作发展。以上举措有力地保障了大陆地区医务社会工作的可持续、高质量发展。

思考题

1. 我国医务社会工作发展经历哪些阶段？各有什么特点？

2. 我国医务社会工作主要提供哪些服务？未来应如何进一步拓展？

3. 你如何看待上海、广东、北京等地区的医务社会工作发展模式？

4. 你认为我国医务社会工作发展有哪些经验？

5. 你认为我国医务社会工作发展面临哪些挑战？

推荐阅读

国家卫生计生委，国家中医药局：《关于进一步改善医疗服务行动计划（2018—2020 年）》，2017 年。

王春霞：《民国时期医院社会工作研究》，人民出版社 2018 年版。

赖志杰：《浦爱德与北平协和医院社会服务部的医务社会工作——兼谈中国医务社会工作的发端与早期发展》，《华东理工大学学报（社会科学版）》2013 年第 6 期。

卫生部人事司：《中国医院社会工作制度建设现状与政策开发研究报告（摘要）》，《中国医院管理》2007 年第 11 期。

季庆英：《上海医务社会工作的发展回顾》，《中国卫生资源》2015 年第 6 期。

上海市卫生计生委医务社工课题组：《医务社会工作发展的政策思考与建议——基于上海市的探索与经验》，《中国社会工作》2017 年第 9 期。

主要参考文献

高鹏程：《民国医疗社会工作述评与当代启示》，《社会工作》2012 年第 4 期。

关婷：《北京地区医务社会工作发展：特点、挑战与对策》，《中国社会工作》2017 年第 9 期。

季庆英：《上海医务社会工作的发展回顾》，《中国卫生资源》2015 年第 6 期。

金妍艳、杜丽娜：《"医社融合"模式在医务社会工作中的应用研究——以江苏省人民医院为例》，《中国卫生产业》2018 年第 17 期。

赖志杰：《浦爱德与北平协和医院社会服务部的医务社会工作——兼谈中国医务社会工作的发端与早期发展》，《华东理工大学学报（社会科学版）》2013 年第 6 期。

李卫湘、贺彩霞：《广东医务社会工作发展成效及机制探索》，《中国社会工作》2017 年第 36 期。

刘继同：《中国医务社会工作十年发展成就、主要挑战与制度建设路径》，《社会政策研究》2017 年第 3 期。

刘继同：《改革开放 30 年以来中国医务社会工作的历史回顾、现状与前瞻》，《社会工作》2012 年第 7 期。

彭秀良、林顺利、王春霞：《中国社会工作史简明教程》，北京大学出版社 2019 版。

上海市卫生计生委医务社工课题组：《医务社会工作发展的政策思考与建议——基于上海市的探索与经验》，《中国社会工作》2017 年第 9 期。

王莹、谭晓东：《近十年我国医务社会工作研究进展——基于

CNKI 的统计分析 (2004—2013)》,《社会工作》2014 年第 2 期。

卫生部人事司:《中国医院社会工作制度建设现状与政策开发研究报告 (摘要)》,《中国医院管理》2007 年第 11 期。

邬惊雷:《健康中国与社工支持系统的建设及完善——医务社工实践的上海经验》,《人口与计划生育》2015 年第 11 期。

第十章

医务社会工作者的综合素养

案例：年仅8岁的小女孩萱萱因身体不适，在省妇幼保健院儿童及青少年妇科专科门诊就诊。医生为萱萱做超声检查时，发现她的右侧卵巢上长了一个肿瘤。接诊的医生召集了科内骨干人员进行病情研判和讨论，制定最优方案，希望能帮助萱萱手术剥除盆腔肿物，对盆腔肿物做进一步筛查。萱萱的爷爷奶奶不相信诊断结果，认为这么小的孩子不可能得妇科肿瘤。医生对萱萱爷爷奶奶进行了耐心的解释，建议其家人尽快确定治疗方案。萱萱出生在福建省某县的一个小镇上。父母亲带着5岁的弟弟远赴阿根廷打工（经营了一家小超市）。萱萱则交由在家中务农的爷爷奶奶抚养。由于父母出国需要资金，家中欠下许多外债。两位老人在医生办公室和远在国外的儿子儿媳视频，告知萱萱的病情。萱萱的父母不相信年幼的女儿会患上妇科肿瘤，怀疑国内医生的医术水平，并拒绝为女儿做手术。同时，萱萱的母亲言辞中责怪老人没有照顾好孩子。萱萱的奶奶心理压力大，担心如果孙女不手术治疗，肿瘤会一直长大甚至恶化。如果孙女手术，一方面萱萱父母不同意，两个老人无法做主；另一方面，担心手术影响她今后的生育功能，且认为术后孙女的肚子上会留长疤，影响孙女成年后找婆家。萱萱爷爷奶奶不知道该如何是好，感到纠结崩溃。萱萱的主治医生希望医务社会工作者能够介入。

针对上述案例中出现的问题，医务社会工作者该如何介入？医务社会工作者该如何处理这些问题？医务社会工作者该具备怎样的专业知识和技能才能胜任这项工作？关于社会工作者的综合能力、价值伦理、具体理论、实务方法在本书的第二、三、四、五章中均已有详细的论述，此处不再赘述。医务社会工作是社会工作领域专业化要求最高的领域。拥有社会工作的综合能力并非就掌握了医务社会工作的综合能力，医务社会工作有其独特性。医务社会工作者是医务社会工作服务的核心，是在医疗场域中提供服务的实操人员。医务社会工作者应该德才兼备，不但要内化社会工作专业伦理，而且要融汇多个学科的知识、体现应对问题的能力，不断提升自己的综合实力，切实践行助人自助的基本原则。本章将从医务社会工作者的价值与伦理、知识基础、实务、行政、督导和研究能力等层面出发，阐述医务社会工作者应具备的独特的综合素养。

一、医务社会工作者的价值观与伦理素养

价值是社会工作职业的基础，一切技术手段都是为了实现社会工作的职业价值，而遵守职业伦理则是保证服务质量的前提。作为医务社会工作者，既要遵循社会工作的价值观与伦理，又要遵循医学的价值观与伦理。

（一）医务社会工作者的价值观

医务社会工作的价值观包含社会工作价值观和医学价值观。医务社会工作的专业价值观对患者这一特殊群体的利益和权利给予高度的关注。除了要遵循社会工作的基本价值观，医务社会工作者在

医疗服务中还扮演着专业合作伙伴、服务提供者、服务计划者和协调者等角色。作为协调者和合作者，医务社会工作者又必须遵循医学专业的价值观。因此，医务社会工作者在维持自身专业价值观的基础上还应该遵循医疗团队共同的价值观。

我国对社会工作核心价值观的概括性表述多种多样，但都围绕服务、利他、社会公平与正义、人的价值与尊严、平等与尊重、合作六个方面。医学的重要价值观主要有：生命神圣观、生命质量观与生命价值观、人道观与权利观。这两类价值观是医务社会工作价值的基础。

我国台湾地区学者秦燕对医务社会工作的价值观作了总结，主要包含以下几点：能够以积极乐观的态度面对疾病；了解"全人治疗"对病人回归社会的重要性；拥有对疾病的知识，了解它也是受社会文化影响的；能更理性地处理因疾病而产生的死亡与失落的问题；能以成熟的态度面对医疗权威，并与医疗团队中的成员和谐共事；坚信每个人皆有其独立的人格尊严与价值[1]。上述对医务社会工作价值观的总结体现了医务社会工作者如何看待疾病、如何看待病人和如何看待医疗过程。

医务社会工作者应践行其专业价值，相信某种社会工作方法可以舒缓和解决人境互动而生的困境，要遵守对人、对社会和对工作的价值观承诺。前者如相信人有能力和动机去追求美好生活，人除对自己负责外也要对他人负责；中者如认为社会应公平提供机会让个人发挥潜能，社会应该尊重个人特殊性和个体之间的差异性；后者如应使个人有最大机会决定生活方向，要具有恰当的行为举止（如维持熟练的专业能力），恪守对服务对象（如以服务对象权益为首）、同事、服务机构、职业和社会的道德责任。

在实务中，医务社会工作者可能面对的是受严重损伤、残疾、失常或濒临死亡的人，服务对象群体是社会的缩影。医务社会工作者要接纳每一个人，无论他们的行为是怎样的；相信每个人都有权

---

[1]　秦燕：《医务社会工作》（第二版），巨流图书公司2010年版。

利发挥自己的潜能；要个别化地对待每一个人，运用专业的方法和服务满足个体的需要；要主动接触弱势人群，发现并尊重他们的价值观，在尊重、真诚和共情的框架内开展工作。医务社会工作者坚信无论病人处于疾病的哪一个时期，都有自己独立的人格与价值，都应当被当作一个完整的人来看待。医务社会工作者有责任支持和积极推动机会平等，给所有人提供同等治疗的机会。只有秉持这些价值，才能保证医务社会工作者的服务处在正确的道路之上，才能使得医务社会工作者更有内心的力量去面对疾病和死亡，面对医疗过程和医疗团队，从而更好地为病人开展服务。

（二）医务社会工作者的伦理素养

价值观为医务社会工作者提供了思想指引，伦理则提供了具体的行为规范。当医务社会工作者面对伦理问题和伦理困境时，需要作出符合专业价值的伦理抉择。医务社会工作者是医疗机构的工作人员，需要代表医疗机构的利益，站在医院的立场考虑问题，同时又代表患者的利益，要为患者的权益着想。

1. 医务社会工作的伦理

关于社会工作者的伦理原则，在本书的第三章已作过详细讨论。伦理道德是保证实践质量的前提要求。医务社会工作者应该不断提高道德素养。要筑牢理想信念之基，把个人价值观整合进社会主义核心价值观，切实体现社会公德、职业道德和个人品德的内化统一。要省悟传统文化蕴含的讲仁爱、重民本、守诚信、崇正义、尚和合、求大同等理念，内化民族精神和时代精神，成为一个具有较高德性的人。

在实务领域，医务社会工作者要遵循自我决定、知情同意、隐私保密的基本伦理原则。第一，自我决定。我国医疗临床实务上除了保护病人自主权外，还赋予病人家属有接受病情告知，并代为作出医疗决定的权限。自决原则在医疗场域中尤为重要。例如，10岁的白血病患儿小红家境贫寒，爸爸平常在村里打零工，妈妈是越南人，因语言障碍，平时只能留在家中照顾小红姐妹三人。小红得白血病被确诊以来，一直是爸爸带着小红去医院治疗，家中没有了

在实务中，医务社会工作者不仅会受到制度、文化、权力、政策、技术及医学伦理规范的影响，而且会面临一些伦理困境和挑战。医务社会工作者的处理方式可以灵活多样，但在作出选择时，社会工作者必须遵循一定的原则。

经济来源，治疗到第三个疗程就基本花光了积蓄。后在当地政府、爱心人士、亲戚同乡的帮助下，小红完成了五次化疗，病情虽然得到了控制，但后续的治疗费较高。小红爸爸对医生表示，自己无能为力，想要放弃后续的治疗。

第二，知情同意。知情同意权由知情、理解、同意三个要素组成，包括了解权、被告知权、选择权、拒绝权和同意权等，是病人充分行使自主权的前提。知情同意权的主体包括成年患者本人、法定代理人、委托代理人。当病人是未成年人时，其监护人行使知情同意权；当成年患者因为疾病无法执行同意时，其可以使用知情同意代理人的方式行使知情同意权。知情同意代理人的优先顺序为：家属—亲戚—单位同事—负责医师以外的其他工作人员。医务社会工作者在联系病患资源时，也应该遵循这一优先顺序，与适当的代理人进行优先沟通。在本章开篇的案例中，萱萱远在国外务工的爸爸妈妈不同意手术，爷爷奶奶有权利作出同意手术的决定吗？爸爸妈妈的决定是否会对萱萱造成损害？医务社会工作者该如何帮助患儿及其家属作出一个更好的决定呢？在该个案中，医务社会工作者可以利用互联网技术与远在国外的孩子父母展开充分沟通。医务社会工作者对个案进行需求评估后，拟定的介入计划必须充分向病人与家属告知，并取得其同意。只有这样，服务内容才有可能达到改善个案健康的效果，并能与个案建立更好的互信关系。简言之，医务社会工作者希望服务对象作出的每个决定都是基于服务对象对事情的了解，希望展示更多的可能性给服务对象，希望自身的服务是基于服务对象本人的意愿。

第三，隐私保密。服务对象向医务社会工作者袒露心扉，医务社会工作者要对服务对象的情况进行保密。当然，如出现了公共卫生危险、威胁性的自杀或他杀，以及其他犯罪行为等情况，则可以适当打破保密性的标准。例如，15 岁的小花三年前被确诊为急性淋巴细胞白血病，她在治疗期间经历了 7 次化疗，身体感染溃烂，这一道道关卡都挺过来了，病情有所好转。她最大的愿望是回学校上学。但不幸的是，她近期再次复发，这次复发直接将她击垮。她不愿意再面对这种痛苦的治疗生活了，变得极度情绪化，在治疗中不配合医生，多次对医务社会工作者表达出想要轻生的念头，通过病房保洁员询问医院是否有露台，并叮嘱医务社会工作者不要告知其父母。在这种情况下，医务社会工作者需要告诉服务对象，自己不能确保遵守保密原则。

在医学伦理层面，主要强调病人的权利和义务、医生的权利和义务。医学的基本伦理是与社会工作的伦理相吻合的。医学伦理学的基本原则包括：尊重（自主）原则、不伤害原则、有利（行善）原则、公正原则。尊重（自主）原则是指医患双方应尊重对方的人格尊严，强调医务人员在诊疗、护理实践中，尊重患者的人格尊严及其自主性；主要表现为医务人员尊重患者的自主性，保证患者自主、理性地选择诊疗方案。不伤害原则是指医务人员在诊治、护理过程中避免患者受到不应有伤害的伦理原则，是医学原则的基本原则。有利（行善）原则是把有利于患者健康放在第一位并切实为病人谋利益的伦理原则。在医疗实践中，通常所说的有利原则是指医务人员的诊疗、护理行为对患者有利，既能减轻其痛苦，又能促进其健康，这是狭义的有利原则；广义的有利原则是指医务人员的诊疗、护理行为不仅对患者有利，而且对医学事业和医学科学的发展有利，对促进人群、人类健康和福利有利。公正原则是指在医学服务中公平、正直地对待每一位病人，包括形式公平和内容公平。当然，病人拥有基本的权利，同时也具有相应的义务。在医疗环境下，医生有时会强调病人所具有的义务而忽视病人所拥有的权利，这正是医务社会工作者需要重视的。

2. 医务社会工作实践中的伦理困境

医院是一个充满生死抉择的场域，当医务社会工作者面临两个或两个以上相互冲突的伦理选择时，就容易陷入伦理抉择的两难境地。常见的伦理困境包括：

第一，由医院绩效管理与病患权益维护引发的伦理困境。医务社会工作者是医疗机构的工作人员，代表医疗机构的利益，必须站在医院的立场考虑问题；同时其又代表患者的利益，要为患者的权益着想。当医疗机构与患者之间的利益发生矛盾时，医务社会工作者应当作何选择？例如，为了某项医学研究，医院延长病人的住院时间；在妇科病房，医生带着一群医学院的男实习生去查看一个女性患者的病情，导致其感到难堪并产生心理压力等，怎样做才能既保证医院的教学任务和研究又保障患者的权益？当出现类似情形时，医务社会工作者应当首先忠诚于患者还是医疗机构？优先考虑患者的利益还是医疗机构的利益？虽然社会工作伦理强调服务对象利益优先，但现实中，这些问题还是需要医务社会工作者在具体工作实践中作出慎重的抉择。

第二，由"患者有知情权"导致的伦理困境。"患者有知情权"是指有相应的规范以保证病人在一些特殊情况下或在失去意识时，其权益仍然能够得到保障，但是这一点在实际工作中却难以把握。例如，是否应告知癌症病人他的实际病情？如实告知病情有可能使患者丧失治疗的信心或引发不良后果，哪些是不宜向患者说明情况的情形呢？究竟应该让患者知道多少有关其病情的资料？在何种情况下可以掩饰部分病情资料？药物或临床研究中如何实施不伤害和告知原则？医务社会工作者一方面要完成自己的本职工作，协助医疗机构提供高质量的服务和链接各方面的医疗服务信息；另一方面还要尊重患者对医疗过程的参与，维护患者对自己病情的知晓权，而这些都有可能将医务社会工作者置于伦理抉择的两难困境之中。

第三，由"患者自决"引发的伦理困境。"患者自决"是医务社会工作的一条基本伦理守则。它来源于"每个人生来都是有尊严的"信念，认为患者只要不损害其他人的利益，就有权利表达他们的观点并按照自己的观点行事。因此，医务社会工作者在与患者的接触中，会尽可能地鼓励他们决定自己的行为与生活方式。这一观点是社会工作与医学在专业价值观上的一大区别。医生根据自己的专业知识和经验，为患者选择治疗方案，同时要求患者服从、配合治疗，患者的选择只限于接受或不接受医生的治疗方案。如果患者不接受医生的治疗方案，医务社会工作者应采用什么样的协调方式更合理？当夫妻双方在人工辅助性生殖或堕胎问题上产生矛盾时，社会工作者应该如何介入？当患者处于深度昏迷状态之中，病人事先有告知，家属坚决不同意，医生是否有权决定终止所有维持其生命的医疗仪器而让其自然死亡？如何处理好这类问题，是医务社会工作者必须要思考的问题。

第四，由"有限资源的有效利用"引发的伦理困境。"有限资源的有效利用"意味着医疗资源有限，需要将医疗资源最大化地利用。然而，当两个贫困家庭同时需要救助，只有一份资源时，医务社会工作者应当如何处理呢？这显然涉及资源有限与公平公正的原则。

第五，由辅助生殖技术、基因研究等引发的伦理困境。人工授精、试管婴儿、代理孕母等辅助生殖技术在给不孕夫妇带来福音的同时，也给人类现有的社会规范、法律制度、伦理道德和亲属关系等带来巨大的冲击。比如，代理孕母是当女方无法怀孕分娩时能够得到有血缘关系子女的唯一方式，但是却有可能引起各种伦理争议。医务社会工作者必须面对和处置诸如此类的伦理困境。

3. 解决医务社会工作伦理困境的指导原则

针对医务社会工作中可能出现的价值观冲突和伦理困境，社会工作学者提出了社会工作价值序列原则，即将医务社会工作的道德伦理原则按照其重要性的程度排成序列。当出现在两个价值之间难以取舍的情形时，医务社会工作者应该首先服从重要性排在前面的那个价值原则。具体的序列如前第三章所列：① 保护生命；② 平等与差异平等；③ 自主和自由；④ 最小伤害；⑤ 生命质量；⑥ 隐私保密；⑦ 真诚和毫无保留地公开信息。该原则对于医务社会工作者的伦理抉择具有指导和参考作用。

目前，大陆地区还没有制定医务社会工作的专业伦理守则。有学者指出，在医务社会工作实践中，应注重将西方社会工作价值观的合理因素与中国社会的特点相结合，至少要特别重视下列几个伦理原则：① 适应性的原则，即医务社会工作者要具备专业知识背景和个人能力，在其能力范围内提供服务；② 知情的原则；③ 保

代孕在我国是不被允许的。我国《人类辅助生殖技术管理办法》（2001）和《人类辅助生殖技术规范》（2004）规定：人类辅助生殖技术的应用应当在医疗机构中进行，以医疗为目的，并符合国家计划生育政策、伦理原则和有关法律规定；禁止相关医疗机构和技术人员实施任何形式的代孕技术。当前，非法代孕现象凸显，非法代孕是一个涉及法律、伦理的复杂问题。

密的原则；④ 尊重患者的原则；⑤ 理论联系实际的原则①。

总之，受医务社会工作者的能力素养、医院环境、患者情况等不同因素的影响，医务社会工作实践中的伦理抉择将是一个复杂的过程。医务社会工作者要综合各个方面的情况，作出更科学合理的抉择。

二、医务社会工作者的知识基础

知识是社会工作者能力和角色的基础。医务社会工作者不仅需要掌握一般性的社会工作知识，还需要了解和掌握医学基础知识、医疗保障体系的相关政策法规、医疗诊断流程、疾病治疗与管理等方面的相关知识，具备相应的知识整合能力。基于以上理念，医务社会工作者的知识基础包括社会工作知识、医学基础知识、其他社会科学知识、医疗卫生政策及法规知识等。

（一）社会工作知识

医务社会工作主要针对病人和家属提供直接服务。在服务过程中，社会工作者不能单凭个人经验提供服务，必须立足于理论知识的基础上，提供专业服务。除此之外，社会工作是一种助人的专业，但是这种助人不单单在于帮助困境中的人，更重要的是让受助者拥有克服困难以自救的意念与能力，这就要求社会工作者具备较高水平的专业知识。

医务社会工作者通常要求任职者有社会工作本科及以上学历，最为关键的是它要求从业人员拥有较为完整的社会工作知识体系，包括微观层面（有关人类体质的生长发育、生理心理和社会需要、人类行为结构与规律、疾病与健康状况知识）、中观层面（有关社区、医院、社会组织的运作认识）、宏观层面（有关宏观的社会政策照顾体系、社会福利制度和社会政策框架知识）等内容。掌握社

---

① 孙建丽：《论医务社会工作中的价值观冲突和伦理困境》，《医学与哲学》2008年第 9 期。

会工作职业初级知识是医务社会工作者开展工作的基础。

医务社会工作者的专业知识还涉及社会工作的基本方法和理论。医务社会工作者的职责和角色决定了医务社会工作者不但要掌握方法，还要精通社会工作的理论知识，以增强其适应性，处理各种新的复杂问题。有学者指出，在社会工作方法层面，医务社会工作者要求能够运用个案、小组和社区等专业方法对不同服务对象实施干预；能恰当运用社会资源对服务对象进行帮助；能独立策划、制定、实施不同的医务社会工作服务项目；医务社会工作者也需要掌握基本的调查研究方法，即能够在科学研究过程中，运用质性或定量的研究方法开展数据收集和分析工作。在具体的干预模式知识层面，医务社会工作者要能够根据不同问题给特定的服务对象和人群设计干预方案，如危机干预、悲伤辅导、行为修正或个案管理等。医务社会工作者要掌握研究、评估和记录方面的专业知识，根据机构的需要，研究、评估和记录相关的问题和资源。在社会工作理论层面，在医务社会工作实践的基础上形成社会工作独特的理论，即社会工作者干预社会问题、有效帮助人的模型[①]。

（二）医学基础知识

在医学知识上，首先要明确学习医学知识的目的并不是为了治疗疾病，而是为了比病人更多地理解医疗过程、医疗用语、医疗情境，协助他们更好地应对治疗与康复。同时，在高度专业化的医学体系中，医务社会工作者要真正成为医疗团队中的一员，就必须对疾病、症状、诊断、治疗、康复和健康照顾、医院等专业知识有所了解，能够使用基本的医学用语，与医生进行沟通。因此，在基础医学知识层面，医务社会工作者更注重的并非病因，而是疾病对人产生的行动及社会影响，以及治疗对人的行动及社会角色的影响，并适应专业的医疗术语的沟通。

医务社会工作者需要了解和掌握常见病、慢性病和传染病的

---

① 秦燕：《医务社会工作》（第二版），巨流图书公司 2010 年版。

医务社会工作是社会工作专业中对知识、技术和服务要求较高的领域，这对医务社会工作者的专业价值观、专业知识和助人技巧提出了更高的要求。与医生和护士的不同之处在于，医务社会工作者虽然为患者提供的是"非医学诊断和非临床治疗"，但学习基础的医学知识有助于医务社会工作者更好地为患者提供服务，如心理关怀、政策咨询和社会服务等。

基本常识，包括疾病的发生发展、临床症状、主要并发症、治疗原则等；了解一些主要的学科常识，包括系统解剖学、组织学和胚胎学、生理学、病理学、药理学、护理基础理论、免疫学、诊断学、医学心理学、精神病学、医学遗传学、外科学、妇产科学、儿科学、中医学、医学伦理学、医学社会学等。

作为医务社会工作者，在工作中首先要树立热爱生命、为病人服务的信念，学习和理解医学基础知识的概念和原理。其次，要在理论学习的同时，重视实践锻炼，在实践中总结经验和体验职业情感，培养职业的行为规范，提高基本技术操作的熟练程度，培养自身的思维能力和解决问题能力。最后，不同科室的医务社会工作者需要掌握自己所处科室的医学基础知识。例如，肿瘤医务社会工作者需要着重掌握肿瘤方面的医学知识，骨科医务社会工作者需要掌握骨科方面的医学知识等。

（三）其他社会科学知识

关于这点，前述"社会工作（学）与其他学科的关系"部分已有论述。进而言之，医务社会工作者应该把握社会工作的本体理论和知识，包括人类需要、贫穷、社会福利意识形态、人类成长与社会环境、个案社会工作、小组社会工作、社群（社区）社会工作、社会工作行政、社会政策、社会工作伦理、社会工作研究等方面。掌握知识和技能有利于提升社会工作的专精程度。

医务社会工作者应该了解相关学科的知识，包括哲学、心理学-社会学、政治学-行政管理、经济学-工商管理，以及人类学、法律学、教育学、医学、统计学等学科。熟悉本领域知识和技能，有利于拓展社会工作的广度，加强社会工作的深度。如社会学理论对社会工作影响颇大，社会工作多关注和强调社会与环境因素。医务社会工作者面对的是患者及其家庭，在工作中不仅要评估和发现患者的基本问题，更要去了解问题产生背后的个人、结构和制度等因素。因为患者的问题不仅是个人层面的，还可能是社会因素、制度因素和结构因素综合作用的结果。医务社会工作者掌握社会学的理论知识有助于问题的解决。关于社会的知识核心是认识社会的本质，掌握社会学的相关知识有助于医务社会工作者站在不同的角度，用不同的思维方法去观察社会，体察社会。王思斌指出，社会学理论对社会工作起着指导作用，如关于人与社会关系的理论、关于人的成长的理论、关于社会互动的理论、关于社会结构的理论、关于社会问题的理论[①]。有些问题只从社会环境因素入手不足以解决，很多问题的解决还需要依靠受助者内在的积极性因素。心理学以发展自我、提高人类生活的质量为主要目标，成为社会工作另一个重要的知识基础。社会工作重视心理因素的影响，其特点是重视受助人对所发生问题的看法、感受和期望，强调受助人的自决原则，注重社会工作者同受助人的互动关系等。心理学对社会工作的影响是多方面的，常被运用于个案社会工作、小组社会工作及社区社会工作当中，如精神分析理论、社会学习理论、群体动力学等。学习和掌握心理学基础知识可以指导医务社会工作者在实践中了解、预测、控制和调节人的心理，有助于医务社会工作的开展。

（四）医疗卫生政策及法规

医务社会工作者不仅需要掌握一般性的社会工作知识，还需要了解和掌握医学基础知识、医疗保障体系的相关政策法规、医疗诊断流程、疾病治疗与管理等方面的相关知识。

医务社会工作者实践于医疗健康领域，应对医疗场域中发生的问题保持高度的敏感和观察力。医务社会工作者的职责是以服务患者为中心，直接或间接地为患者提供服务。因此，医务社会工作者需要掌握我国现行的医疗卫生法律法规及相关政策，如社会救济法规政策、医疗保障法规政策、医疗卫生管理法律法规、医疗服务立法、医疗健康和保险法规政策、防疫法规政策等，还需要了解医疗保险体系中的医疗照顾输送体系、卫生行政组织和医疗保险计划等。一名合格的医务社会工作者应该熟悉《中华人民共和国医师法》《中华人民共和国传染病防治法》《艾滋病防治条例》《突发公

[①]　王思斌、马凤芝：《社会工作导论》，北京大学出版社 2011 年版。

共卫生事件应急条例》《中华人民共和国职业病防治法》《中华人民共和国母婴保健法》等法律法规。

当然，上述知识并非一蹴而就，需要医务社会工作者在实践场域中不断学习和适应。特别是一些专科医学知识，需要在临床中不断地学习和观察，不断与人交谈才能掌握。医务社会工作者需要有较强的学习能力，以适应医疗技术的突飞猛进，以及医疗技术的精细化发展。医务社会工作者在医院中并非处于强势地位，其专业力量相较于医生和护士而言较为薄弱，这就更需要医务社会工作者不断学习，紧跟医疗技术进步的步伐，并在自己专业领域深耕发展。

医务社会工作者上述方面的知识必须根据工作指引进行有系统的训练，从而在实践中熟识知识、领悟知识、运用知识，将外在知识内化为个人能力。

三、医务社会工作者的实务能力

为提升医务社会工作者的专业能力，强化医务社会工作专业队伍能力建设，医务社会工作部门可以开发设计理论和实务方面的培育课程，开展医务社会工作优秀项目案例评选、分享和交流等活动。

专业能力是医务社会工作者最为基础的能力。医务社会工作者应该拥有从事专业实务的强大能力。在自我素养方面，应该具有善心，积极参与，勤奋工作，勇对困难，拥有胆识，敏锐洞察，敢担责任，灵活应变，态度达观，表达优秀，严格自律，提升人格魅力，等等。在与他人互动方面，应该热爱他人，善于沟通，乐于助人，广交朋友，具有团队精神，等等。在与环境互动方面，应该把握社会环境的有效信息，开发整合资源，联络老组织，建立新组织，对上支持，对下关心，判清形势，把握大局，攻坚克难，等等。

我国台湾地区学者温信学指出，医务社会工作者要建立专业服务档案，支持专业工作开展，并有效分析因患病而给个人、家庭、社会带来的种种影响和问题。主动观察、挖掘患者和家属的需求，协助其熟悉医疗体系，适应医院环境，与各科室医护人员协调联系。运用专业的社会工作知识与方法，负责各项服务方案的制定、执行，为服务对象提供专业服务。根据专业工作流程，对个案及服务进行评估和总结，包括结案、转案与转介等；对小组进程负责、策划、实施、评估、结案。医务社会工作者还需要具备开展出院、住院服务、非住院及长期照顾（包括不同群体的保护性社会工作服务、社区医疗照顾服务、家庭照顾等）、特殊群体照顾（如器官移植服务、艾滋病病人服务、临终关怀服务）等社会工作服务的能力。完成上述任务，要求医务社会工作者需要掌握关于面谈、询问、记录、辅导、小组活动、组织和评估的技能[①]。

（一）建立专业关系与开展专业评估的能力

医务社会工作者只有具备建立专业关系和开展专业评估的能力，才能敏锐觉察自身的角色态度对服务个案所造成的影响。一是要注重专业关系的内省与反思。在医务社会工作领域中，病人到医院的目的是治愈病症以恢复健康，大多数病人可能不知道医院内部设有社会工作部，对医务社会工作者表现出陌生的态度。因此，当医务社会工作者出现在病人或家属面前时，要正确且适当地向他们陈述自己的角色及任务，让服务对象理解医务社会工作者是医疗团队成员之一，目的在于帮助服务对象改善身心状况，通过需求评估以掌握服务对象更为完整的信息与状况，拟定出更合适的医疗计划。二是医务社会工作者需要掌握一些对个人或家庭进行评估的主要工具，如家庭图、生态系统图等。

（二）会谈能力

在强调维护个案的最佳利益和以病人为中心的理念下，医务社会工作者通过会谈可以评估服务对象的沟通能力、认知能力与需求概况，强调注重病人的需求及自主参与，进而建立持续性的专业关系。例如，一位被诊断为白血病的个案，在得知此病症将经历漫长的治疗过程后，出现焦虑、无奈、担忧等情绪，医务社会工作者便可以将强化个案的疾病适应能力和情绪调适能力作为干预介

---

① 温信学：《医务社会工作》，洪叶文化事业有限公司 2021 年版。

入的重点。

医务社会工作者开展的会谈包含介入初期的需求评估、对服务对象身心状态的了解、参与治疗计划书的讨论等。通过会谈，医务社会工作者一是要注重收集、了解与服务对象问题相关的资料，如年龄、居住地、婚姻关系、就学或就业概况等，为服务介入提供参考。二是着重了解服务对象的某些特性或条件，如病人的疾病是否被判定为重大伤病，或是符合申请身心障碍鉴定，以评估服务对象及其家庭的整体资源与能力。三是针对服务对象生活中的困扰事项，医务社会工作者协助病患经由自我觉察，减缓病人因诊断或治疗而造成的身心失衡状况，恢复调适能力或发展潜能。四是医务社会工作者通过深度会谈的治疗技巧修正或改变个案的想法、态度、行为，或影响其所处的情境，促进服务对象建立正确的认知与行为。

（三）探访技巧

医务社会工作者在接到转介或求助后，应于规定时间内与病人或家属进行探访会谈。医务社会工作者的主要探访地点为病房、急诊中心或门诊中心。医务社会工作者针对特定病人也可以主动探访（如酗酒、癌症个案等）。探访的目的在于缓解病人可能出现的焦虑，建立初步方案，进行初期需求评估，作为后期服务介入程度的判别基础。探访前，医务社会工作者需要查阅病人病历及基本资料；与医生或护士联系，询问医护人员对于病人病况的诊断、治疗计划与预后评估、有无特殊需求或问题，为病人提供更周全的服务；评估探访时间与方式，应视病人的体能、表达能力与需求进行弹性调整。

在探访时，社会工作者需要说明自己的身份与探访目的，安排适宜的访谈环境，保持灵活性与觉察性，适当修正访谈方式与内容，以保障访谈目标能够落实。从时间层面，可分为短时探访和长时探访。短时探访主要针对特定焦点会谈，是指在有限时间内必须快速针对个案问题与需求进行评估。此类探访可能受限于个案意识状态与能力，无法进行长时间谈话。例如，在急诊室针对服用药物过量的自杀未遂个案，仅能在有限时间内收集个案家庭资料及评估个案最急迫的需求。长时探访时间多数会超过半个小时，主要是与个案或其家庭成员进行深度的会谈，强调处理个案情绪与心理需求。对于患重大疾病需要接受长期治疗的个案，医务社会工作者应及时开展探访以了解其面临关键事件时的身心适应状态。从探访人数方面，可分为个别探访和联合探访。个别探访是医务社会工作者单独与个案或家属进行会谈，这样可以弹性调整与个案的最佳探访时间，并聚焦在个案主观的感受与期待上。联合探访是医务社会工作者与相关医疗成员（医生、护士、康复师、麻醉师等）共同探视病人，常见于例行性的查房，或是与病人和家属约定好的病情说明会。联合探访能通过不同专业人士的评估与说明，促进病人了解病情与治疗方向。医务社会工作者也可以通过这一时机增进与相关专业人员的交流和互动。

（四）服务记录能力

个案记录是指社会工作者以文字记载的方式记录服务过程。个案记录可以为诊断与医务社会工作者介入服务提供参考，在个案服务过程中具有重要地位。在临床实务上，一份完整的个案记录至少应该包括以下三项内容。

一是医疗信息。医务社会工作者的个案记录，需要包含个案的疾病诊断、就医历程、治疗方式和未来的治疗计划等信息。这有助于医务社会工作者掌握个案的身心情况及整体医疗历程，作出合适的评估或介入计划。

二是个案生活史与家庭概况。生活史包含个人的生活经验、生活状况、经济条件、家庭环境、家庭成员结构与关系等。在临床上，有些个案在与医务社会工作者接触初期不会告知完整的信息，甚至会有隐瞒现象，但随着专业信任关系的增强，或医务社会工作者与其接触时间的累积，对于个案生活史及家庭史的内容会有更为详细和准确的记录。例如，在处理一位自杀个案的案例中，医务社会工作者必须了解他的内在心理因素及人格特质，同时也要了解个案生活环境是否面临经济压力、家庭冲突，抑或因患病无法获得充分的社会资源协助。一旦个人内在认知期待与外在环境资源处于失衡状态，自认走投无路，就容易选择自杀行为。

三是个案的需求、问题与介入方案。医务社会工作者应就个案的短期需求困境与长期需求困境进行简略描述。医务社会工作者需要对病人的问题作出分析，病人到医院主要是生理病症的治疗，但伴随治疗产生的一系列问题可能涉及经济、疾病适应、出院安置、情绪、法律、临终照护等层面。医务社会工作者在与个案会谈后，针对需求与问题，拟定可行的介入方案，并将计划目标与内容简略记载，如加强病患的疾病适应能力、情绪疏导、经济补助、出院安排等内容。

（五）同理共情能力

同理和共情是指社会工作者以不批判的态度接受个案的经验及改变时所遭遇的阻碍，经由接纳、正确的同理可让个案感受到支持，并提升其改变的动机。病人在治疗期间可能会经历否认、愤怒、沮丧或接受等不同的心路历程，医务社会工作者要具备同理和共情能力，要充分感受病人的情绪反应并作出适当回应。病人在患病及治疗过程中，医务社会工作者对服务对象的同理共情能力能让病人降低罹患抑郁的风险，增强对疾病的处理能力，更可让病人从和谐的社会互动中培养正向意念，寻求心灵依托，提升生活质量。

我国台湾地区学者将社会工作者所提供的社会支持类型分为情绪支持、信息支持、评价支持和实质支持[1]。在情绪支持层面，医务社会工作者应给予病人关心、倾听、鼓励、尊重、信任及爱的感受，使病人心里感觉舒适，以强化病人的自我价值而维持自尊。例如，医务社会工作者要在重症个案的负向情绪表露过程中作出适当的情绪回应，深入病人内心的真正感受，帮助病人发掘内在力量，以及自我疗愈、自我关怀的潜在能量。在信息支持层面，医务社会工作者可以提供建议、知识、鼓励等各种信息，使病人能面对

---

[1] 黄丽华：《团体社会工作》，华东理工大学出版社 2003 年版。

疾病或生活的种种困难与压力，进而解决问题。例如，对于癌症患者，医务社会工作者通过联系其他病友分享经验，为其提供建议和信息。在评价支持层面，医务社会工作者应帮助病患提升自尊心，肯定病患的个人感受。社会支持在个体需要应对压力事件时，会产生缓解的效果。人们应对压力生活事件的方式，部分地受到内在与外在资源影响。病人通常不被视为一种正向角色，生病的人往往会被剥夺许多参与社会活动的机会，或卸下原有的生活角色。例如，对于烧烫伤病人，自我评价的高低将影响其重返社会的适应力。评价支持对病人来说，是相当重要的心理支持力量，客观、合宜的评价，能够协助个案看到其所具有的能力、资源和优势，直接增进其面对疾病或灾难的毅力。在实质支持层面，医务社会工作者提供服务或物质，帮助服务对象解决实际问题。例如，慢性病人、脑中风病人等患者的治疗往往是长期性的，虽然我国已有城乡医疗制度，但整体的医疗费用对病人与家属来说依然是沉重的负担，经济补助往往是实质支持最重要的项目之一。

当然，医务社会工作是一种密集型的直接服务工作，面对身心患有疾病的个案，有时候病人会因医务社会工作者表现出的同理、接纳与关怀服务态度，对其出现情感转移的现象；即个案对于医务社会工作者出现过度认同的表现，而在心理或生活层面出现依赖现象。另一方面，医务社会工作者也可能对于个案出现情感反转移现象。无论是情感转移还是情感反转移，对于专业关系都会产生干扰作用。因此，医务社会工作者必须具备高度的敏锐性，及时觉察与个案的互动关系。

（六）心理复原能力

医务社会工作者需要帮助服务对象充分挖掘自身的潜能，提高自身抗逆水平，积极应对困境。服务对象在患病期间，往往情绪低落，承受较大压力。抗压力取决于自我调整和适应的能力，而不是单纯的抗压，即复原力。复原力是个体所具有的抵抗困境并恢复正常适应的能力，是一种在生命的各个发展阶段能以不同行为表现出的促进并修补健康的能力。复原力的核心因素在于重新回到压力事件之前所具有的适应的、胜任的行为模式的能力。在面对逆境的过程中，这种复原能力使人的心理健康恢复至逆境发生前的状况，甚至展现出更理想的心理状态，而在克服逆境后能够拥有更高的抗逆能力。复原力预示着个体向着良好、积极的结果努力，这一努力有利于正向结果的达成。医务社会工作者自身在工作中经常面临较大的压力，需要具备一定的情绪管理能力和抗压能力。医务社会工作者面对工作中的挑战时，自我的复原力起着主导作用。

四、医务社会工作者的行政能力

医务社会工作者作为医疗团队的一部分参与会诊工作，不仅需要提供病人的家庭及社会背景资料，也需为医院员工提供情绪支持、压力舒缓、能力建设等方面的服务。因此，医务社会工作者需要掌握一定的行政能力，参与医院管理。行政管理能力是满足现代医院的时代性和创新性要求。医务社会工作者具备行政能力，能善于发现一线科室存在的问题，及时采取积极有效的措施解决问题，保证一线正常运转。这些能力通常并不被认为是正规意义上的"专业能力"，但这些能力又是医务社会工作者在工作中所需具备的基本能力。

（一）对突发事件的控制及处置能力

医务社会工作者需要对急诊患者、突发事件受害者和危重疾病患者及其家属进行干预，配合医生对危重急症患者做好相关转诊工作。在以病人为中心的理念下，医务社会工作者需要处理患者及其家属与医护团队、医院与院外机构、社会工作者与临床医护人员、本部门内上下级之间的关系，评估危机，对于医院内的突发事件进行控制和处理。

医务社会工作者接触到的个案有许多是因遭遇意外事故而入院，进而衍生出相关问题或需求。例如，遭受车祸而导致重伤的个案、受到性侵害的个案、遭受家庭暴力的个案、自杀个案等，在有限的时间内，医务社会工作者必须作出适当评估与处置。台湾地区学者提出了危机干预模式，即社会工作者针对个案最为迫切的事项提供协助以及处理突发性的危机事件[①]。在医务社会工作开始阶段，医务社会工作者要与个案建立良好的沟通关系，传达协助处理危机的意愿与能力，并评估个案是否面临致命性与安全性需求，评估个案是否有自我伤害行为或暴力伤害他人行为而导致严重受伤或致死的可能性。例如，受到家庭暴力妇女是否会在出院回家后再次遭到案主丈夫的暴力伤害？自杀幸存者是否会有再次自杀的倾向和能力？在危机问题确认与干预阶段，医务社会工作者要先确认个案的主要问题，将重点工作放在让个案列出重要问题或最想优先处理的问题上，将焦点放在个案的感受上，通过同理心来表达积极倾听和沟通，鼓励个案思考解决方式并与个案进行讨论。随后，医务社会工作者再协助个案列出干预目标和行动计划，并鼓励个案表现出正向行为。最后，医务社会工作者要对个案的整体情况进行评估，结束个案工作并追踪。

（二）对病患提供持续性的追踪服务能力

医务社会工作者需要对病患提供持续性的追踪服务管理，掌握基本的医学知识，对慢性病进行精细化管理；建立病患的医疗档案，并进行有效管理；对社区重点人群（老年人、儿童、妇女、伤残人士等）进行健康照顾；掌握预防保健、康复和计划生育等方面的基本知识和技能；根据需要提供家庭照顾服务；对社区群众、健康人群开展健康教育、心理咨询等方面的健康服务；进行社会调查、筛检，对社区健康状况进行分析。

医务社会工作者应具备贯彻、执行和推进国家卫生工作方针政策的能力，针对医疗卫生健康问题能够提出建议与对策，可以协助制定和实施卫生工作计划，提升医疗服务的整体水平。医务社会工作者还要对患者进行有效的管理，为患者提供连续性的医疗服务。

---

① 宋丽玉、曾华源、施教裕等：《社会工作理论——处遇模式与案例分析》，洪叶文化事业有限公司 2002 年版。

（三）资源链接与协调能力

当服务对象面临资源匮乏或能力不足时，医务社会工作者要为服务对象进行资源链接工作，提供各种可用社会资源的信息和获取渠道，引导、帮助其最终获取所需资源，这有助于满足服务对象的社会心理需求，减缓病人及其家庭的压力。例如，医务社会工作者帮助服务对象协调就业及社会关系，解决因疾病引起的工作能力障碍，介绍就业政策，解决经济困难，消除社会歧视等；又如，医务社会工作者为服务对象提供康复服务，包括开设疾病常识讲座、开展家庭康复训练等。

资源链接与协调能力主要包括四个层面：一是资源开发的能力。帮助服务对象寻找和确定那些潜在的社会资源，以及帮助服务对象培养和创造所需要的社会资源。二是资源整合的能力。医务社会工作者需要调动所在医疗体系内的不同组织，在强调分工的同时，通过整合既有资源和争取更多资源，形成功能上的互补与互赖，达到全人医疗的目的。例如，医务社会工作者为经济上有困难的患者向有关方面申请和争取经济援助，联结社区资源网络。三是资源共享的能力。医务社会工作者通过促进医疗机构与政府组织、社会组织以及商业组织的合作互动，促进社会资源参与医疗救助以及福利提升，维护患者的利益。四是资源利用的能力。医务社会工作者要根据资源的不同特点，合理进行配置，保障资源能够被有效协调和使用，发挥资源最大的效率。例如，医务社会工作者帮助贫困的白血病患儿家庭向相关部门申请和争取经济援助，发起公益募捐筹集治疗费用，联结社区资源网络，链接资源，帮助异地就医的白血病患儿家长赋能和实现就业，深入社区开展公益宣传，倡导构建充满人文关怀的社会环境等。

（四）跨团队合作与独立工作能力

医务社会工作者往往需要与患者所在科室的医生、护士、医院行政人员和心理科医生等合作，或者需要和本部门的其他同事开展工作，为服务对象提供全面的服务。一定的团队合作能力是一名医务社会工作者必备的基本核心能力之一。由于医务社会工作专业团队较小，因此医务社会工作者需要具有单兵作战的能力。能够协助案主与医院其他部门及院外进行沟通，协调处理各方的需求。在开展个案服务或进行探访时，一般是由医务社会工作者独立进行的，其他服务的某些环节，如小组活动的方案设计、评估报告的撰写等，也要求由医务社会工作者个人首先完成基础性的工作。

医务社会工作者具备上述方面的能力，更深层次的意义在于他们不仅能给予服务对象感受与心理支持，还能注重周边资源的运营，为患者家属提供医疗和社会支持，为医院提供更有效的管理办法，为病患及其家属、医生、医院提供良好的支持。

（五）志愿者管理能力

医务社会工作者在医院的角色和功能的发挥，离不开医院志愿者的参与。当前，医务社会工作者和医院志愿者相结合的服务形式是目前我国医务社会工作的服务模式之一。熟悉志愿者的权利和义务，以及对医院志愿者进行招募、有效管理和激励等是医务社会工作者需要掌握的重要内容。

1. 医院志愿者的权利和义务

医院志愿者通常是指出于奉献、友爱、互助、进步的志愿服务精神和社会责任感，不以物质报酬为目的，以自己的时间、技能等资源，在医院自愿为社会和他人提供服务和帮助的人。一般而言，医院志愿服务体系有两个分支：一个是医务人员走出医院面向社会开展志愿服务，承担突击性的救护服务和社区健康服务等工作；另一个是社会志愿者直接走进医院，在院内为患者开展志愿服务，疏导患者因疾病引起的心理问题，在病区组织开展健康促进与健康宣传活动，增强医患沟通等。这两个分支的志愿者工作互相补充，互相促进。

在志愿者管理中，明确志愿者的权利和义务十分必要。例如，上海东方医院是改革开放以来较早开展医院志愿者服务的单位，该单位医院志愿者的权利包括：获得医院服务的真实、准确、完整的信息；获得医院志愿服务活动所需的教育和培训；有困难时优先获得医院和其他医院志愿者提供的服务。医院志愿者应当履行的义务包括：遵守国家法律法规及医院的相关规定；提供真实、准确、完整的注册相关信息，如有信息变更应及时联系更改；履行医院志愿服务承诺或者协议约定的义务，完成医院志愿服务等。

2. 医院志愿者的招募

医院志愿者招募的重点在于医务社会工作者需要考察志愿者的动机，确定招募的方式。招募的难点在于如何筛选志愿者和安置志愿者。志愿者面谈是筛选志愿者的重要步骤。医院仍以长期志愿者为主，也会接受短期志愿者和单一活动志愿者。近年来，医院志愿者的一项特色是病友志愿者，即癌症病人担任病房探访志愿者，关怀癌症病人，或者是患者过世后，担任安宁志愿者，协助病患家属处理患者身后事宜。这类病友志愿者对病人及其家属的关怀和支持发挥着较大作用。志愿者报名后，由医务社会工作者或资深志愿者面谈，按照志愿者的兴趣、能力、专长及机构空缺来安排志愿者服务的组别。医务社会工作者还需要对志愿者开展职前培训，该志愿者才能正式受聘，加入志愿者服务队伍。职前培训通常包括志愿者的精神态度、病患及家属的心理行为特征、感染的预防、志愿者制度与现状、志愿者工作流程、管理规定等内容。

医院可采取公开招募与定向招募相结合、经常性招募与阶段性招募相结合、面向个人招募和面向集体招募相结合等方式开展招募工作，建立健全高效便捷的医院志愿者招募机制和稳定通畅的招募渠道。

我国的医疗机构可以采取多种方式进行志愿者招募。医院或者其他卫生医疗机构可根据志愿服务项目的岗位需求情况，通过报纸、电视、网络、广播、信息栏等多种形式向社会公开发布有关医院志愿者的需求数量、岗位要求和报名方式等信息，为医院志愿者参与服务创造便利条件。医院的志愿者部门可以深入社区、农村和机关、学校、企事业单位、社会团体等机构，有针对性地开展医院志愿者招募工作，吸引和动员热心公益的广大市民。医务社会工作者可以根据就近原则，吸纳有一技之长的专业人士加入医院志愿者队伍，参加医院志愿服务，或通过各级志愿者协会进行招募。

3. 医院志愿者的管理

医务社会工作者与志愿者同为医院管理与服务的重要人力资源，共同为维护医院的和谐运行与服务贡献力量。然而，两者在活动与工作过程中扮演着完全不同的角色，关系也随着角色的变化而改变。依据两者在医院管理和服务过程中不同的地位和功能，可将关系概括为以下四种类型：

第一类，指导型关系。医务社会工作者通常受过系统的专业教育，具有丰富的专业实务经验，拥有先进的助人理念、完备的知识体系和科学的助人方法，而这些是普通的志愿者不具备的。医务社会工作者可以运用自己的专业知识指导志愿者。

第二类，互补型关系。医务社会工作者和志愿者各具优势，在医院工作与服务过程中二者相辅相成、优势互补。

第三类，服务型。医院的志愿者不仅是医院及患者的服务提供者，而且有时也会成为医务社会工作者的服务对象。医院志愿者面临的群体比较特殊，有时可能接触很多重症患者甚至死亡案例，在服务过程中难免会出现情绪方面的问题。例如，目睹患者的离世、血淋淋的抢救现场，他们也需要调节情绪和压力。此时，医务社会工作者可以充当心理咨询、情绪辅导者等角色，为志愿者提供个人或团体服务，以保证医院志愿者的活力与动力。

第四类，管理型。目前，医院志愿服务的自发性和志愿性特点使得该服务容易出现低水平徘徊的状况，对医院志愿者的制度化、常规化建设的任务是医务社会工作者的责任，同时医务社会工作者在志愿者管理方面也具有独特的优势。管理主要体现在志愿者招募前的设计规划、志愿者招募、志愿者培训、志愿者服务活动督导及志愿者激励等工作。医务社会工作者在志愿者招募之前需要进行详细的规划，如拟定计划书，计划书主要包含宗旨、目标、组织分工、工作职责、招募、培训、记录、督导、奖惩、活动、预算、评估等内容。

医务社会工作者需要积极与各个单位进行沟通和对接，开展志愿者评估工作，创新志愿者管理做法，定期为志愿者开展通识性的课程培训，如心肺复苏演练、基础性疾病知识宣讲、助人技巧训练、团队合作训练等内容，提升志愿者的服务水平。

4. 医院志愿者的激励

使用激励措施是医院志愿者管理的核心。在日常管理中，医务社会工作者通过初次培训、阶段性培训和临时性培训等方式，进行权利义务、服务理念、服务态度、服务技能等方面的基础性培训。在骨干医院志愿者管理层面，医务社会工作者通过集中轮训、参观学习、经验交流、考察观摩等方式进行专业服务技能、项目管理方法等方面的提高性训练，不断加强和改进服务工作，提高服务质量和水平。

为保证医院志愿服务队伍的健康向上发展，医院的社会工作部门可建立对志愿者和志愿服务的表彰与激励机制，通过口头、书面、物质奖励等方式对志愿者给予肯定，正式公开表扬。主要做法有：一是根据志愿服务的时间累计和服务评价情况，对志愿者进行适当宣传；二是建立医院志愿者奖励授予制度，根据志愿者注册后从事志愿服务的时间与绩效，授予不同级别的志愿服务奖励；三是逐步完善以精神激励为主的医院志愿者表彰激励制度；四是可以定期组织开展优秀医院志愿者、优秀医院志愿服务项目、医院志愿者工作突出贡献集体与个人等评选表彰。医院应充分利用大众传媒和文化宣传，广泛宣传实践中涌现出的优秀医院志愿者及典型事迹，加强正面引导宣传，营造有利于医院志愿者队伍发展的良好氛围。

五、医务社会工作督导与研究能力

督导并不是社会工作所独有的，但其作为社会工作的一种间接方法，始终是社会工作中的重要一环。社会工作者在提供服务时，需要不断提高自己的服务能力，这需要有人从旁协助，帮助社会工作者更好地认识自己，提高专业能力。在医院或者其他医疗机构中，社会工作督导在培养医务社会工作者和发展医务社会工作过程中发挥着重要的作用，保证了医务社会工作的专业性。

（一）医务社会工作督导能力

医务社会工作者需要掌握和了解医务社会工作督导的对象、功能及督导方式等内容，这是医务社会工作者具备督导能力的基础。

1. 医务社会工作督导的对象

关于医务社会工作的督导对象可以分成以下几类[1]。第一类是新进入医院的医务社会工作者。新进入医院的医务社会工作者除了在临床技能上需要提高之外，更需要医院环境的适应、应对新职业的各方面准备、突发情况下的心理调适等多个方面的培训。第二类是服务年限较短、经验不足的初级工作者。医务社会工作者提供服务质量与其专业技术能力直接相关。新任职的医务社会工作者在项目管理、与服务对象的沟通、特殊医疗领域的了解等方面都需要督导的帮助与辅导。第三类是在医院实习的学生。学生在医院实习的过程中需要了解医院的服务流程、管理机制、自己的角色定位、实习期间的任务达成路径等，并通过实习提升自己多方面的能力，这些知识和能力提升需要专业督导的帮助。第四类是医院系统的非正式人员。医院的志愿者是重要的力量，但对于志愿者的管理与使用更离不开专业社会工作督导的引导。督导是帮助志愿者团队持续发挥作用不可或缺的因素。医务社会工作者需要为志愿者提供阶段性的评估及改进服务，需要及时反思、总结、优化和完善，才能不断提升志愿服务品质。医务社会工作者可以为志愿者提供人际关系、教育培训、个人成长等方面的督导工作，提高他们对志愿服务的认同感。医院的社会工作督导应由社会工作部门来承担，主要目标是为案主提供最佳服务，即在服务的质和量上符合医院的政策和程序。

2. 医务社会工作督导的功能

虽然督导不直接对案主提供服务，但是对案主却有着间接影响。医院与社会工作中的督导应发挥行政督导、教育性督导、支持

---

① 王卫平、郑立羽：《医务社会工作》，西安交通大学出版社2015年版。

性督导功能①。

第一，行政督导。督导者需要视他们的能力、特长、兴趣而分配适当的工作，也就是将机构政策在服务过程中表现出来。例如，在医务社会工作专业实习督导中，行政督导包括帮助学生合理、恰当地利用那些可以帮助他们完成实习任务的院内外资源；帮助学生与医院沟通，帮助实习生了解医院的政策、制度和服务条件等；在实习阶段，避免其卷入行政工作而被挤占专业空间等。

第二，教育性督导。督导者帮助被督导者的得到专业上的成长和发展，调动被督导者的学习积极性，开阔其视野，培养其适当的工作技巧和态度，以及提升被督导者的伦理意识和伦理抉择的能力。督导通过长期持续的监督和指导，结合自身的经验传授医务社会工作服务的实践知识和技术，以增进被督导者的专业能力，进而促进其专业成长并确保服务质量。督导者应为被督导者提供良好的学习环境和氛围，给予思想引领、实务技能指导、科学研究指导等，为其提供良好的工作、学习、科研平台，指导其制定切实可行的学习计划，明确研究方向及目标，更有针对性地挖掘其潜能，培养其实务技能、发现问题和解决问题的能力，提升其综合素质。

第三，支持性督导。督导者在社会工作者对于其工作价值不能肯定、感到失望和灰心甚至自我否定的时候，给予他们心理上和情绪上的辅导与帮助，使他们能够更好地面对自己、接纳自己，以有效地完成任务并在工作中获得自信与价值感。换言之，督导者除了要注重传授专业服务的知识和技术，还要通过教学督导和陪伴式督导，有效地处理被督导者在工作中的困惑、冲突，以帮助其成长。

3. 医务社会工作督导的方式

督导工作是一种互动的过程，即督导者与被督导者交流互动的过程。传统上，社会工作的督导是以个别督导为主，逐渐发展出团体督导、同辈督导等方法。

---

① 王卫平、郑立羽：《医务社会工作》，西安交通大学出版社 2015 年版。

个别督导是最为传统的督导方式，指由一位督导者对一位被督导者用面对面的方式定期、定时（每周或每两周一次，每次半个小时或一个小时）进行督导。个别督导通常针对的是工作能力、人格特质或者情绪方面的问题，通过督导，帮助被督导者成长，并提升服务品质。在个别督导中，督导者与被督导者双方能够在不受任何干扰的情况下讨论和决定某个问题，双方的沟通充分，隐秘性高。督导者可以详细地检查被督导者的工作记录，掌握工作进度，详细评估被督导者的各方面情况。

小组督导是指一个督导者和数个被督导者，以小组讨论的形式定期（通常是每周、每两周或每个月举行一次，每次一至两个小时）举行小组督导。小组督导以小组讨论的形式开展，原则上人数不宜过多（三四人至七八人不等）。针对每个被督导者专业服务过程中遇到的困难和障碍，每次由小组中的一人或两人书面或口头提出讨论要点。督导者和小组成员事先可详细阅读或听取有关信息，并根据掌握的情况寻找解决问题的途径。对每一位被督导者的服务个案，都会有大量的信息传递和不同观点的碰撞，而各种不同的观点，可以矫正单一督导产生的偏见和盲点。被督导者有机会向其他被督导的同辈学习如何处理他们的服务个案，聆听、分享和学习其他被督导者处理各种问题时的工作经验。小组方式可以提供机会进行充分的角色扮演，节省时间和专业人力。

同辈督导是具有相同需求、观点或技术层次的个人和一群社会工作者，通过个别互惠方式或团体讨论方式进行的互动过程。参与互动的成员不一定来自同一机构或同一工作团队。同辈督导往往没有指定的督导者。团体成员都是以同等地位参与，所有成员都有他们共同缺失和有待学习与加强的地方。团体成员一般是成熟并有工作经验的社会工作实务人员，他们对督导中所讨论的个案能够负责任并有所贡献。在督导过程中，专家的权威降到最低，参与者可以在最方便的时间组织和参与督导小组，不需要付费。

归结而言，一方面，督导者需要通过督导工作，促进被督导者在临床一线能够协助患者配合治疗护理方案、跟进病情变化、给予心理支持、帮助患者积极面对病程等方面提供高质量的社会工作服务；另一方面，督导者需要帮助被督导者提高学习能力，以培养被督导者独立思考和解决问题的能力，以更好地适应当前社会工作服务的要求和人才培养的目标。

有研究者指出，医务社会工作者必须不断深入学习并更新相关专业、科学知识，与时俱进，把握研究前沿，努力提高自身素质，才能提高督导能力[①]。首先，督导需要时刻关注本学科及相关学科的动态水平及前沿进展，及时向学生传授新知识、新技术，促使他们不断丰富新知识。其次，督导需具备敏锐的思维洞察力，联系实务中发现的问题，鼓励被督导者勤思考、多动手，总结归纳，提出问题，赋能于被督导者，培养他们科学创新思维和独立自主分析、解决问题的能力。

在督导建设层面，医务社会工作部门可以加强高校、医院之间的联系与合作，构建资源共享网络，遴选有丰富临床经验的社会工作者和高校专家担任督导，定期为医务社会工作者提供督导带教服务。

（二）医务社会工作研究能力

医务社会工作研究是指由研究者提出具体的问题，并通过信息搜集、分析得出结论的过程。研究是深度的思考，有助于推导和发现新的方法或规律，可以进一步指导实践，对人的行为和决策有积极作用。社会工作研究是社会工作的重要组成部分，也是社会研究的有机组成部分。医务社会工作研究是知识生产的过程，主要研究对象为医务社会工作理论与实务过程中遇到的问题，最终使该领域的理论和实践工作者受益。特别是在医务社会工作领域，研究结果是证明社会工作有效性和专业性的有力话语。同时也是医务社会工作者作为专业技术人员，在医院获得晋升的重要条件。医务社会工作在社会工作专业领域中专业性强、涉及领域广泛，因此其相关研究具有特殊性。医务社会工作者需要具备一定的研究能力，即知识再生产能力。

1. 医务社会工作的研究对象

医务社会工作的研究对象主要是医务社会工作过程中出现的各类困境与问题，关注医患沟通、医疗机构管理、医护人员自我

---

① 周文坤：《督导者如何提升自我督导能力》，《中国社会工作》2018 年第 11 期。

发展、患者的特殊需求等社会工作中不可回避的问题。最终，让医疗机构、医护人员、患者及其家属、社会工作者等相关人员获益。

医务社会工作研究作为社会工作的有机组成部分，一方面必须遵循社会研究的知情同意等伦理，另一方面必须在研究设计、资料收集和分析中遵循社会工作伦理。社会工作研究应当始终尊重研究对象的尊严和价值，公正待人。尤其在医务社会工作领域中，研究的对象与过程往往涉及医疗体制改革深层次的问题，相对于其他社会工作研究应具有更高的伦理要求。

2. 医务社会工作研究的功能

一是改善实务过程。发现社会工作服务过程中的有效服务经验，形成研究成果，指导整个医务社会工作实务活动。

二是完善策略模式。依托具体工作模式，如个案社会工作中的理性情绪治疗法、小组社会工作中的成长小组、社区社会工作中的地区策划模式等，对实务进行反思，发现其策略模式在实际运用时的适用范围和条件，从而进行修正，以适应具体实际需求。

三是促进理论发展。对实践进行提炼整合、凝练理论，指导实践。

四是对医务社会工作的自我提升。通过研究，医务社会工作者能进一步领悟专业伦理，演练实务技术，实现知识、能力和综合素养的提升。

五是对社会工作的整体提升。医务社会工作研究的进行和深化、研究成果的公开和运用，有利于社会各界对社会工作尤其是医务社会工作的了解、理解、认同和支持；有利于社会工作者和社会工作机构获得更好的社会声誉和专业形象。社会工作也会因此建立起其发展所需的外在环境。

3. 医务社会工作研究的过程与方法

医务社会工作的研究过程与社会学的研究过程基本相同。医务社会工作研究通常分为五个阶段：提出问题、文献回顾、研究设计、研究实施和资料分析、结果撰写。

　　医务社会工作的研究方法主要包含定量研究、定性研究、行动研究等。定量研究较为适应医疗场域的结果分享，能够以科学理性的方式呈现医务社会工作的效果。医务社会工作常常会采用的定量研究方法是问卷调查法和实验法。问卷调查法多用于需求研究和问题研究，目的在于评估了解病患和家属的基本需求以及面临的主要问题。实验法多用于社会工作干预的效果研究，通常采取前后测的方法，通过医疗指标变化、行为变化或心理测量量表所反映的情绪心理变化等指标来分析社会工作的干预效果[1]。定量研究遇到的主要问题是样本量大小的选择、干预手段统一性的保证、小样本的信度和效度保障、医疗领域的研究伦理等。

　　定性研究是其对个别化案例的深入研究，更有利于社会工作者掌握问题内在发展及变化的过程。在医务社会工作领域，定性研究采用的主要方法包括观察法、访谈法、口述史研究、行动研究等[2]。特别是口述史研究，近年来成为医务社会工作研究的热点方法，其发展与医学叙事的方法密不可分。而行动研究一直以来是社会工作的重要研究方法。在行动研究中，被研究者不是简单地作为研究对象，而是与问题有关的其他人员一起参与研究与行动，并将研究发现直接应用于行动，对问题情境进行全程干预，进而解决相关问题并提高自己改变社会的实践能力。

　　行动研究将研究与行动进行整合，克服了其他研究理论与实践脱节的不足之处，在研究过程中将策划、行动、考察、反思等视为循环往复的过程，强调研究者与被研究者之间的伙伴式工作关系，分享彼此的感受与经验。这一工作方法与社会工作的价值和伦理一致，因此，行动研究在社会工作研究和实务中受到广泛的关注。社会工作者要领悟行动研究"由行动者研究、为行动而研究、在行动中研究"的内涵，在客观、全面、深入地获取服务对象及其场域信息的基础上，统筹行动系统成员，进行磋商，形成工作方案。在推

---

①　风笑天：《社会研究方法》（第六版），中国人民大学出版社 2022 年版。
②　范明林、吴军、马丹丹：《质性研究方法》，格致出版社 2017 年版。

进过程中，根据动态获得的情境信息和分步效果，及时组织行动系统成员微调和优化工作细节。如此循环，保证实践达成预设目标，并产生更多的溢出效应。

医务社会工作者只有具备研究的思维，才能准确地提出问题，分析问题，最终形成成果，从而解决问题。在我国，医务社会工作者侧重于实务技能的提升，较少参与科学研究、撰写科研论文及自主申报科研项目。一名合格的医务社会工作者需要具备一定的研究能力，揭示和呈现实务领域中的问题，将实务经验转化为研究成果，进一步推进后续工作。医务社会工作者可以与医护人员围绕预防医学、康复医学、公共卫生、医学人文等领域合作开展研究。相关研究能力包括发现问题、界定问题、理论选择和反思批判能力等。此外，医务社会工作者需要具备文献回顾、研究设计、资料收集与分析、项目申请、论文写作及发表等方面的能力。而医务社会工作者将研究成果进行转化和发表，有助于进一步丰富医务社会工作者的专业理论知识，扩大知识面，对其科研思维能力、科研兴趣、专业认同有较大提升作用，有助于提高医务社会工作者的科学素养。

值得注意的是，医务社会工作者的角色有其独特性和多样性。医务社会工作者面对服务对象的问题和需要众多，其原因机制和对策机制各不相同，还有不同方法、不同模型和不同阶段等前置条件，这就要求医务社会工作者体现多个角色，发挥多项功能。从横向审视，医务社会工作者在个案工作时可以发挥辅导者和治疗者功能，在发展性小组中可以体现激励功能，在促建功能社区时可以是组织者，在资源整合时可以是游说者，在社会政策实务中可以是资料分析者和政策制定者。从纵向审视，医务社会工作者在服务开始时可以是资料搜集者和研究者，在服务执行中可以是教育者、倡导者、经纪人和增能者，在服务结束时可以是评估者和研究者。

医务社会工作者并非在任何情况下都需要成为全能者。医务社会工作者应该恰当把握专业活动的实际需要，策划实务过程，开发和整合内外资源，发挥不同参与人员或机构的角色功能，以促使整体功能的优化。

总之，在横向上，医务社会工作者应该具有良好的个人能力、高超的交往能力和积极的资源开发能力；在纵向上，能审时度势、动态修正，并注重多向学习。医务社会工作者不可能一劳永逸地应对服务对象的所有问题。因此，动态学习进而不断自我增能是医务社会工作者的终身使命。一是继续向书本学习，以获得较成熟的间接经验；二是不断地向他人学习，以把握其成败体验及其原因机制，取得后发优势，减少探索成本；三是动态地向自己学习，反省自己在工作、学习和生活中的表现，剖析其原因机制，发现可控因素，设定改进目标，谋划现实行动。其中，前两者可以获得越来越多的间接经验，是提升医务社会工作者综合素养的主要途径；后者可以深化医务社会工作者的直接体验，是医务社会工作者动态专精化进而从优秀走向卓越的关键。

本章小结

医务社会工作是社会工作领域专业化要求最高的领域之一，医务社会工作有其独特性。本章从医务社会工作者的价值与伦理、知识基础、实务、行政、督导和研究等层面出发，阐述医务社会工作者应具备的综合素养。

医务社会工作者的价值与伦理包含社会工作价值伦理与医学价值伦理。医务社会工作的价值主要有服务、利他、社会公平与正义、人的价值与尊严、平等与尊重、合作、生命神圣观、生命质量观与生命价值观、人道观与权利观等。社会工作伦理层面主要包括自我决定、知情同意、隐私保密、强调病人的权利和义务、强调医生的权利和义务等原则。

医务社会工作者的知识基础包括社会工作知识、医学基础知识、其他社会科学知识、医疗卫生政策及法规等。医务社会工作者应具备由微观层面、中观层面、宏观层面组成的较为完整的社会工作知识体系，掌握基本的社会工作研究方法和理论。医学基础知识包括常见病、慢性病和传染病的基本常识，还包括疾病的发生发展、临床症状、主要并发症、治疗原则、护理基础、医学心理学、精神病学、医学伦理学、医学社会学等知识。哲学、人类学、心理学、政治学、社会学等人文学科都为医务社会工作的宏观发展和深入发展提供了不同的学科知识。医疗卫生政策及法规主要包括我国现行的医疗卫生法律法规、医疗卫生政策、医疗保险体系中的医疗照顾输送体系、卫生行政组织和医疗保险计划等。

实务能力是医务社会工作者最核心的能力，包括与服务对象建立专业关系与开展专业评估的能力、会谈能力、探访技巧、服务记录能力、同理共情能力、心理复原能力等。医务社会工作者需要建立专业服务档案，支持专业工作开展，并有效分析因患病而给个人、家庭、社会带来的种种影响和问题。医务社会工作者应主动观察、挖掘患者和家属的需求，协助其熟悉医疗体系，适应医院环境，与各科室医护人员协调和联系；运用专业的社会工作知识与方法，负责各项服务方案的制定、执行，为服务对象提供专业服务，帮助病患培养正向意念，提高生活质量。医务社会工作者需要具备开展出院与住院服务、非住院及长期照顾、特殊群体照顾等社会工作服务的能力。

医务社会工作者需要掌握一定的行政能力，参与医院管理，包括对突发事件的控制及处置能力、对病患提供持续性的追踪服务能力、资源链接和协调能力、沟通交流能力、跨团队合作和独立工作能力、心理复原能力、志愿者管理能力等。

督导作为社会工作的一种间接方法，始终是社会工作中的重要一环。医务社会工作者需要明确督导的对象、功能和方式。医务社会工作研究是社会工作研究的一个实务方向，是社会工作者在医院获得晋升的重要条件。医务社会工作者需要具备一定的研究能力，即知识再生产能力。

思考题

1. 肿瘤科室有一位新来的晚期肝癌男性患者，入院后出现焦虑、恐惧、担忧等情绪，不配合医生治疗，作为一名医务社会工作者，请运用相关理论对该案例进行分析并设计介入方案。

2. 当艾滋病人在就医过程中被歧视时，求助于医院内的医务社会工作者，你应当如何处理？

3. 以肿瘤科临终关怀工作为例，作为一名医务社会工作者应该如何开展工作？

4. 当新冠肺炎疫情来临时，一些科室面临人手短缺、缺乏医疗物资、床位紧张、收治的病患情绪不稳定等问题时，科室主任希望医务社会工作者快速参与志愿者的招募和管理、医疗资源的募集、病患的情绪安抚等工作，你该如何介入？

5. 当某高校社会工作硕士前往医院实习时，作为带教老师，你该如何对他们进行督导？你自身又如何开展医务社会工作的研究进而转化为科研成果？

推荐阅读

洛伊斯·A. 考尔斯：《医疗社会工作：保健的视角》（第二版），刘梦、王献蜜译，中国人民大学出版社 2011 年版。

简春安、赵善如：《社会工作哲学与理论》，巨流图书公司 2008 年版。

宋丽玉、曾华源、施教裕等：《社会工作理论——处遇模式与案例分析》，洪叶文化事业有限公司 2002 年版。

K. Healy, *Social Work Theories in Context: Creating Frameworks for Practice*, Basingstoke: Palgrave Macmillan, 2005.

Froma Walsh:《家庭抗逆力》，朱眉华译，华东理工大学出版社 2013 年版。

Dennis Saleebey:《优势视角：社会工作实务的新模式》，李亚文、杜立婕译，华东理工大学出版社 2004 年版。

主要参考文献

洛伊斯·A. 考尔斯:《医疗社会工作：保健的视角》（第二版），刘梦、王献蜜译，中国人民大学出版社 2011 年版。

张婷婷、王彩霞:《医务社会工作伦理价值探析》，《中国医学伦理学》2017 年第 1 期。

Dennis Saleebey:《优势视角：社会工作实务的新模式》，李亚文、杜立婕译，华东理工大学出版社 2004 年版。

Froma Walsh, "The Concept of Family Resilience: Crisis and Challenge", *Fam Process*, Vol.35, No.3, 1996, pp. 261–281.

王卫平、郑立羽:《医务社会工作》，西安交通大学出版社 2015 年版。

凤笑天:《社会研究方法》（第六版），中国人民大学出版社 2022 年版。

范明林、吴军、马丹丹:《质性研究方法》，格致出版社 2017 年版。

图书在版编目(CIP)数据

医务社会工作:初级/赵芳主编.—上海:复旦大学出版社,2023.7
(博学. 社会工作系列. 医务社会工作分系)
ISBN 978-7-309-16589-0

Ⅰ.①医… Ⅱ.①赵… Ⅲ.①医疗卫生服务-社会工作 Ⅳ.①R197.1

中国版本图书馆 CIP 数据核字(2022)第 204562 号

医务社会工作:初级
赵 芳 主编
责任编辑/宋启立

复旦大学出版社有限公司出版发行
上海市国权路 579 号 邮编:200433
网址:fupnet@fudanpress.com http://www.fudanpress.com
门市零售:86-21-65102580 团体订购:86-21-65104505
出版部电话:86-21-65642845
上海四维数字图文有限公司

开本 787×1092 1/16 印张 23.75 字数 433 千
2023 年 7 月第 1 版
2023 年 7 月第 1 版第 1 次印刷

ISBN 978-7-309-16589-0/R · 2009
定价:65.00 元